优质、安全、高效的
互联网医院运行体系构建研究

张世翔 王欣国 著

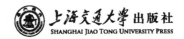
上海交通大学出版社
SHANGHAI JIAO TONG UNIVERSITY PRESS

内容提要

本书详细回顾了互联网医院的产生与发展历程,梳理了其国内外发展现状,分析了互联网医院采用的主要技术与运行模式。从服务功能、服务质量、安全性、运行效率、伦理等方面指出了互联网医院发展中现存的问题,阐述了互联网医院的服务质量评价方法、保障其安全性的手段、提高其运行效率的策略,提出了互联网医院运行体系的优化构建方案,剖析了数个国内外互联网医院运行的实践案例,详细分析了国内互联网医院运行的典型实践经验,阐明了互联网医院未来发展的方向。

本书适合从事医院管理、信息管理、卫生健康行业发展规划、卫生健康政策制定与分析等相关领域的人士使用,也可供相关领域科研人员、师生学习参考。

图书在版编目(CIP)数据

优质、安全、高效的互联网医院运行体系构建研究 / 张世翔,王欣国著. —上海:上海交通大学出版社,2023.10

ISBN 978 - 7 - 313 - 29450 - 0

Ⅰ.①优⋯ Ⅱ.①张⋯ ②王⋯ Ⅲ.①互联网络-应用-医院-管理体制-研究 Ⅳ.①R197.324

中国国家版本馆 CIP 数据核字(2023)第 175444 号

优质、安全、高效的互联网医院运行体系构建研究
YOUZHI、ANQUAN、GAOXIAO DE HULIANWANG YIYUAN YUNXING TIXI GOUJIAN YANJIU

著　　者:张世翔　王欣国	
出版发行:上海交通大学出版社	地　　址:上海市番禺路 951 号
邮政编码:200030	电　　话:021 - 64071208
印　　刷:常熟市文化印刷有限公司	经　　销:全国新华书店
开　　本:710mm×1000mm　1/16	印　　张:18.25
字　　数:300 千字	
版　　次:2023 年 10 月第 1 版	印　　次:2023 年 10 月第 1 次印刷
书　　号:ISBN 978 - 7 - 313 - 29450 - 0	
定　　价:88.00 元	

前　言

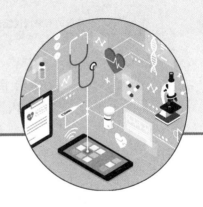

　　本书的撰写认真贯彻落实了党的二十大精神。党的二十大报告指出,我国现有互联网上网人数已达到十亿三千万人,已建成世界上规模最大的社会保障体系和医疗卫生体系,但人民群众在医疗、养老等方面仍面临不少难题。我国要建设现代化产业体系,推进新型工业化,加快建设质量强国、网络强国、数字中国等。要健全网络综合治理体系,推动形成良好的网络生态,强化重大基础设施、网络、数据、生物、资源等安全保障体系建设。同时,将深化医药卫生体制改革,促进医保、医疗、医药协同发展和治理。促进优质医疗资源扩容和区域均衡布局,坚持预防为主,加强重大慢性病健康管理,提高基层防病治病和健康管理能力。深化以公益性为导向的公立医院改革,规范民营医院发展。

　　本书以"优质、安全、高效的互联网医院运行体系构建"为主题,主要内容包括:分析了互联网医院的特征、运行模式与优势所在,总结了近年来国内外典型城市/区域互联网医院的发展历程、最新进展成效,特别是在新冠疫情防控期间,互联网医院在满足患者就医需求方面发挥的巨大作用。分析作为新的服务模式,互联网医院发展过程中出现的一些新问题与挑战,例如:医疗安全、数据安全、隐私保护、利益冲突、公平性挑战、医学伦理挑战等。结合当前医学科技伦理治理和医疗数字化建设、智慧医疗转型等背景,通过对行为者、行为过程和行动结果三种行为关键要素和典型案例进行分析,深入挖掘上述问题产生的原因,提出相应的解决策略,构建优质、安全、高效的互联网医院运行体系,满足人民群众日益增长的高品质卫生健康需求。

　　本书共分为 10 章。在前 6 章中,首先回顾了互联网医院的产生与发展历程、国内外发展现状,分析了互联网医院采用的主要技术与运行模式;然后从服务功能、服务质量、安全性、运行效率、伦理等方面指出了互联网医院发展中现存的问题;接着阐述了互联网医院的服务质量评价、保障其安全性的方法、提高其运行效率的策略;最后提出了互联网医院运行体系的优化构建策略。在后4章中,首先剖析了若干个国内外互联网医院运行的实践案例,然后详细分析了国内外互联网医院运行的典型实践经验,最后阐明了互联网医院未来发展的方向。

　　本书的撰写是伴随着作者张世翔教授主持的国家社会科学基金重大项目(21ZDA105)子课题、上海市哲学社会科学规划课题(2020BCK001,2023VZH042)、上海高校智库内涵建设项目(2022ZKNH073)、上海健康医学院校级重点科研项目(SSF-23-02-001)、上海健康医学院师资人才百人库"产学研践习"项目(A1-2601-23-311007-17)和王欣国博士主持的上海市高水平地方高校(培育)建设"公共卫生政策与医院管理"重点学科研究项目(E1-2601-201006-3)、上海市2021年度"科技创新行动计划"软科学研究青年项目(20692101900)、上海市卫生健康委员会决策咨询项目(2019HP69)等科研项目进行的。在此向这些项目的支持方和全体项目组成员表示衷心感谢!上海中医药大学与上海健康医学院联合培养的公共卫生专业硕士学位研究生黄天翔和冯瀛尹两位同学参与了本专著的重要编撰工作。上海交通大学出版社为本书的出版也付出大量辛勤的劳动,向他们致以衷心的谢意!

　　受作者的学识、水平等多方面因素所限,本专著还存在诸多不足,期待相关学界和业界的同仁们不吝赐教,十分感谢!

张世翔　王欣国

2023年7月于上海健康医学院

目　录

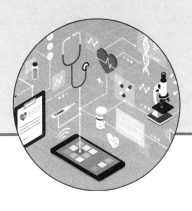

1　互联网医院的发展现状 …………………………………… 001

  1.1　互联网医院的发展历程 …………………………………… 001

  1.2　互联网医院的技术支撑 …………………………………… 007

  1.3　互联网医院的运行模式 …………………………………… 013

  1.4　互联网医院发展的国内现状 ……………………………… 018

  1.5　互联网医院发展的国外现状 ……………………………… 027

2　互联网医院发展存在的问题 ………………………………… 030

  2.1　政策成效问题 ……………………………………………… 030

  2.2　专业人才匮乏问题 ………………………………………… 033

  2.3　服务功能问题 ……………………………………………… 036

  2.4　医疗服务费用医保结算问题 ……………………………… 038

  2.5　医疗损害责任分担规则存在困境 ………………………… 039

  2.6　服务质量问题 ……………………………………………… 040

  2.7　运行效率问题 ……………………………………………… 042

  2.8　伦理问题 …………………………………………………… 043

  2.9　互联网医院监管制度不完善 ……………………………… 045

3　互联网医院的服务质量评价 ………………………………… 049

  3.1　互联网医院服务质量与特性 ……………………………… 050

  3.2　互联网医院服务质量评价模型 …………………………… 053

3.3 互联网医院服务质量的评价指标体系 …………… 059

3.4 互联网医院服务质量的提升措施 …………… 064

4 保障互联网医院安全性的方法 …………… 070

4.1 保障互联网医院硬件安全性的方法 …………… 070

4.2 保障互联网医院软件安全性的方法 …………… 073

4.3 保障互联网医院运行安全性的方法 …………… 075

4.4 保障互联网医院管理安全性的方法 …………… 078

4.5 互联网医院安全性保障体系的构建 …………… 082

5 提高互联网医院运行效率的策略 …………… 090

5.1 提高互联网医院运行效率的硬件策略 …………… 090

5.2 提高互联网医院运行效率的软件策略 …………… 095

5.3 提高互联网医院运行效率的管理策略 …………… 101

5.4 提高互联网医院运行效率的机制保障 …………… 106

5.5 提高互联网医院运行效率的政策支撑 …………… 110

6 互联网医院运行体系的优化构建 …………… 118

6.1 现有互联网医院运行体系的分类 …………… 118

6.2 互联网医院运行体系优化的方法 …………… 124

6.3 互联网医院的内部优化运行体系 …………… 127

6.4 互联网医院的外部优化运行体系 …………… 131

6.5 协同优化的互联网医院运行体系 …………… 135

7 国内互联网医院运行典型案例 …………… 140

7.1 长三角(上海)智慧互联网医院 …………… 140

7.2 浙江大学医学院附属第一医院互联网医院 …………… 141

7.3 宁波"云医院" …………… 143

7.4 上海"徐汇云医院" …………… 146

7.5　上海市级医院互联网总平台 ·· 147

7.6　上海市儿童医院互联网医院 ·· 149

7.7　"平安好医生" ·· 150

7.8　京东健康"京东家医" ·· 152

7.9　中日友好医院互联网医院 ·· 155

7.10　首都儿科研究所附属儿童医院互联网医院 ··················· 158

7.11　北京大学肿瘤医院互联网医院 ······································ 160

7.12　复旦大学附属耳鼻喉科医院互联网医院 ······················· 163

8　国外互联网医院运行典型案例 ·· 167

8.1　美国移动医疗的商业模式 ·· 167

8.2　营地模式下的远程会诊 ··· 169

8.3　亚洲的远程医疗和社区卫生项目 ···································· 171

8.4　喜马拉雅山远程医疗 ·· 175

8.5　远程医疗在糖尿病视网膜病变的应用 ····························· 179

9　新冠疫情下的互联网医院运行实践 ·· 182

9.1　新冠疫情下的互联网医疗功能需求 ·································· 182

9.2　新冠疫情下的互联网医院规模增长 ·································· 185

9.3　新冠疫情下国内互联网医院的实践经验 ·························· 187

9.4　新冠疫情下国外互联网医院的实践经验 ·························· 206

9.5　新冠疫情常态化下的互联网医院发展方向 ······················ 217

10　互联网医院的未来发展方向 ··· 221

10.1　人工智能技术在互联网医院中拓展应用的前瞻 ·············· 221

10.2　互联网医院"医联体"的设计与应用 ······························ 228

10.3　互联网医院高质量发展的资源保障 ································ 236

10.4　互联网医院可持续发展的法制保障 ································ 241

10.5　互联网医院繁荣发展的政策保障 ···································· 245

参考文献 ·· 249

附录 1　国家卫生健康委、国家中医药管理局关于印发《互联网诊疗管理
　　　　办法（试行）》等 3 个文件的通知 ································· 255
附录 2　互联网诊疗监管细则（试行）····································· 272
附录 3　药品网络销售监督管理办法····································· 277

1
互联网医院的发展现状

近年来,伴随着政策引导、法律法规完善、互联网和医药健康行业企业的共同推动与建设,消费者利用互联网平台进行诊疗购药和健康咨询的意识和需求得到提升,中国互联网医疗服务的场景不断丰富,行业布局日渐完善。自 2014 年国内互联网医疗元年起,以地方政府或地方性大医院主导、推动区域优质医疗资源下沉、实现分级诊疗的基于互联网技术的云医院诞生,同时医药健康类企业依托线下实体医院建立的面向全国的互联网医院相继出现,经过多年发展,互联网医院在国家监管下蓬勃发展,随着《互联网诊疗监管细则(试行)》及《药品网络销售监督管理办法》等相继出台,互联网医院进入高质量快速发展新阶段。

1.1 互联网医院的发展历程

互联网医院是互联网在医疗行业应用的新模式,其包括了以互联网为载体和技术手段的健康教育、医疗信息查询、电子健康档案、疾病风险评估、在线疾病咨询、电子处方、远程会诊及远程治疗和康复等多种形式的健康医疗服务。以互联网医院为代表的互联网医疗是未来医疗行业发展的新方向,其广泛应用有利于解决中国医疗卫生资源分布不平衡、优质医疗资源总体不足和人们日益增加的健康医疗需求之间的矛盾,是现阶段我国医药卫生行政部门积极引导和支持的医疗发展模式。

互联网医院、远程医疗均是利用互联网信息技术"推动优质医疗资源扩容下沉和区域均衡布局"的重要服务模式。不同点是远程医疗发展更为久远,是在两家或多家医疗机构间开展医疗合作的重要方式,而互联网医院是直接面向患者提供医疗服务的在线医疗平台。远程医疗是 20 世纪 70 年代才开始出现的术语,世界卫生组织(WHO)将远程医疗定义为:在远距离的情况下,医务人员利用信息和通信技术进行诊断交流、治疗及预防疾病、研究与评估以及医务人员进行继续学习的医疗服务,以最终促进个人及公众的健康。在低收入国家和基础设施有限的地区,远程医疗主要应用于将医疗服务提供者与专家、转诊医院和三级医疗中心联系起来,为患者提供医疗服务。远程医疗服务形式包括远程会诊、远程监控、远程保健及远程手术等多种。

随着科学技术的发展,医疗服务模式逐渐发生转变。由于互联网的兴起,全球各个国家都在建设自己的远程医疗服务体系。美国是最早开展远程医疗,也是远程医疗应用层面最广的国家。自 1996 年起,美国陆续颁布《平衡预算法案》《跨州行医示范法》《健康保险携带和责任法案(HIPAA)》《在医疗行为中正确使用互联网标准指南》《2013 远程医疗现代化法案》等多项法律法规,使美国在监管制度、补偿标准、患者隐私保护等方面的政策体系日益完善,远程医疗得到良好发展。

我国一些大型公立医院采用自行筹资建设医院信息系统(hospital information system,HIS),从而提高医院的医疗、流程和资金的综合管理水平。我国于 1997 年制定了 HIS 的规范及系统标准。进入 21 世纪,各地区开展卫生信息化建设,部分省市政府已开始探索建立区域性卫生专网,各医疗单位也在不断加大对信息系统的投入。2009 年,国家卫生部(现国家卫生健康委员会)发布《关于在公立医院施行预约诊疗服务工作的意见》,此后微医(原名"挂号网")、丁香园、好大夫在线、春雨医生等在线医疗卫生平台相继出现,为患者提供医疗信息服务,但在诊断和治疗等关键环节,以导诊、门诊挂号、医生信息查询、医患沟通平台、就医体验分享等医疗健康非核心服务为主。

2000 年,许多地方开始试行网上销售非处方药物。2004 年,国家药监局颁布了《互联网药品信息服务管理办法》,对互联网上提供药品(包括医疗设备)的信息进行了规范,并对互联网药品信息服务的互联网站进行了规定;《互联网药品交易服务审批暂行规定》于 2005 年颁布,进一步强化监管,明确了网络药品交易服务的实施主体、服务范围、监管标准等,要求相关企业根据服务对象的不同,在从事活动前取得相应资格证书;该规定允许具备相应资质的电子商务公司为个体消费者提供非处方药品交易服务,并对许可审批程序和经营范围进行了严格的规范。以上政策的实施,推动了药品电商的快速发展,第三方网络平台、连锁药房等进入了互联网医药零售领域,但互联网医药电商市场总体规模相对较小。

2013 年 7 月,国家食品药品监督管理总局(现国家市场监督管理总局)启动"两打两建"专项整治行动,主要是对非法网络销售行为进行严厉打击;国家食品药品监督管理总局、国家互联网信息办公室等 5 个部委联合下发《关于印发打击网上非法售药行动工作方案的通知》,要求进一步强化互联网药品的销售和信息监管,对网络上销售的假药、违法售药行为进行严厉打击,规范网络售药秩序。2013 年 10 月,国家食品药品监督管理总局下发了《关于加强互联网药品销售管理的通知》,明确指出,个人零售药店不允许在网上销售药品,强调药品零售连锁企业只能通过药品交易网站销售非处方药,不得在网站交易相关页面展示和销售处方药。2013 年 11 月和 2014 年 7 月,国家食品药品监督管理总局分别批准了河北食药监局、广东食药监局和上海食药监局在第三方平台进行药品网络销售的试点。

2014 年 8 月 21 日,国家卫生和计划生育委员会(现国家卫生健康委员会)颁布了《关于推进医疗机构远程医疗服务的意见》(以下简称《意见》)。按照《意见》,远程医疗是指一家医疗机构通过通信、计算机和网络技术,向其提供技术支持。医疗机构通过信息技术,直接为医院以外的患者提供诊断和治疗,是实现远程医疗的目的。远程医疗的服务内容主要有:远程病理诊断,影像、超声、核医学等诊断,监护、会诊、门诊、病例讨论,以及省级卫生计生行政部门指定的其他事项。在此期间,互联网卫生保健所蕴含的巨大潜能与价值受到了极大的重视。目前,国内和国际上大量的医药公司都进入了网络医疗卫生领域,行业发展迅速。这一阶段的实施内容包括规范药品电商管理、加快发展远程诊疗、互联网医疗轻问诊模式的推广与应用。

我国互联网医疗发展起步较晚。远程医疗是互联网医疗的雏形,起步于 20 世纪 80 年代,进入 21 世纪以来开始出现以信息技术为基本手段的互联网医疗现象。互联网医院在我国的发展大体可分为 5 个发展阶段:试水探索期、起步建设期、规范建立期、催生迸发期和深化转型期(见图 1-1)。

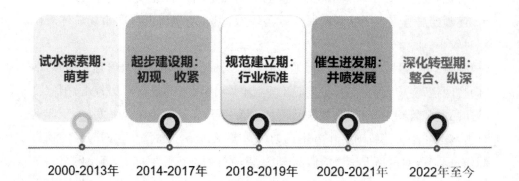

图 1-1 我国互联网医疗发展的 5 个阶段（2000 年至今）[2]

（1）试水探索期：2000—2013 年。2000 年丁香园、39 健康网等健康网站相继建立。2001 年国家卫生部出台《卫生部关于印发〈互联网医疗卫生信息服务办法〉的通知》（卫办发〔2001〕3 号），允许在经审批、登记注册获得执业许可的医疗机构之间进行远程医疗。该文件于 2009 年变更为《互联网医疗保健信息服务管理办法》（中华人民共和国卫生部令第 66 号），主要聚焦于医疗卫生领域的互联网信息服务。2009 年我国新一轮医药卫生体制改革（以下简称"医改"）启动，促进了各级医疗卫生机构信息系统以及区域卫生信息平台的快速发展，"十二五"末期，电子健康档案、电子病历两大核心医疗数据库初步建成，医院内部信息系统互联互通初步实现，为基于互联网提供更深层次的医疗服务储备了丰富的医疗信息"生产资料"。2009—2013 年，基于互联网的医疗卫生服务主要以非就诊过程的辅助信息服务为主，如健康科普、医疗资源查询等。

（2）起步建设期：2014—2017 年。2014 年国家卫生和计划生育委员会《关于推进医疗机构远程服务的意见》（国卫医发〔2014〕51 号）首次对"远程医疗服务"进行明确定义，行业和学界对此领域的关注出现高潮。2014—2016 年，以互联网为载体的医疗服务开始深入到就诊流程，如预约挂号、缴费支付、健康咨询等，统称为"互联网医疗"，提供服务的主体通常命名为互联网医院、网络医院、云医院等，国内第一家"网络医院"——广东省网络医院也于 2014 年内上线启用。但由于缺乏相关政策文件支撑，这一时期的定义主要来自学者，更多是对服务形式的描述，而非服务内容的界定。2016 年互联网第三方平台药品网上零售试点工作被叫停;2017年国家卫生和计划生育委员会办公厅《关于征求互联网诊疗管理办法(试行)(征求意见稿)和关于推进互联网医疗服务发展的意见》发布,指出互联网诊疗仅可应用于医疗机构间,以及基层医疗机构提供的慢性病签约,不再直接面向患者提供诊疗服务,互联网医疗发展进入低迷冷静期。

(3)规范建立期:2018—2019年。2018年国务院办公厅印发的《关于促进"互联网＋医疗健康"发展的意见》(国办发〔2018〕26号)中多次出现"互联网医疗""互联网诊疗"和"互联网医院"等概念,互联网医疗再次显露出发展的良机。同年,《互联网诊疗管理办法(试行)》《互联网医院管理办法(试行)》《远程医疗服务管理规范(试行)》3个文件出台,进一步明确"互联网诊疗""互联网医院""远程医疗服务"等概念,并对互联网诊疗行为做了进一步规范,这是首个互联网医疗领域的行业规范。2019年国家医疗保障局出台《关于完善"互联网＋"医疗服务价格和医保支付政策的指导意见》(医保发〔2019〕47号),完善"互联网＋"医疗服务的价格和支付政策,明确可将符合要求的互联网医疗服务纳入医保支付范围。卫生健康和医保政策的相继出台开启了互联网医疗发展的新局面,但整体而言医疗服务机构开展互联网医疗服务的动力不足,除一些规模较大、信息化基础好、诊疗服务量大的大型三甲医院出于优化服务体系、提高服务效率的目的,以及部分互联网医疗企业积极试水外,行业多持观望态度。

(4)催生迸发期:2020—2021年。2020年2月国家卫生健康委员会(以下简称国家卫健委)发布《关于加强信息化支撑新型冠状病毒感染的肺炎疫情防控工作的通知》(国卫办规划函〔2020〕100号),要求各地积极充分发挥互联网医院、互联网诊疗的独特优势,鼓励在线开展部分常见病、慢性病复诊及药品配送服务。同月,《关于推进新冠肺炎疫情防控期间开展"互联网＋"医保服务的指导意见》发布,明确了互联网医疗机构可开具电子处方,线下灵活配药,参保人享受医保支付待遇等,互联网医疗得以快速发展。如广东省首批就有57家公立医院开设发热门诊和咨询等互联网诊疗服务;台州医院互联网医学中心在1周内提供线上咨询5351例,与基层卫生院远程会诊6例,随访接诊患者5307人次。中国互联网网络信息中心发布的第49次《中国互联网络发展状况统计报告》显示,截至2021年12月,在线医疗用户规模达2.98亿,同比增长38.7%,成为当年用户规模增长最快的应用之一。互联网医疗优势凸显,它能打破时间、空间和地域等的限制,以开展互联网医疗服务为核心业务的互联网医院也迎来飞速发展的契机。

（5）深化转型期：2022年至今。2022年，国家卫健委办公厅印发《互联网诊疗监管细则（试行）》（以下简称《监管细则》），对开展"互联网＋"诊疗服务的机构、人员、业务、质量安全等监管细则进一步明确，要求各省通过互联网医疗服务监管平台对开展互联网医疗的机构进行监管，监管力度加大，且更加精细化，互联网医院面临新的发展挑战。一方面，群众对互联网续方的需求下降，而维持互联网医院运营需要调动多种资源支持，成本效益影响运营方是否继续维系的决策；另一方面，经过多年探索直至《监管细则》的出台，意味着国家对互联网医疗的态度仍是审慎的，要求互联网医疗符合安全、规范原则，杜绝盲目扩张，而互联网医院除复诊续方外还未形成较稳定的营利模式。综上所述，互联网医疗的发展受供需两侧冲击，互联网医院唯有探索与实体机构深度整合、形成相对成熟的业务模式，才能获得长期发展的动力。

随着人工智能、大数据、云计算等新技术的广泛应用，以及医疗信息化建设的进一步加快，互联网医院的蓬勃发展，线上、线下的医疗卫生服务已经初步打通。医疗服务的新模式、新业态不断涌现，医疗大数据的推广应用也在加速，这为向患者提供便捷、高效、高质、线上线下融合的医疗服务奠定了基础，也进一步提升了医疗服务的质量和效率。互联网医院的发展也进一步加速，2015年乌镇互联网医院正式挂牌，成为国内第一家真正具有示范作用的互联网医院，其以在线复诊、远程会诊、家庭医生签约等作为服务内容。此后，政府对基于互联网技术的互联网医院给予了充分的关注，出台了各种政策，鼓励互联网医疗，促进新的数字健康产业发展。2018年4月，国务院办公厅发布了《关于促进"互联网＋医疗健康"发展的意见》，明确指出，鼓励依托医疗机构发展互联网医院，可以互联网医院为第二名称，对一些常见病和慢性病进行网上复诊。支持医疗机构和第三方机构建立网络信息平台，开展远程医疗、健康咨询和健康管理服务。《"健康中国2030"规划纲要》提出了"互联网医疗"的发展方向。好大夫、微医、丁香园、春雨医生、医联等20余家互联网医疗公司，都在网上建立了自己的互联网医院。

政策支持、科技创新，推动了数字经济的迅速发展。市场对数字卫生的需求不断增加，政府的政策扶持也在不断加大。国家卫健委先后发布《关于在疫情防控中做好互联网诊疗咨询服务工作的通知》《关于进一步落实科学防治精准施策分区分级要求做好疫情期间医疗服务管理工作的通知》《关于进一步落实科学防治精准施策分区分级要求做好疫情期间医疗服务管理工作的通知》《关于加强信息化支撑新型冠状病毒感染的肺炎疫情防控工作的通知》，以及《关于进一步落实科学防治精准施策分区分级要求做好疫情期间医疗服务管理工作的通知》，鼓励开展"互联网＋医疗服务"，助力疫情防控。2020 年 2 月 28 日，国家医保局与国家卫健委联合印发了《关于推进新冠肺炎疫情防控期间开展"互联网＋"医保服务的指导意见》，建议具备条件的互联网医疗机构，可以在线上对患者进行常见病、慢性病线上复诊，并可依规纳入医保基金支付范围。与此同时，北京、天津、黑龙江等地的政府卫生和卫生健康机构也联合第三方平台，号召广大民众进行网上咨询、治疗，增加在线医保支持力度。据国家卫健委公布的数字，委属委管医院互联网诊疗服务比以往同期增加 17 倍，一些第三方网络服务平台的网上咨询服务数量翻了 20 多倍，处方量也增加了 10 倍[1]。

2018 年国务院颁布《关于促进"互联网＋医疗健康"发展的指导意见》，国家卫健委、国家中医药管理局发布《互联网医院管理办法(试行)》《互联网诊疗管理办法(试行)》《远程医疗服务管理规范(试行)》，为互联网医院发展进一步指明了方向。加之由于突如其来的新冠病毒疫情，人们看病难的问题进一步加剧，我国互联网医院进入快速发展期。2022 年中国互联网医院发展调研报告显示，截至 2022 年 6 月，我国互联网医院总数达到 1700 余家，实体医疗机构互联网医院日均诊疗量为 55 人/日，独立设置型互联网医院日均问诊量为 402 人/日[2]。

1.2 互联网医院的技术支撑

《中华人民共和国基本医疗卫生与健康促进法》第四十九条提出："国家推进全民健康信息化，推动健康医疗大数据、人工智能等的应用发展，加快医疗卫生信息基础设施建设，制定健康医疗数据采集、存储、分析和应用的技术标准，运用信息技术促进优质医疗卫生资源的普及与共享。县级以上人民政府及其有关部门应当采取措施，推进信息技术在医疗卫生领域和医学教育中的应用，支持探索发展医疗卫生服务新模式、新业态。国家采取措施，推进医疗卫生机构建立健全医疗卫生信息交流和信息安全制度，应用信息技术开展远程医疗服务，构建线上线下一体化医疗服务模式。"2020年5月，国家卫健委下发《关于进一步完善预约诊疗制度加强智慧医院建设的通知》，要求不断推进以电子病历为核心的医院信息化建设，创新发展智慧医院、互联网医院，建立完善预约诊疗制度等改善医疗服务工作。建立医疗、服务、管理"三位一体"的智慧医院系统，进一步发挥信息技术在现代医院建设管理中的重要作用。

互联网医院是运用云计算、大数据、物联网、移动互联网和人工智能等新一代信息技术，深度融入医疗服务和健康管理的全过程，高效贯通院前、院中、院后医疗服务和健康管理，创新线上、线下相融合的医疗服务模式，辅助临床决策和管理决策支持，构建规范、精细、基于数据化的运营和管理机制，实现医疗服务智慧化、医院管理智能化、医院运营数据化、医院发展线上化的新型医院。

互联网医院通过健康大数据的应用，建立患者电子病历、健康档案等，分析慢病患者的疾病危险因素，构建慢病风险评估模型，对危险因素指标进行综合分析，根据高危人群发病概率的判断为慢病患者提供帮助，使慢病患者能够进行自我评估、改善生活方式等，并通过大数据分析技术与设备的使用，对慢病患者的数据进行获取、跟踪等，预警慢病患者发病的风险与可能性，开展个性化治疗。健康大数据在辅助诊疗方面主要表现在智能诊断与疾病预测，在医院数据知识库构建的基础上，与相关的电子病历、健康档案数据等相结合，积极引入数据挖掘技术，分析数据中心检查结果、疾病症状与用药信息的联系，构建预测疾病系统，对患者进行有效的疾病预测，在医疗数据、图片与准假标注样本数据的基础上，采取技术识别与处理医学影像。

在新冠病毒疫情防控期间，中山大学中山眼科中心通过互联网医院提供眼病在线专家问诊、人工智能（artificial intelligence，AI）问诊、AI远程诊断、在线云药房等互联网眼科诊疗服务。互联网医院为患者提供术后常见问题咨询服务和初诊患者的导诊服务；通过人工智能眼病诊断研发系统，将部分眼病诊断模型或身心评估模型与患者移动采集设备进行对接，为患者提供诊断建议或为医生提供诊断参考；基于眼前段图像数据研发出相应辅助眼病诊疗系统，指导患者拍照，利用手机上传照片并填写相应症状等信息，智能辅助诊断包括结膜充血/出血、角膜病变、白内障等多种常见眼前段病变。

（1）电子挂号。患者就诊前挂号在过去曾经是就诊中较为耗时且效率较低的必要环节，采用电子挂号后，节省了患者无意义的排队时间，通过网络客户端或 APP，患者可根据就医需要高效率挂号，并可迅速得知挂号成功与否。医疗体系完善电子挂号服务后，患者挂号成功以后，将收到预约消息确认，以及相关就诊提醒，提前明确就诊时需要进行的个人准备，例如在部分身体检查中要求患者就诊前一天禁酒、就诊当天晨间保持空腹等。此种挂号方式，耗时明显缩短，效率明显提升，增强医患配合，对促进诊疗效率和诊疗效果具有积极作用。

（2）诊前流程优化。为促进高效就诊，医疗体系完善了就诊前的化验流程。很多患者需要进行多项检查，在传统就诊模式中，患者通常为了完成检验，往返于不同检验区，必须反复排队，就诊效率较低，影响个人就诊体验的同时，对医院的整体诊疗运作也产生负向影响。信息技术应用后，患者就诊前提前通过在线问诊等方式了解就诊流程，明确检验项目，完成门诊预检，在线付费，就诊前在预检指导下填写检验单，目的明确地在指定窗口完成所需检验，获取化验报告，持化验结果就诊，便于医生精准诊断。经此处理，就诊流程被有效简化，就诊效率更高，缩短就诊中低效率的等待时间，使医疗资源得到更高效应用。

（3）管理查询系统。构建医疗信息系统，进行高效率查询和管理，是医疗对互联网与信息技术的重要应用方式。在其应用中，首先是运用信息分析手段研究科室挂号耗时问题，统计日均挂号例数和频率集中时段，根据流量特点进行时段划分，对应时段安排接诊人员。其次，监测就诊情况，及时发现就诊流量波动，根据候诊情况安排医护增援。然后，通过信息系统，保证检查区和治疗区的信息同步，促进互联互通，两区通过信息查询，及时了解病历详情，调取脑电图、经颅多普勒超声图等，检查科室可在检查报告生成后第一时间上传至系统中，方便医师查询，并根据病情采取科学应对，实施治疗干预。信息技术支持下的管理查询系统，可使诊疗信息不受空间限制，提升调取速度，提升利用效率，促进诊疗过程高水平运转。药房药师和监督管理部门也可通过信息系统执行用药管理，评价处方科学性，促进用药安全。管理者可依据信息数据监控医护人员工作强度，科学安排调休。

（4）电子病历。电子病历即 electronic medical record（EMR），病历中记录患者基础资料、病情信息，支持权限内病例共享。当前互联网＋医疗系统支持电子病历多终端访问，数据检索快捷，获取、共享流程简洁。空间距离对电子病历调取几乎无影响,不同医疗机构可在地域差异较大的情况下精准调取目标病例,查询患者以往诊疗情况,避免非必要的重复检查,控制就诊费用,保证就诊效率。尤其在医院研究中,此种技术支持具有重要意义,可使科研工作者获取真实、详细、精准且新鲜的研究信息,公共卫生工作也可基于医疗机构提供的就诊信息,了解公共卫生现状,预见公共卫生趋势,采取前瞻性公共卫生预防措施,降低流行性或传染性疾病对公共卫生的危害。但与此同时,电子病历应用在法律层面仍需完善,如何防止患者隐私泄露,保证病例权限设置科学,发挥其正向价值的同时控制负面影响,仍需予以探讨。

5G 网络的出现也使得互联网医院在使用的过程中更加地顺畅、安全、稳定。5G 通信技术可以有效解决医患两侧实时性差、清晰度低和视频卡顿等问题,改善远程会诊的交互效果,更好地支撑基层医院提升医疗服务水平;实现机械臂及超声探头的远程控制,大幅缩短操控数据传输时延,降低远程超声检查风险;远程手术得到更多的应用,凭借低时延、高可靠性帮助医生完成远程手术示教、远程手术指导、远程手术操控及 4G 网络下无法实现高精度远程操控类业务。

2017 年 7 月,我国发布了《新一代人工智能发展规划》(以下简称《规划》),制定了人工智能三步走发展战略目标,致力于在 2020 年、2025 年以及 2030 年三个时间节点分阶段完成我国人工智能技术从与世界水平同步到部分领先再到总体领先的发展目标。《规划》中有关医疗健康领域部分,明确要发展智能医疗和智能健康养老。

智能医疗。提倡运用人工智能新的治疗方式和方法,建立一个快捷、准确的智能医疗体系。探索智能医疗体系的构建,研制人机协作的手术机器人、智能诊断助手、柔性可穿戴、生物兼容的生理监测、人机协作的智能诊疗方案、智能影像识别、病理分型和智能多学科会诊。在人工智能的基础上,进行大规模基因组识别、蛋白组学、代谢组学等的研究,开发新型药物,提高药物管理的智能化水平,强化疫情的智能监控与控制。智能健康和养老。强化人群健康管理,突破健康大数据分析、物联网等关键技术,开发可穿戴式健康管理装备、监测仪器,促进健康管理从点状监测向连续监测、从短流程管理向长流程管理转变。建立智慧的养老社区与机构,建立安全、方便、智能的养老服务体系。加强老年人产品智能化和智能产品适老化,开发视听辅助设备、物理辅助设备等智能家居养老设备,拓展老年人活动空间。为老人提供手机社会服务平台,为老人提供情感陪伴服务,提高其生活品质。

健康医疗领域与人类的日常生活密切相关,是医学大数据研究与应用的一个重要方面。2012 年,联合国公布了《大数据促进发展:挑战和机遇》这一有关大数据的政府政策白皮书,旨在促进各国政府机构和重要行业在大数据领域的应用。当前,全球正在大力推动健康医疗大数据的开发与应用,其特色与亮点各不相同,其中的一些经验值得国内借鉴。美国是大数据发展的先锋,它发布了《大数据研究与开发》《数据—知识—行动》《数据开放行动》。与此同时,美国政府将推进健康医学大数据的开放与共享作为其核心,通过整合社会资源,发掘其应用价值。《美国联邦政府医疗信息化战略规划(2015—2020)》提出了医疗信息共享的目标,即要在保证个人健康信息的隐私性和安全性的基础上,建立信息的技术规范,加强公众、医疗机构和公众的快速查找和获取电子健康信息的能力。

美国食品药品监督管理局于 2014 年 6 月启动了 OpenFDA 数据公开计划,该计划在 2004—2013 年开放 300 万个药物不良反应和医疗过失记录。OpenFDA 不但提供了经过脱敏处理后的原始资料,而且还提供了应用程序界面、技术文档和应用案例,并在关键的公开资料集合中设立了开发者社群,以鼓励企业及个人去发掘和分析资料的价值。美国在 2015 年投入了 2.15 亿美元启动"精准医疗"项目。美国把总体目标分成若干个小目标,并按项目分配资金,为国家诊所组织(Organization of National Clinics,ONC)设立了 500 万美元的标准和需求,以保障个人隐私和数据安全。

英国积极发展个性化医疗。李嘉诚卫生信息与发现中心于 2013 年 5 月在牛津大学建立,该中心是英国第一家整合了大数据技术的医药卫生研究中心,耗资 9000 万英镑。该中心由靶标发现研究所和大数据研究所组成,旨在通过收集、存储和分析海量医疗信息,从而为新的药物开发提供方向和为特定疾病提供新的治疗手段。英国卫生署于 2013 年 6 月宣布,英格兰将设立全球最大的癌症患者数据库,它从英国所有的卫生系统中搜集到了 1100 万份病历,并将其与威尔士、苏格兰、北爱尔兰的健康数据库进行了共享。通过整理、分析和更新数据,可以揭示不同类型的肿瘤对不同的治疗方式的反应,从而为个体化的肿瘤治疗奠定基础。

日本于 2012 年推出了"活跃 ICT 日本战略"项目,将重点放在发展社交媒体等大数据应用上,并将其应用于医疗新技术、缓解交通拥堵等。日本于 2014 年《创建最尖端 IT 国家宣言更新》中,鼓励有关方面在医疗健康大数据平台上,灵活运用医疗数据,改善健康管理及疾病防治,建设一个健康、长寿的社会。自 2015 年起,日本政府使用了大量的医疗服务收入清单中的数据来控制医疗成本。政府会分析这些数据,从而得出卫生保健支出的浪费部分,并要求当地政府制定特定的控制措施。日本政府把大数据作为一种成本控制措施,并打算到 2025 年把健康和保健支出减少 5 万亿日元。

医疗健康大数据在我国的应用越来越受到政府、医院和企业的重视和关注。2015 年以来,国家出台了一系列的政策文件,其中包括《国务院关于推进"互联网＋"行动的指导意见》《全国医疗卫生服务体系规划纲要(2015—2020 年)》《促进大数据发展行动纲要》等,这些都是对健康医疗大数据发展的重要推动力。国务院办公厅发布的《关于促进和规范健康医疗大数据应用发展的指导意见》提出,要进一步规范和推进健康医疗大数据应用,积极营造促进健康医疗大数据安全规范、创新应用的发展环境,通过"互联网＋健康医疗"探索服务新模式、培育发展新业态,为打造健康中国提供有力支撑。2015 年 3 月,中国政府以华大基因研究院为依托,成立了国家基因库,提升了我国生命科学的科研水平和国际影响力,增强抢占生物基础研究领域制高点的能力。同年 5 月,北京大学医学部建立了国家医疗数据中心,该中心将通过规范、指导医院的基础数据,不断提高数据的质量,逐步将临床数据与基础样本资源库相结合,从而达到精准医疗的目的。同时,部分医疗机构也在积极探索健康大数据应用于临床实践中。首都医科大学附属北京安贞医院与辉瑞公司共同发起了全国第一家心血管大数据中心的战略合作计划,搭建了一种新型的研究与交流平台,对中国心血管病的大数据应用进行了探讨和改进。郑州大学第一附属医院、华为技术有限公司和东华软件将在互联网医疗、大数据、远程医学监测设备等领域开展合作,共同建设了互联网医疗及医疗大数据协同创新中心。

1.3　互联网医院的运行模式

(1)互联网医院运行模式。

"互联网＋"是指互联网发展过程中,与其他产业不断融合,形成一种新的形态,利用互联网的优势,改造融合的产业,产生新的化学作用。简而言之,传统的行业在发展过程中已经跟不上时代的步伐,利用互联网通信平台的便捷性,以及数据处理分析的可靠性、分析性、导向性,可以使传统行业有新的思路、新的发展。充分了解互联网能够带来的革命性变化,利用互联网的优势,整合资源、优化资源,提供新的生产方式。

"互联网＋医疗"对于传统医疗行业而言是一个划时代的概念,可以改变整个产业的资源,使资源重塑。对患者而言,他们可以获得"互联网＋医疗"的远程健康监测、预约诊疗、远程查询诊疗报告、健康画册等服务。在社区,就能享受二级、三级医院的医疗服务,改善医疗服务的条件,整合医疗资源。而对医生而言,通过"互联网＋医疗"的交互平台,可以实现会诊、提高工作效率,而基层医院的医生也可以通过"互联网＋医疗"获得二、三级医院优质的医疗资源,提升诊疗患者的技术水平。

模式是指从生产经验和生活经验中通过抽象和升华提炼出来的一种体系。"互联网＋医疗"运行模式是指以互联网和医疗为基础,两者在相结合在社会生产中所凝练出的指导实践的方式方法。按照互联网医院在运行过程中是否由政府主导,把国内的"互联网医院"运行模式分为政府主导型和市场主导型两种模式。

政府主导的"互联网医院"运行模式:①在国家级重大科技专项的支持下,云南省主要利用远程医疗,开展"云南省远程可视医疗县县通"项目,充分体现了自主创新的成果。既体现了科技成果的创新,又能很好体现远程医疗运营模式上的创新。通过"云南省远程可视医疗县县通"项目,不仅将农村和城市紧密相连,破解了农村医疗资源紧缺的问题,更可以培养当地的医生,提高当地的医生水平。②自2003年严重急性呼吸综合征(SARS)发生之后,我国充分意识到了疾病控制的重要性,中国疾控中心开始组建一套远程应急联络系统,利用卫星通信,在各个层级搭建疾控中心的应急网络,其重要性在于能够将触角涉及最基层的疾控中心,甚至是没有光缆通入的最偏远的区域,连接起疫情防控的系统网,便于全国系统管控,特别是偏远山区疾控的宣传和预防工作。③吴川市人民医院、市妇幼保健院两家市级医院建立一体化发展关系,实施县镇医疗卫生服务一体化管理。信息共享、管理共享、技术共享、医疗资源共享、服务统一。以网络医院为抓手,使所有医疗机构实现互联互通。

市场主导的"互联网医院"运行模式:①广东省网络医院以药诊店为基础的创新模式于 2014 年开始运行;②阿里健康网络医院以网络平台为模式,依托天猫医院馆,药品直接下单配送;③乌镇互联网医院以网络平台为模式,已经有全国多家医院入驻;④浙江大学第一附属医院互联网医院以网络平台为模式,由医院自主运营。

根据 2018 年发布的《互联网医院管理办法(试行)》第十二条命名规定的不同,国内互联网医院的主要运行模式还可以分为以下三种(H 指公立医疗机构,I 指互联网企业)。

H 模式,即《互联网医院管理办法(试行)》第十二条(一)表述的:"实体医疗机构独立申请互联网医院作为第二名称,应当包括'本机构名称+互联网医院'。"这种模式是由一家实体医院(以下"实体医院"均指实体公立医疗机构)发起,通过自建互联网医疗平台,直接面向公众开展互联网服务。原则上,该类互联网医院的建设、运营、管理等均由实体医院主导,互联网企业仅提供技术支持。智慧医院水平较高的实体医院往往采用这种模式,如上海市儿童医院互联网医院、北京医院互联网医院、浙大一院互联网医院等。

实体医院与互联网医疗平台的资源融合 H+I 模式,即《互联网医院管理办法(试行)》第十二条(二)表述的:"实体医疗机构与第三方机构合作申请互联网医院作为第二名称,应当包括'本机构名称+合作方识别名称+互联网医院'。"这种模式是由一家或多家实体医院和互联网企业共同发起,互联网企业建设第三方平台,实体医院安排医务人员在平台上开展线上服务,并负责线下的连续性诊疗。两者通过合作协议,对互联网医院运营中的权利和义务进行约定。这种模式的雏形可追溯到 2016 年成立的宁夏银川互联网医院,目前采用该模式的有上海市徐汇区中心医院贯众互联网医院、天津微医互联网医院等。

互联网医疗平台的线下依托 I 模式,即《互联网医院管理办法(试行)》第十二条(三)表述的:"独立设置的互联网医院,名称应当包括'申请设置方识别名称＋互联网医院'。"这种模式是由一家互联网企业发起,依托其互联网医疗平台,建立或收购一些社会办实体医疗机构,少数情况下也会依托公立医疗机构,集聚各地医生资源,医生在平台以多点执业的方式提供互联网诊疗服务,执业行为原则上与其主执业机构无关。开创该模式先河的是 2015 年 12 月成立的乌镇互联网医院。目前采用该模式运营的互联网医院基本都是早期进入互联网健康服务领域并具有相当基础的企业,如阿里健康、腾讯企鹅医院、好大夫、丁香园等。

分析三种运营模式,比较它们的区别可以看出:①从主体情况方面,H 模式中,由于主体是公立医院,其运营属性为非营利,目的是拓展诊疗模式,实现对患者的连续性、全周期健康管理,互联网医院的物理位置基本与实体医院执业地点一致。I 模式由于其企业的特性,基本都要以营利为目的,同时对物理位置无限制。H＋I 模式虽然因为公立医院的参与,往往具有非营利属性,但由于目前政策对合作方式尚未规范,其主体情况不尽明确。②从业务开展方面,H 模式和 H＋I 模式根据其运营目的,更关注诊疗全程,通过互联网手段实现线上咨询、线下确诊、线下治疗和线上复诊的全过程。模式多关注线上咨询对于线下接续的考虑较少,开展的线上"复诊"也与其他模式所指的同一医疗机构复诊有一定区别。H 模式和 H＋I 模式以线下就诊后的复诊为主,减少简单复诊患者的往返次数,降低患者的就医成本,以维系患者群体。I 模式更关注线上咨询,以预问诊为主,帮助患者了解自己的病情,并推荐合适的医疗机构和专家进行精准引导,以拓展患者群体。③从人员结构方面,H 模式和 H＋I 模式的医疗服务提供者均为注册在实体医院、符合条件的医生和护士,按照办法规定,主要执业点和多点执业的医师均可。I 模式的医疗服务提供方基本都是多点执业的医生,护士由于各地多点执业规定尚不统一而难以纳入。H 模式和 H＋I 模式中,医务人员既可选择工作时间提供线上服务,也可在非工作时间提供服务。I 模式中,提供服务的医务人员大多利用的是非工作时间。H 模式的运营人员为实体医院医务管理部门和信息中心的工作人员。I 模式为企业专门的平台运营人员。H＋I 模式两者兼有,根据合作模式,共同开展运营工作。④从客户市场方面,无论面向的是患者市场(B2C),还是合作方市场(B2B),招募者都是运营主体,即 H 模式由实体医院招募,I 模式由平台招募,H＋I 模式不尽明确。值得一提的是,此处合作方除实体医院的医联体单位外,可以包含互联网产业链中的各类角色,如零售药房、养老机构、体检机构、其他互联网服务提供方等。⑤从成本投入方面,建设成本和运营成本的投入方都是运营主体,即H模式由实体医院投入,模式由平台投入,H+I模式按照合同约定执行。一旦发生互联网诊疗的医疗纠纷,由运营主体承担相应的处置工作和法律责任。应该关注到,由于运营主体不确定,H+I模式在风险承担上的法律关系也难以厘清。⑥从收入情况方面,H模式为业务收入。I模式更为灵活除业务收入外,还可开展广告链接、周边产品的网络直销、付费会员服务等经营活动。H+I模式不尽明确。收入分配与成本投入一致,由运营主体决定,即H模式由实体医院决定,I模式由平台决定,H+I模式由于利益分配机制不尽明确,引发了一些业内争议。H模式中,由于主体是公立医院,收费必须按照当地物价管理部门或医疗保障部门规定的医疗服务价格政策执行。I模式可根据市场规律,进行自主定价。H+I模式遵循何种定价模式不尽明确。除经济收入外,互联网医院在运营过程中还会产生大量的医疗数据,应该得到高度关注。毋庸置疑,医疗数据的归属也应视同货币收入一样地进行归属方面的约定。H+I模式在医疗数据归属上的问题也是引起学者争议的原因之一。

"互联网+医疗"的运作方式,初看起来应用范围很广,但因为医疗行业自身的特殊性,"互联网+医疗"的应用条件还不够成熟,在运作中也存在诸多矛盾。例如:无普遍适用的法律应对医疗纠纷;"互联网+医疗"还没有形成政策环境,缺少政策层面的顶层设计;"互联网+医疗"的发展是分散的,处于各自为政的状态,没有一个统一的规划;各医疗单位之间的信息交流不足,缺乏信息共享等。

(2)分级诊疗背景下互联网医院运行模式。

2022年我国卫生健康事业发展统计公报数据显示,截至2022年末,我国各类医疗卫生机构总数达103.3万个,其中,医院有3.7万个,基层医疗卫生机构有98万个,分别占比3.6%和94.9%。但是,全国医院诊疗数达35.77亿人次,基层医疗机构数达44.06亿人次,两项数据对比可以发现,二、三级医院的数量占绝大多数,基层医疗卫生机构患者寥寥,医疗机构接诊比例严重失衡。

对于分级诊疗而言,通过"互联网+医疗"的资源重塑整合能力,满足分级诊疗所需要的各等级医疗机构的均衡医疗资源。由于基层医疗机构可以提供更优质的医疗服务,促使轻症患者更愿意前往基层医疗机构诊疗,同时在基层医疗机构和二、三级医疗机构之间形成数据互联互通,提供分级诊疗所需要的硬件条件和医疗服务能力。患者就近就医,真正实现"基层首诊、双向转诊、上下联动、急慢分治"的分级诊疗就医格局。"互联网+医疗"最大的优势就是可以把三甲医院的优质资源(人、物)通过各种技术手段下沉,比如:基层医院的医生和患者可以通过"互联网+医疗"进行远程交互会诊,病理资料、影像学检查报告等可以上传到云端,以及输液提醒装置、自动发药装置、视频异动监控、摄像头远程检查、一键呼叫等。可以实现医疗卫生资源的重新整合、配置,提高患者优质医疗获取能力,促使人民群众前往基层医院就诊,重病症、急病症上转诊至二、三级医院。使医疗资源能够得到最大化的利用,提高医疗服务的公平性、合理性、可及性,推动分级诊疗。江苏省人民医院在以"互联网+医疗"推动分级诊疗制度建设方面有自己独到的经验。

江苏省人民医院是江苏省内的三级甲等医院,其在全省范围内有10余家紧密型医联体、100多家医联体成员单位,其中不乏偏远地区、医疗资源不发达的成员单位。江苏省人民医院通过推动"互联网+医疗"的发展,提高医联体中优质医疗资源可及性和医疗服务整体效率。如今,患者越来越倾向首诊在医联体中的基层医疗机构。在他们看来,走进医联体中的当地基层医院就诊,就相当于是"走进"了江苏省人民医院,甚至比直接去江苏省人民医院就诊还方便和实惠。江苏省人民医院的"互联网+医疗"运行模式,推动了分级诊疗建设。利用"互联网+医疗"的运行模式,通过架构更为合理的"互联网+医疗"制度以及云就诊、云技术和云联动服务,解决分级诊疗出现的两个问题:提升患者对基层医疗机构的信心以及基层医疗机构的医疗资源和诊疗质量。

江苏省人民医院医联体所在区域内的患者,必须先在基层医疗机构就诊。由基层医疗机构的医生面对面进行问诊,并且开具相应的检查,如果基层医疗机构的医生不能确诊患者的病情,可以基于面对面问诊情况和相应的检查结果,通过"互联网+医疗"共享患者信息、检查结果等,向上一级医疗机构发起远程会诊申请。由上一级医疗机构和基层医疗机构医生共同制定诊疗方案,如果的确属于疑难危重杂的患者,由基层医疗机构向上级医疗机构转诊。

为提升基层医疗机构诊疗质量,让患者倾向前往基层医疗机构就诊。江苏省人民医院和医联体之间利用远程心电、远程影像、远程病理等方式下沉江苏省人民医院的优质医疗资源,提高基层医疗机构的医疗资源质量。西医主要是依据一些辅助检查的结果判断,不同于血常规、尿常规等直接标注数值的检查,心电、影像学、病理检查等,是需要考验医生的技术水平的。基层医院的医生往往由于缺乏经验,容易判断失准,通过协助检查判断,可以将江苏省人民医院医生丰富的经验传递给基层医生,在提高诊断能力的同时,培养基层医生的业务水平。同时根据系统的远程培训、远程健康教育更能提高基层医生的医疗水平,全方位下沉大医院的优质医疗资源。在实际案例中,远程心电已经对接 20 余家基层医疗机构,包括江苏盛泽医院、溧阳市人民医院、溧水区明觉卫生院、石湫中心卫生院等。远程影像(包括介入影像、放射影像和超声 B 超)已经对接省内外 58 家医疗机构,除本省外还覆盖新疆、甘肃、青海、安徽等省份。远程放射影像系统已与盛泽分院、宿迁分院、溧阳分院开通。远程病理:组织切片需要病理诊断的,由各自医疗机构进行信息化处理后,由江苏省人民医院诊断,目前已于盛泽分院、宿迁分院开通系统,协助疑难病例的诊断。

1.4　互联网医院发展的国内现状

互联网医疗是一个具有很强的政策导向的行业,从 2015 年 3 月政府工作报告中提到"互联网＋医疗"后,政府就开始高度重视互联网医疗的发展。银川市人民政府于 2016 年 12 月发布了《银川互联网医院管理办法(试行)》,提出开展"互联网＋医疗"服务试点,促进智慧城市和智慧医疗的建设。2017 年,宁夏率先建立了全市统一预约挂号平台,通过网站、手机 APP、微信平台、电话热线等多种方式为患者提供预约挂号服务,同时与各医院分诊叫号系统结合,实现患者就医的分时段预约。宁夏在发展互联网医疗服务上处于全国领先地位。2018 年 7 月,全国第一个"互联网＋医疗健康"示范项目在宁夏落地生根。2019 年 5 月,在国家卫健委和福建省政府联合举办的数字中国建设峰会上,由卫健委牵头,天津市、山东省、江苏省、安徽省、浙江省、福建省、广东省、四川省、贵州省签署共建"互联网＋医疗健康"示范省(市)协议。政策规范是政治环境中重要的因素之一,2015 年起,我国出台了一系列有关互联网医疗的政策,其中包括

《"健康中国2030"规划纲要》，互联网医疗被纳入国家战略。时任国家总理李克强在2018年4月主持召开的国务院常务会议上，多次强调要大力发展"互联网＋医疗健康"，建立"互联网＋医疗健康"的标准体系。

2015年9月8日，国务院办公厅发布了《关于推进分级诊疗制度建设的指导意见》，提出部署加快推进分级诊疗制度建设，形成科学有序就医格局，提高人民健康水平，进一步保障和改善民生。到2020年，我国已逐步形成了"基层首诊、双向转诊、急慢分治、上下联动"的分级诊疗模式，基本建立了符合我国国情的分级诊疗制度。截至2022年10月，全国已经审批设置2700余家互联网医院，初步形成了线上线下一体化医疗服务。山东、广东、江苏地区设置的互联网医院最多，且越来越多的公立医院、民营企业加入互联网医院的大军中。目前，互联网医院的定位是实体医院的辅助平台，提供预约挂号、分诊导诊、在线复诊、双向转诊、慢病管理、康复管理等服务，业务范围贯穿诊前—诊中—诊后。国家也出台了许多政策，来推动互联网医院的发展。特别是在发生新冠病毒疫情后，国家卫健委、国家医保局为了推进互联网医疗服务的发展，出台了一系列政策文件，对互联网医疗行为、准入、价格和医保支付等方面都进行了相关规定，为互联网医疗的发展指明方向（见表1-1）。

表1-1 部分与互联网医院相关的国家新近发布政策梳理

发布日期	发布单位	政策名称	核心内容
2018.4	国务院办公厅	《关于促进"互联网＋医疗健康"发展的意见》	推进"基层检查、上级诊断"，推动构建有序的分级诊疗格局
2018.9	国家卫健委国家中医药管理局	《互联网诊疗管理办法（试行）》	规范互联网诊疗活动，推动互联网医疗服务健康快速发展，保障医疗质量和医疗安全
2020.2	国家卫健委	《关于在疫情防控中做好互联网诊疗咨询服务工作的通知》	便民就医 24小时咨询 导诊

（续表）

发布日期	发布单位	政策名称	核心内容
2020.5	国家卫健委	《关于进一步推动互联网医疗服务发展和规范管理的通知》	求进一步推动互联网技术与医疗服务融合发展，发挥互联网医疗服务的积极作用
2021.8	国家卫健委 国家医保局	《长期处方管理规范(试行)》	鼓励由基层医疗卫生机构开具长处方(慢性病等适合长处方的疾病)
2022.2	国家卫健委 国家中医药管理局 国家医保局 中央军委后勤保障部 卫生局	《医疗机构检查检验结果互认管理办法》	检验结果互认，减轻患者负担
2022.2	国家卫健委 国家中医药管理局	《互联网诊疗监管细则(试行)》	加强互联网诊疗监管 明确权责关系
2022.5	国务院办公厅	《"十四五"国民健康规划》	以基层为重点，推动资源下沉 促进全民健康信息联通互用

北京市市属医院从 2020 年 3 月开始实施互联网诊疗，截至 2021 年 10 月 31 日，22 家市属医院中已有 21 家开通互联网诊疗服务，20 家产生互联网诊疗人次，目前市属医院总服务人次达 453101，其中诊疗人次 397370，咨询人次 55731。专科医院互联网门诊患者人数是综合性医院的 5 倍，尤其是北京儿科研究所附属儿童医院和北京肿瘤医院，互联网门诊的访问量超过 120000 人次。市属 22 所医疗机构中，共有 3961 名参与互联网医疗服务的医护人员，包括 3472 名医生、262 名护士和 227 名药剂师。医生是互联网诊疗中的主要参与者，而护士、药师人数相对较少。不同类别的医疗卫生技术人员以中高级职称为主，高级职称占比 52%，中级职称占比 34%，初级职称占比 14%。

从 2020 年 3 月起，北京安定医院和北京中医医院等医院率先开展了互联网医疗药品配送，截至 2021 年 10 月 31 日，市属 22 家医院已有 21 家开通互联网诊疗药品配送服务，已有 18 家产生药品配送例数，配送例数高达 131839，其中以儿研所儿童医院尤甚,药品配送例数高达 93716 例。就医疗收入而言,2021 年 1~10 月,市属医院线上门诊医疗服务收入与线下门诊收入比较占比为 0.69%,其中,儿研所儿童医院互联网诊疗收入占线下门诊医疗收入的 4.90%,北京肿瘤医院为 3.47%,北京安定医院为 1.45%,其他市属医院在线上收入在线下诊疗收入中所占比例都不到 1%。在开展互联网医疗服务的同时,22 所市级医院中 10 所已经实施了互联网健康咨询,其中 4 家开展项目收费;19 家已在网上进行药物咨询指导,其中 2 家医院收取费用;在网上提供护理咨询的有 10 家,其中有 2 家是收费的。刘华[4]调查分析发现当前互联网医疗平台的普及使用程度并不高,调查对象中仅有 25.63%使用过互联网医疗平台,并且用户对互联网医疗平台的满意度整体偏低,这表明目前市场上的互联网医疗平台服务质量和用户体验都不够好,整个平台市场还不够成熟,尤其是医药广告的植入给使用者满意度提高带来极大的负面影响。但是对没有使用过平台的群体进行分析,近 7 成潜在用户表示愿意使用互联网医疗平台,很有可能发展为互联网医疗平台用户。加大宣传力度、提高服务质量能够挖掘出存在的潜在用户。郝军等人[5]调查北京市开展线上医疗的医院有 228 家,占线下医疗机构的比例为 31.15%;开展线上医疗的基层医疗卫生机构有 115 家,占线下基层医疗卫生机构的比例仅为 3.53%。从医院等级来看,开展线上医疗的以三级医院为主(100 家),占线下三级医院的比例达 86.21%;从医院类别来看,开展线上医疗的以综合医院为主(132 家),占线下综合医院的比例为 42.31%,其次是专科医院(68 家),占线下的比例为 34.69%。从地区分布来看,朝阳、海淀、西城、东城、丰台、昌平 6 个城区的线上医院数量较多(见图 1-2)。其研究显示,线下年门诊人次越多的医院,在线医疗社区累计帮助患者数也越多,三级医院平均每位医生累计访问量、在线服务患者数均显著高于二级及以下医院,可见患者线上就医的需求集中在三级医院;从在线医疗社区的学科活跃度来看,线下短缺的医疗资源在线上平台中的活跃度反而较高。在线医疗社区可以有效打破医疗资源的时空限制,一定程度上缓解了线下稀缺医疗资源的不足。

　　广东省公立三甲医院与民营互联网公司结合,建立广东省网络医院,提供了两种服务模式。一种是常见的医联体医疗模式,另一种是基于互联网医疗平台的药诊店医疗服务新模式。该模式于 2014 年 10 月正式上线,它是将零售药店接入互联网医疗平台的接诊终端,在零售药店提供专业的互联网医疗服务,

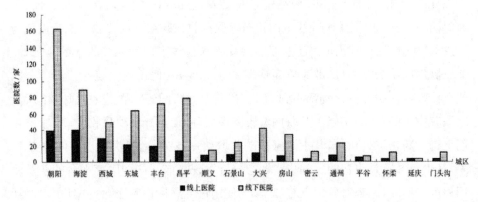

图 1－2　北京市线上、线下医院的地区分布[5]

在服务过程中形成全科与专科分类分级协作机制。药诊店模式可提供大规模医疗服务。线下接诊点数量逐年增加,由 2014 年的 156 个增加至 2020 年的 78769 个,线下接诊点覆盖区域逐步扩大,除了青海省和西藏自治区,线下接诊店已覆盖全国 29 个省级行政区。医生数量总体呈上升趋势,2020 年达到 1671 人。年诊疗人次超千万,2020 年总诊疗人次达到 7023.89 万,日均诊疗人次 19.19万人次。就诊者大多为常见、多发性、慢性等类型疾病患者,其中以呼吸道、消化道等方面疾病为主。对药诊店模式的效益进行研究发现,其可为居民提供高效、便捷、安全的医疗服务,有效满足居民的需求[6]。

广东省 2019 年 3 月开始,确定了 12 个市 177 个首批试点机构,43 项"互联网＋护理服务"项目,服务对象为高龄、失能或半失能老年人,康复期患者、终末期患者和慢性病患者等行动不便的人群,母婴人群以及其他有居家护理需求的特殊病患人群,还对提供"互联网＋护理服务"的人员和机构资质做出规定。目前 146 所试点机构已经开展具体工作,制定相应管理方案,完成出诊服务,其中 88 所机构在试点方案出台当年就积极响应,以公立三甲综合医院为主体。目前广东省"互联网＋护理服务"试点机构有 13154 名护士参与服务,年龄为 25～60（33.49±7.40）岁;工作年限为 5～42 年,中位数为 14（8.00～19.00）年,8.15%护士为专科护士,主要为造口、老年、助产、糖尿病、静脉治疗、伤口专科护士。全省未形成统一的出诊护士培训体系,未明确培训核心内容等相关方案,各机构自行制定培训模式、内容及考核(见表 1－2)。试点期间 146 所机构服务总人次为192442,平均患者满意度96.63%,出诊护士对试点工作总体满意度为88.67%。实际开展"互联网＋护理服务"项目数43项,其中服务量排序靠前的项目为母婴护理(44074人次)、生命体征监测(23313人次)、家庭巡视(21636人次)、安全护理、生活护理、生活护理等护理项目,排序靠后的为人工肛门便袋护理(16人次)和一般灌肠(16人次);有多家机构进行套餐服务,如留置/更换尿管＋留置/更换胃管＋膀胱冲洗套餐(25人次)、留置/更换胃管＋留置/更换尿管套餐(32人次);由于服务对象大部分为罹患慢性病的老人,因此不少机构新增家庭呼吸治疗(101人次)和卒中护理(69人次)、中医项目如推拿(45人次)、针灸(33人次),互联网＋专属护士网上咨询服务14544人次,主要咨询为用药指导、饮食咨询、康复锻炼等。146所已经开展试点的机构中,132所机构提出保障监管机制需要健全,特别是出诊护士的人身安全保障;71所提出需要政府大力支持互联网服务,扩大医保支付范围,指定价格监管单位规范服务价格;20所提出出诊护士绩效还需要统一标准;36所认为目前信息技术平台患者使用体验不如意,建议简化操作界面,照顾文化程度低或者老年患者[7]。

表1-2 试点医院出诊护士培训情况($n=146$)[7]

项目	类别	机构数	百分比/%
	理论培训	6	4.11
培训模式	技能培训	2	1.37
	理论培训＋技能培训	138	94.52
	线上	9	6.16
培训形式	线下	43	29.45
	线上—线下	94	64.38
	理论考核	121	82.88
培训考核	技能考核	108	73.97
	综合案例考核	86	58.90
岗前培训	是	113	77.40
	否	33	22.60

（续表）

项目	类别	机构数	百分比/%
	服务对象评估	111	98.23
	服务流程及技术规范	113	100.00
	护理文书记录	107	94.69
岗前培训内容	人文关怀	105	92.92
	医疗废物处置	112	99.12
	突发事件处理	109	96.46
	服务项目内涵解读	99	87.61
	有关政策解读	102	90.27

上海市徐汇区中心医院联合复旦大学附属中山医院和徐汇区内的 13 家社区卫生服务中心创建了上海首家互联网智慧医疗健康综合服务平台,即上海徐汇云医院(以下简称为"云医院"),并于 2015 年 9 月正式开始运营。云医院创建了以"视频看医生"为核心的互联网医疗新模式,通过建立完善的区域性智慧医疗信息平台,推出了网上就医、网上预约及付费、送药到家、网上随访与健康管理等全新的医疗服务项目,实现了院前院后、线上线下的闭环式管理。云医院采用会员制、实名制服务模式,以徐汇区及上海市为服务重点,线下与 800 余家机构达成合作,为徐汇区及上海市的药店、养老院等多类机构和个人提供服务,并已辐射至云南、甘肃等 10 省(市)的边远地区。2018 年 6 月,在上海市徐汇区卫生健康委员会的指导和协助下,云医院建立了全—专云平台,实现了云医院与社区卫生服务中心的医疗信息系统的互联互通,真正实现了"1＋N＋N"的医疗服务模式,即一个全科医生或患者可得到 N 个二级医院专科专家和 N 个三级医院专科专家的帮助或医疗健康服务。

新冠疫情期间,在国家政策指引与鼓励下,上海申康医院发展中心(以下简称"申康中心")作为上海市级医院办医主体,于 2020 年 3 月制定了《上海市级医院互联网医院建设工作指南》,积极推动上海市各市级医院建立健全院内互联网医院管理的组织架构和管理路径,截至 2021 年 4 月,申康中心指导所有 35 家市级医院获得互联网医院牌照并开展线上诊疗服务,提供包括以慢性病、部分常见病复诊为主的线上复诊、线上咨询、预约挂号、线上付费、电子处方、药品配送、出院随访、远程会诊等在线服务。申康中心自 2021 年 1 月 23 日起,加快研发基于上海市级医院互联网总平台的微信公众号,发布了更加高效便捷的"互联网医院"总入口,向市民提供上海各市级医院的"互联网医院"服务,包括线上预约挂号、线上专科咨询、在线复诊、在线开方、医保线上支付、药品配送到家等便民服务,真正实现患者只需一部手机就能"跑遍"沪上大医院。同时,按照上海市统一部署,申康医联中心配合"一网通办"总门户和"随申办"移动端的升级改版,同步调整优化"上海市级医院互联网总平台"的智能导诊、寻医问药、院内导航等服务模块,在对接上海发布、上海健康云等门户的同时,组织市级互联网医院全面对接"一网通办"总门户和"随申办"移动端。申康中心于 2022 年 4 月下旬开始,通过集成大数据中心提供的基础服务,并基于申康中心医联 ESB 服务总线将相关服务统一封装,全力推动互联网医院跨院复诊、"一老一小"代配药、志愿者代配药和大病医保等互联网医院应用场景,指导市级医院加快开展技术改造,依托医联平台统一封装医联 ESB 服务总线及相关便民服务应用(见图 1-3),方便各市级医院在原有基础服务架构上敏捷调用部署,进一步加强医院、民政、医保等机构部门间的数据融合应用和服务互通互认,充分发挥互联网医院在服务市民就医问药中的重要作用[8]。

南京市自 2006 年起开始探索分级诊疗实践,积极推进"互联网＋"分级诊疗,形成了"五元共进"(即管理运行活力化、特色服务品牌化、签约服务网格化、医防融合深度化、健康服务智慧化)基层医疗卫生机构服务模式,使得基层医疗卫生机构实力明显提升。魏东海等人[6]通过文献研究、数据分析、案例研究,认为有效推动分级诊疗需要医疗资源、医疗保险、医疗制度三者结合。在疫情期间,客观上形成了互联网医疗参与的分级诊疗格局,并发挥了独有的优势。随即,魏东海等人提出了建立实体医院与互联网医疗线上线下相结合的整合型分级诊疗模式。朱海燕等人[9]以上海市浦东新区人民医院及医联体内的浦东新区合庆社区卫生服务中心、浦东新区川沙社区卫生服务中心为例进行调研,发现社区医院慢性病的专家资源紧缺,并探讨了互联网医院模式下医联体分级诊疗可拓展的方向性以及可实现性。王晓坤等人[10]对中国知网数据库 2015—2020 年间"互联网＋"背景下分级诊疗的相关文献进行知识图谱及文献计量分析,发现互联网在分级诊疗领域的研究受政策的影响较大,并且相关研究由较为宏观逐步向远程医疗、智慧医院、健康管理、慢病管理、卫生健康、健康服务、

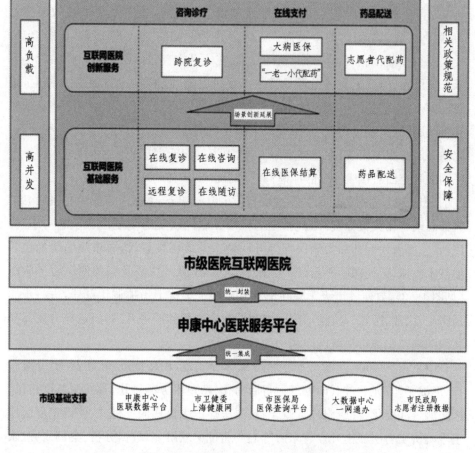

图 1-3　申康中心医联平台 ESB 服务总线技术框[8]

新型冠状病毒感染等细分的领域进行拓展研究,但缺乏对"互联网+"背景下分级诊疗制度的分析与评价的相关研究。袁敏等人[11]以南京市互联网医疗的发展现状为切入点,调查发现南京地区互联网医疗平台的普及情况较为良好,调查样本中有七成的市民使用过互联网医疗,并且调查对象大多对未来互联网医疗的发展有较好的展望,这表明互联网医疗优化就医流程、提高就医效率的益处已被大众广泛认可。但与此同时,调查也发现市民对互联网医疗的功能发掘十分局限,仅仅停留在预约挂号、在线咨询等基础功能上,而部分对互联网医疗持观望态度的市民则表示对互联网行业的监管机制、平台医生的资历真假等问题有所怀疑。

1.5 互联网医院发展的国外现状

相比于国内互联网医院和互联网医疗,国外更倾向于远程医疗这种说法。国内的互联网医疗是通过建立一个信息平台,在这个平台上医生可以对患者进行问诊、开处方、转诊等。在国外,医疗机构利用信息技术手段建立了完善的居民电子健康档案。而所谓的远程医疗,在大多数情况下,则是通过互联网技术为偏远地区或贫困地区提供可负担的、可及性的医疗保健服务。

20世纪中叶,远程医疗模式最早出现在美国,双向电视系统被应用于放射学研究,之后美国的远程医疗技术不断发展,医疗过程中通信及电子技术应用越来越多。到20世纪60年代,利用双向视听设备在波士顿综合医院和洛根机场医疗站之间开展一系列远程医疗活动,实现了乘客和医护人员之间的视频交互、心电图、血压等医疗数据的传输。20世纪70年代,美国远程医疗主要在精神病诊治、基础医疗服务等方面,为农村及偏远地区提供医疗资源。

20世纪末,随着通信设备的费用下降及信息技术的发展,远程医疗在美国被广泛应用于军事领域及普通医疗,并出现了家庭医疗监护系统、会诊车、电子病历等新型远程医疗服务手段。为了解决在远程医疗服务实施过程中出现的问题,美国成立了远程医疗学会并很快得到政府及社会各界的认可,领导美国远程医疗发展进步。远程医疗除了服务于普通民众,也对军队医疗建设起到很大作用。截至目前,远程医疗在美国海军已被应用在虚拟医院、远程监护以及会诊等领域并呈现扩展趋势,在军队医疗保障中的优势日益明显。

进入21世纪以来,美国政府更加意识到远程医疗具有传统医疗所不具有的便利性,以及解决医疗资源分布不均的重要性。布什政府在2004年提出美国医疗信息技术发展的十年计划,此后奥巴马提出医疗平价法案,目的是提升医保覆盖率,降低医疗费用。这一法案的提出进一步推动了远程医疗事业在美国的进步。在美国,76%的医院使用某种形式的远程医疗与患者联系。放射学、精神病学和心脏病学的医生应用远程医疗最为频繁[12]。远程医疗有效解决了美国精神科医生短缺的问题,也为没有特定专家的小型农村医院提供了帮助。远程放射学占美国所有远程医疗服务的一半以上,为放射科医师短缺地区的患者提供了更快速的服务。即使是传统上依赖于面对面交流的精神病学,也能够使用远程医疗为更多患有精神疾病的美国人提供护理。精神科医师还可以通过界面记录获得患者处于激动状态的视频,为患者推荐治疗和镇静技术[13]。

在过去几十年间,欧洲国家的远程医疗发展也获得较大进步,远程医疗的开发与应用与美国保持齐头并进的态势。欧洲国家面积小,部分地区交通不便,互联网覆盖范围有限,因此欧洲远程医疗发展呈现出跨国家、跨区域的特点,使得不同国家之间可以共享医疗技术。目前远程医疗系统在欧洲发展迅速,远程医疗技术至少在 50 个国家得到发展,主要应用于放射学、口腔科、医疗会诊及监护等领域。除远程医疗外,德国、意大利、法国、英国、西班牙等国家在远程医学研究、远程医学教育、医疗保健等相关领域也取得了较大进展。瑞士和德国之间开展了传输静态图像的远程冷冻切片医疗服务;西班牙建成了连接欧洲大陆的静态图像传输系统等。这些国家还构建了连接各高校和医院的医疗研究网络系统,比如法国整合 32 个医疗实验机构来做医学专家咨询,旨在提高欧洲整体的医疗服务水平,国家之间建立了大量相关合作项目,使各国间的医疗技术实现共享。为了提升欧洲整体的远程医疗服务水平,一些国家层面的远程医疗系统合作项目在欧洲建立,各国之间合作更加紧密。

波兰作为远程医疗领域的新手,对远程医疗没有法律定义,但在法律行为中受到了规范。在远程医疗的建设上,波兰目前面临着患者数据信息安全性、全国范围内互联网接入率、电子病历和患者互联网账户创建、公平的责任分配制度四项挑战[14]。西班牙根据在新冠病毒疫情期间远程医疗为患者提供的专业临床护理服务,向欧洲泌尿外科协会提出在新冠病毒疫情大流行过后,需继续提供优质的远程医疗服务[15]。

荷兰互联网医疗水平是欧洲首屈一指的,荷兰基层医疗机构已有九成以上的全科医生都已通过互联网进行诊疗,七成以上已实现网上开药,六成以上已通过网络进行网上问诊。调查发现,荷兰人更倾向于网上预约、电子处方、文字在线问诊,但是对于互联网医疗服务信息来源的真实性和隐私权的保障仍有疑虑。一项对互联网医疗机构利益相关方进行的调查显示,尽管荷兰的全科医师出于提高医疗服务的质量和为医疗服务提供便利，在网上提供医疗服务，但是由于没有补偿机制，医生们的后续动力不足。

韩国从 2005 年开始，通过使用多用户在线方式，将中央系统中心数据库系统结合起来，成立了一个远程放射线阅片中心。除此之外韩国还开发了远程教学系统并投入应用，建立的可携带医疗系统可以为偏远地区提供包括在线处方在内的在线医疗服务。远程医疗网络与国家电信部门合作，探索出了服务、收费及运营的良好模式。

日本、新加坡将皮肤科、放射科、病理科等联系起来，同时结合电子健康档案为患者提供远程的皮肤科诊断和会诊。这将大幅度节约时间和距离的成本，在医务人员中获得了较高的满意度。而在印度、尼泊尔等国家，远程医疗主要解决的是偏远地区医疗资源匮乏、看病难的问题。因为手机和互联网的普及，当地通过远程医疗中心为偏远地区的患者提供负担得起的、可获得的和创新的卫生保健和教育。但是，由于政府财政紧张，远程医疗的可持续性和技术基础设施面临着问题[16]。

Hiroki Shimizu 等人[17]采用 Kawakita Jiro 的方法，通过文献综述和听取 4 位医学信息学专家的意见，提取出 18 个日本远程医疗传播的抑制因素。研究结果直观地显示了这些因素的结构，为日本促进远程医疗传播提供了参考。Kamila Furlepa 等人[14]通过文献研究，总结美国与欧洲各国远程医疗的现状和经验，提出远程医疗使用的建议。Kamila Furlepa 等人认为，只有使用远程医疗才能解决医疗专业人员（特别是医生）短缺的问题。

高速发展的远程医疗为世界各国的医疗健康事业作出较大贡献，提高区域医疗服务水平，加快医疗资源的区域整合，提高医疗资源利用率，为民众提供更加优质的医疗服务，使医疗机构更好地服务社会。

2
互联网医院发展存在的问题

随着互联网技术的快速发展,特别是新冠病毒疫情以来,以互联网医院为代表的互联网医疗逐渐发展壮大,成为传统就医模式的重要补充。2023 年 3 月,中国互联网络信息中心发布的第 51 次《中国互联网络发展状况统计报告》显示,截至 2022 年 12 月,在线医疗用户规模达 3.63 亿,较 2021 年 12 月增长 6466 万,占网民整体的 34.0%[18],成为用户规模增长最快的应用之一。互联网医院在提高医疗服务效率、优化医疗资源配置、提高医疗服务能力和水平的同时,也出现了一些影响医疗质量与安全的问题与乱象。如实体医疗机构第二名称的互联网医院存在着医生在线等患者、难以充分调动医务人员积极性、在线医疗服务医保异地结算等问题;依托实体医疗机构独立设置的互联网医院存在着有人冒充医师问诊、处方药可随意买、推荐不对症药物、患者个人隐私泄露等乱象,这严重阻碍了行业的健康发展。2022 年 2 月 8 日,国家卫健委办公厅、国家中医药管理局办公室正式印发《互联网诊疗监管细则(试行)》,国家市场监督管理局发布的《药品网络销售监督管理办法》自 2022 年 12 月 1 日开始施行,配合 2018 年 7 月国家卫健委联合国家中医药管理局共同制定的《互联网诊疗管理办法(试行)》《互联网医院管理办法(试行)》《远程医疗服务管理规范(试行)》,五大互联网诊疗监管规范(文件全文请见本书附录 1—3),为我国互联网医院的规范诊疗提供了法规约束,在解决发展初期出现的医疗质量与安全问题的同时,也使互联网医院发展深层次的问题暴露得更加明显。

2.1 政策成效问题

在国家卫健委和国家中医药管理局《关于印发互联网诊疗管理办法(试行)

等3个文件的通知》中,国家卫生健康行政部门明确了我国发展互联网医院的政策目标,即优化医疗资源配置,促进优质医疗资源下沉,推进区域医疗资源整合共享,提高医疗服务效率,提高医疗服务能力和水平,保证医疗质量和医疗安全。而在互联网医院的实践中,出现了互联网医院政策成效与医药卫生体制改革目标存在一定冲突的现象。

2.1.1 实践与分级诊疗制度存在一定冲突

实体医疗机构第二名称的互联网医院线上服务多样化,在便捷了医疗活动的同时,也跨越了基层医疗机构的首诊机制,这在一定程度上冲击了我国医改政策中的分级诊疗制度。而分级诊疗制度是目前我国医疗卫生服务体系和基本医疗保障制度改革的基本方向。并且目前互联网医院在推进分级诊疗制度中,也存在单纯地以建设若干信息系统推进分级诊疗制度实施的误区和面临医疗体制和利益分配障碍的问题。通过互联网医院进行双向转诊工作对上下级医疗机构的网络技术能力都有较高的要求。然而,目前部分偏远地区的基层医院信息化建设水平较低,其现有的网络设备和通信条件都无法支持线上转诊工作的开展。此外,关于结合互联网医院开展双向转诊的规章制度尚未健全,相关政策中尚未涉及其操作流程、评价标准和监管机制等重要内容。

2.1.2 互联网医院行为目标与公益性要求存在一定冲突

依托实体医疗机构独立设置的互联网医院由于企业资本的趋利性,导致其行为目标与医疗服务的公益性属性难以做到完全平衡,存在一定冲突。我国各地区之间的经济发展水平相差较大,医疗资源及技术也存在较大差距,发展显著不均,政策制订者希望通过互联网医院缓解欠发达和边远地区就医难、看病贵的问题。但在实践中,由于互联网医院在运营服务、技术管理层面仍属新业态,管理体系还不健全、考核机制欠完善、激励措施不到位、基层医疗机构远程医疗设备不足、普及宣传重视度低,互联网诊疗服务的推广、应用受到一定限制。加之部分地区乡村两级医生年龄偏大、文化程度普遍较低,"互联网+"医疗健康认知能力差,又无专门机构组织类似培训,导致"互联网+"医疗服务能力提高缓慢,政策成效不足。

2.1.3　距离实现"线上线下一体化"还有一定差距

2022 年 6 月,《互联网诊疗监管细则(试行)》的出台,进一步规范了互联网诊疗活动,加强了互联网诊疗体系建设。其中,提出互联网诊疗行为与线下诊疗行为具有同等的效力,要求互联网上发生的诊疗、质控、监督、投诉、数据共享等行为必须依托实体医疗机构进行,保证线上线下一体化;指出数据一致性是互联网诊疗正常进行的基础保障,要求按照"最少可用原则"实现各类诊疗信息的共享,同时保障诊疗信息的准确性和监管依据的可靠性。《互联网诊疗监管细则(试行)》的提出,让互联网诊疗回归"严肃医疗",也明确了线上线下一体化才是发展趋势。但目前,互联网诊疗距离"线上线下一体化"还有很长一段路要走。

其中存在两大表现,其一是线上线下数据不通。目前大多数医院的院内系统与互联网医院系统由不同厂商提供,电子病历、患者档案等都为不同系统,数据自然不通。这导致互联网医院的数据院内系统看不到,或院内诊疗数据互联网医院看不到,无法实现患者数据的流通、共享,影响医生做出全面、准确的判断。其二,线上系统无法支撑线下业务持续进行。医疗机构通过互联网医院仅能为患者提供单次医疗服务,无法持续提供院后指导,比如某糖尿病患者在院内治疗过或曾做过手术,但是离院后医生无法通过互联网医院与患者密切沟通,患者院外每日的身体指标变化更是不得而知,不利于医生跟踪治疗效果。

2.1.4　部分互联网医院存在"建而不用"的现象

互联网医院在被寄予厚望,也的确便利了一定数量的患者,创新了医疗服务的模式。但就整体而言,互联网医院的潜力没有充分被挖掘。据不完全统计,全国超过 1.3 万家二级以上医疗机构中,建成互联网医院的仅约 1700 家。《2021 中国互联网医院发展报告》显示,超 9 成互联网医院处于建而不用或浅尝辄止的"僵尸状态"。优质医疗资源总是相对紧缺的,建设互联网医院为更多人享受更好的医疗资源打开了一条通道。特别是疫情发生以来,非接触式的互联网诊疗已经凸显优势。但当前互联网医院的建设数量和运行质量,都还有很大的提升空间。

从第二类型互联网医院来看,资本的高热情和发展的浅层次形成鲜明对比。据动脉网统计,仅从 2020 年 8 月到 2021 年 9 月的一年中,互联网医院一级市场融资事件为 16 起,总额高达 230 多亿元,单笔融资均为过亿元级别,投资方阵容中不乏红杉、高瓴等头部机构。易观分析发布的《中国智慧医疗行业洞察 2022》报告也印证了这一点。该报告显示,仅 2020 年和 2021 年两年,中国智慧医疗相关注册企业就分别达到了 2962 和 2723 家,遍布医药电商、慢病管理、医疗 AI、数字疗法和医疗信息化等赛道。但在行业呈多元化发展态势的同时,发展深度依然有所欠缺。在直接面向消费者提供的服务与产品中,消费者的使用行为仍较多停留在"信息查询""在线挂号"等浅层次服务上,更深层次的智慧医疗服务在 C 端的渗透率仍有巨大潜力。

2.2 专业人才匮乏问题

互联网医院的出现是伴随互联网技术飞速发展下,医疗健康服务行业发展的必然趋势。互联网作为一个新兴产业,对专业人才的要求较高。互联网医院从主体上看,实体医疗机构第二名称互联网医院的医师资源多是实体医院的医生;独立设置的互联网医院,各个学科方向的专业医师通过在线多点执业的形式参与该类互联网医院的医疗服务。目前,我国互联网医院的主体仍然是实体医疗机构第二名称互联网医院。互联网医院的医疗服务行为主体是专业医生。但目前我国高端医疗人才主要集中在三甲医院,实体医院的高质量医师资源大多在线下就有繁重的工作压力以及较长的工作时间,造成优质医生参与提供互联网医疗的服务较少。同时,医务人员对线上诊疗服务的积极性不高。进而造成从事互联网医疗的卫生专业人才存在缺口。另一方面,互联网医院对注册的医生资质、医疗人员的准入条件以及线上诊疗行为监管不严,这就造成互联网医疗行业的医务人员素质良莠不齐。而且如果缺乏有效的监管与规范管理,可能会造成互联网医疗乱象丛生,更会带来医疗风险,这将不利于互联网医院的健康发展[37]。除专业医务人员匮乏外,专业的互联网医院运营管理人才也严重不足。目前的互联网医院管理者相关运营管理经验缺乏,也未形成行之有效的运营理念。这表现在诊疗服务数量方面,互联网医院的线上诊疗量相较于线下实体医院的门诊量还存在很大差距。

2.2.1 卫生人力资源总体不足

卫生人力资源是指为了保障人民健康而从事相应工作的医疗卫生从业人员的总体数目和构成,在维护和提升人民健康方面担负着重要责任。卫生人力资源配置的合理性和科学性直接影响着卫生服务的质量和效益,关系着国民健康水平和社会发展进程。经过多年的发展,我国卫生人力资源总体数量有较大增长,但卫生人力资源的配置仍面临一些困难和挑战。一方面,一些特定区域和人群的卫生服务能力不足,卫生人力资源的分布不够合理,造成了资源浪费和效益低下;另一方面,随着我国老龄化进程的推进和卫生服务需求的不断增长,职业医生和护理人员等高端卫生人力资源的缺口也逐渐缩小。

(1)医生数量不足,高端人力资源短缺。我国在医生数量上与一些发达国家相比较仍存在较大差距。与此同时,随着我国人口老龄化的加剧,一批高端卫生人力资源短缺的领域也逐渐浮现,比如高端护理人才、生殖医学人才等。

(2)城乡卫生资源分布不均衡。城市医疗资源基础较好,可提供高品质的医疗服务和诊疗设备,但乡村医疗资源缺乏,诊疗技术水平相对较低,导致了乡村居民医疗保障水平较低。

(3)医务人员队伍结构不合理。在卫生人力资源的配置中,医务人员队伍结构不合理也是一个重要问题。当前医务人员队伍中的大部分人员呈现老龄化、疲劳化的趋势。

2.2.2 适应互联网医疗的五大岗位人才紧缺

互联网医院受市场和资本追捧,也导致互联网医疗这一新兴行业对人才的需求与日俱增。同时懂得医学、信息技术和商业的人才紧缺。随着互联网医院的迅猛发展,五大岗位人才的严重不足将越发明显。第一是全科医生。目前不少第二类互联网医院开展的是健康服务,打造远程无线健康监护平台,帮助个人或者家庭进行健康管理,这就需要大量的全科医生能提供在线服务,并帮助用户进行健康管理。目前针对全科认识短缺的解决办法,一方面是企业招聘在正规医院上班的全科医生和医生助理;另一方面是跟大医院合作,让体制内的全科医生加入平台并提供服务。但不管是自己招聘还是与医院合作,全科医生不足是普遍存在的问题。第二是健康管理人员。因为互联网医院的核心是医疗服务,这就需要三大类能提供服务的人才,包括健康管理师、助理治疗师或康复理疗师和营养师。第三是销售人员。这样的销售人员不仅能做移动医疗项目的销售,还要有与医院打交道的经验,懂得医学知识。第四是推广人员。移动互联网医院最终是要线上线下结合,只做线上很难发展。因此,需要大量线上线下推广人员,而闲置的互联网移动行业有这样经验的人员很少。目前互联网医疗行业内推广人员一是从私立医院、连锁医院招聘过的,因为他们的经验是以实体为主,做线上没有经验。二是原来做互联网大数据推广的,有从事线上推广互联网医院工作的想法,但是因为不了解医疗的属性而望而止步。第五个是 IT 技术人员。从技术本质上来说,IT 技术人员设计应用平台应该不存在难度。但是,由于 IT 技术人员对移动医疗用户的需求不了解,一些移动医疗 App 的功能、界面的设定等并不能满足用户的需求。因此,需要既懂 IT 技术又懂医学的复合型人才。

2.2.3 复合型人才融入新兴交叉行业更难

对于第二类型互联网医院来说,目前从事移动互联网医疗的企业普遍都处于从传统医疗向医疗互联网转型阶段,需要的人才,既要能深入了解传统医疗行业的痛点,同时掌握 IT 技能,能用先进技术帮助传统医院转型。互联网瞬息万变,需要具有创新精神和能深耕行业的人才。而医疗行业相对其他行业保护壁垒较强,对既熟悉医疗系统,同时具备互联网思维的复合型人才仍有巨大的需求。互联网医疗需要的人才就是能"跨界融合",一是要跨 IT;二是能跨健康服务;三是要跨医疗服务。现在互联网医疗企业招人的时候面临的一个大难题是,招的 IT 人员没有医疗经验,做的产品不可用。复合型人才除了需对所具备的知识进行融合外,还要能实现行业融合,也就是能适应移动互联网医疗这个行业的生态环境。移动互联网医疗企业在发展初期,都会招聘一些高端人才到企业来操盘。然而,由于多数人没有在医疗行业或者互联网行业工作的经验,在工作一段时间后,还是很难融合到这个新兴行业中。

2.3　服务功能问题

2.3.1　常态服务功能存在短板

目前互联网医院主要依靠图文问诊、视频问诊和图文/视频相结合的问诊方式,由于缺少面对面的问诊,难以实现诊断治疗一体化的电子就医全过程。此外,部分临床常见的疾病目前尚难以通过现有的互联网技术实现在线判断,如创伤性脊髓损伤、胸痛和麻木、撕裂伤等,这些疾病必须通过线下的问诊、体格检查和辅助检查来确诊,患者必须得到实体医疗机构就诊。并且,目前省市级医院的电子健康档案未能全面与基层医疗机构的医疗服务信息互联互通互享,线上与线下信息技术还未实现良好对接,这样限制了互联网医院功能的发挥,对互联网医院的应用造成掣肘。对于独立设置的互联网医院来讲,还存在产品同质化严重,行业内竞争激烈。大都互联网医院是通过流量变现、医药类广告植入、问诊收费、医药购买配送服务等方式盈利,而创新服务模式、服务模式市场接受度多存在问题。目前的互联网医院医疗服务难以进入医疗行业的核心内容,大多只停留在周边业务,多以医疗咨询、健康管理、配药服务等为主,也难以形成完整的医疗服务闭环,难以实现收支平衡,维持长期运营。

2.3.2　应急状态功能尚有不足

目前我国互联网医院的服务范围贯穿整个诊前－诊中－诊后。诊前包括预约挂号、预约住院、预约体检等;诊中包括在线复诊、线上处方、双向转诊等;诊后包括病历复印、药品配送服务、健康教育、远程监控服务等。除常态存在前述问题外,在突发公共卫生事件等应急状态下,其功能的发挥也尚有不足。以紧急状态下的药物配送为例,在正常时期,我国药物配送体系十分完善,基本能够满足人们的网络购药需求。但在紧急状态期间,医药配送体系就会受到很大影响,使得人们的购药变得十分困难。在特殊情况下药物如何快速送达患者手上是互联网医院在应急状态下功能发挥至关重要的一点[19]。

2.3.3　对特殊人群服务适切性不足

在互联网高速发展的时代,如何使用移动互联网进行预约、挂号等将给患者的就诊带来了一定挑战,尤其是中老年患者,极易被互联网边缘化而无法解决"看病难"的问题。大部分网络预约通道和互联网医院并没有进行适老化改造,复杂的操作界面及交互逻辑常常让老年患者迷惑,部分老年患者甚至只使用仅有通话功能的老人机或家用电话,根本无法使用网络通道。而老年人口数量多、人口老龄化速度快是我国的基本国情。截至 2021 年底,全国 60 岁及以上老年人口达 2.67 亿,占总人口的 18.9%;65 岁及以上老年人口达 2 亿以上,占总人口的 14.2%。据测算,预计"十四五"时期,60 岁及以上老年人口总量将突破 3 亿,占比将超过 20%,我国将进入中度老龄化阶段。庞大的老年人群体是未来医疗服务市场的主要需求人群,对其需求的满足是重要的政策议题。

2.3.4　线上线下药事服务尚未全面衔接

实体医疗机构第二名称互联网医院服务模式一般与该医院的线下服务内容高度相似,药事服务各环节依附于实体医疗机构。有学者将这种依附于实体医院的互联网医院开展的药事服务定义为"实体医院线上型药事服务模式"[20]。在该模式中,诊疗与处方、处方审核、费用结算(指医保结算)、药品调配环节多依靠院内已有功能或在已有功能上进行拓展。线上线下整合型药事服务模式是基于互联网建立的分级诊疗体系,主要存在于已有医联体(医共体)或远程医疗服务体系中,通过医联体(医共体)牵头医院与基层医疗机构的远程会诊,使患者可以更便捷地对接互联网医院资源。但是基层医疗机构药品种类不足成为线上线下整合型药事服务模式的主要限制。目前,我国三级医疗机构配备的药品在 1000 种左右,最多不超过 1500 种,基层医疗机构常用药品则在百余种左右。两者很难实现用药全面衔接,即经过互联网医院诊疗后开具的处方药品在基层医疗机构无法及时获取,导致患者需前往高级别医疗机构或者药店获取。

2.4 医疗服务费用医保结算问题

2.4.1 相关政策措施尚未完善

目前国家对于互联网医疗服务纳保支付的政策规定,仅明确优先保障门诊慢性病等复诊续方需求,其余包括诊疗项目在内的其他医疗服务项目暂未有明确的规定,是否允许其纳入互联网医保支付范畴,造成互联网就诊患者的医疗服务需求尚无法完全满足。以上海为例,根据上海市医保局的《关于本市基本医疗保险门急诊就医记录册(自管)制度的实施意见》,参保患者应当持社保卡和就医记录册就医方能享受医保结算待遇,并且接诊医师应当在就医记录册上记录当次就医内容。但在互联网医疗服务纳保支付模式下,已完全脱离实体社保卡和就医记录册的使用。可能存在医师由于无法查看到完整的既往病史,从而未能知晓其他医院已给患者使用相关药品,造成其仍然开具相同药品的情况。

2.4.2 配套政策仍不健全

基于目前互联网门诊服务量小众化、临床科室分类设置精细化、医务人员编制有限化的情况下,医院无法聘用大量的专职互联网门诊医师,因此绝大部分互联网医疗服务接诊仍由线下医师兼职完成。这其中包括部分主任及副主任职称的医师,但其在互联网门诊开展的诊疗服务只能按照普通门诊标准收取,无法匹配相应的人力、时间、软硬件等的成本支出,进而可能影响医院参与试点的积极性。同样以上海市的互联网医院为例,根据上海市医保局关于互联网医疗服务纳保支付的协议管理要求,"互联网+"医疗服务涉及的项目、药品、医用耗材的收费标准不得高于线下对应收费标准。但在"互联网+"医疗服务开展的初期,医院需对软硬件设施投入大量成本[21]。

2.4.3 医保支付系统功能尚需提升

从互联网医院单体看,内部涉及医院信息化系统、放射影像系统、病理系统、检验系统等兼容运行问题。从医保支付方式看,影响线上就诊医疗费用医保结算的问题是医保支付系统不能协同,如门诊大病人员在大部分互联网医院无法线上就诊。此外,线上诊疗操作方式仍然有待改进,对于年龄较大或智能手机使用不熟练的患者较为复杂。同时,各个互联网医疗网站自成一体,无统一流程或界面,给使用者带来诸多不便。此外,第三方平台鱼龙混杂,使用者登录注册时需要输入个人信息,并绑定支付账户,其个人隐私和资金的安全性均无法保障。部分患者在线上复诊配药后,因为种种原因(如不需要该药品,或者药品未收到)需要退费。目前大部分互联网医院的退费政策是需要患者打印电子发票后去实体医院进行退费,增加了手续,降低了患者满意度。

2.5　医疗损害责任分担规则存在困境

当前,对"互联网＋"医疗的规定以国家卫生健康委员会、国家中医药管理局印发的《远程医疗服务管理规范(试行)》《互联网医院管理办法(试行)》《互联网诊疗管理办法(试行)》为中心展开,散见于由国家各部委制定的规范性文件中,现行立法尚未对"互联网＋"医疗损害责任做出特别规定;而关于"互联网＋"医疗损害责任的分担,当前明确了取得医疗机构执业许可证的互联网医院是法律责任主体、各方按照合作协议书承担相应的法律责任,但都仅是从合同法层面对"互联网＋"医疗损害责任分担所进行的规定;若从侵权法角度出发,《民法典》第一千二百一十八条虽然对一般医疗损害责任进行了规定,但却难以完全适用到"互联网＋"医疗损害的责任分担中。

2.5.1　医疗损害责任主体确定需进行利益衡量

根据《中华人民共和国医师法》第三十条的规定,执业医师可以开展互联网医疗卫生服务,医师可进行多点执业,因而可隶属于多个"互联网＋"医疗机构;同时,"互联网＋"医疗机构本身依托一个或多个实体医疗机构注册,因而"互联网＋"医疗损害所涉及的民事主体较为复杂。而医师多点执业降低了医疗机构对医疗组织行为的主导性,增加了医师及第三方平台对医疗组织行为的参与性,故对"互联网＋"医疗损害责任主体的确定,需要进行利益衡量。

2.5.2 互联网医院向有过错医务人员追偿存在争议

关于"互联网＋"医疗机构是否可以向有过错的医务人员追偿也有争议。在一般医疗行为中,患者就医是基于对医疗机构的信任,医疗机构管理医师,对医疗组织行为的参与性较强;但在"互联网＋"医疗模式中,医师多点执业,一个医师可能归属于多个医疗机构,患者就医的基础来自对单个医师或者是对第三方平台的信任。因此,"互联网＋"医疗机构是否能向有过错的互联网医务人员进行追偿,不能完全适用一般医疗损害责任的相关规则。

2.5.3 第三方平台责任问题尚未完全清晰界定

在一般医疗损害纠纷中,若病历遗失,则可推定为医疗机构有过错,由其承担医疗损害责任;在"互联网＋"医疗纠纷中,如果第三方平台将病历等信息遗失,是否也应推定平台有过错并承担医疗损害责任,目前尚未予以明确。

2.6 服务质量问题

2022年3月,国家卫生健康委印发《互联网诊疗监管细则(试行)》,为互联网医疗领域首个全国范围内的监管细则,包含医疗机构监管、人员监管、业务监管、质量安全监管、监管责任等内容,其中提及年度校验制度、医生和患者实名制、复诊的认定、电子病历线上线下一体化质控等要点问题[23]。然而,互联网服务模式天然具备开放、虚拟、互动、透明的特征,而传统医疗服务内容具有严谨、科学、科层、协作的特点。互联网医院的创新服务模式在提升医疗服务能力和效率的同时,也"集合"了两者不确定的风险特性[24],对医疗卫生服务质量提出了挑战。

2.6.1 不同类别互联网医院服务质量不均衡

根据2018年7月发布的《互联网诊疗管理办法(试行)》,目前我国互联网医院主要分为实体医疗机构第二名称互联网医院和独立设置互联网医院两种类型。其中实体医疗机构第二名称互联网医院依托原实体医院开展线上线下一体化医疗卫生服务,实体医疗机构的医务人员为医疗服务的提供者;独立设置的互联网医院大多为实体医疗机构和互联网平台企业合作设立,医疗服务提供者不限于一家实体医疗机构,主要为多点执业的医生。两种不同的运营模式,导致服务质量存在差异,服务质量不均衡。并且实体医疗机构高等级公立医院具有优质且集中的医疗资源,在优秀医师及知名专家的配备方面具有明显优势,在人员配置、岗位设置、规范化管理、信息化建设上有成熟经验,互联网医院医疗质量也较高。据上海市互联网医院应用现状调查,上海市互联网医院总体服务质量指数为88.9,其中三级医疗机构为89.9,高于三级以下医疗机构的86.9和第三方互联网医疗服务平台的74.4。从互联网医院应用服务质量指数的五个维度来看,操作便捷、平台安全、服务效率、服务态度和服务功能的评价结果均在87.8~90.0。其中,操作方便的评价较高,为90.0;服务效率的评价较低,为87.8[25]。

2.6.2 互联网医院用户服务满意度较低

经过多年的发展与完善,互联网医院平台在系统界面的视觉呈现和操作体验上已有所提升,但值得注意的是,由于目前互联网医院的使用人群主要是中青年群体,老年群体的互联网医疗使用率仍然处于较低的水平,存在数字鸿沟的问题。有研究显示[23],患者对服务评价反馈功能的满意度偏低。由于在线诊疗区别于实体医疗机构的诊间医疗行为,线上服务的"模块化"会使医患沟通受到局限,其隐蔽性和私密性又导致院内监管存在一定困难,当患者对诊疗过程存在疑问或质疑时,容易出现"投诉无门"的现象。在对互联网医院相关工作人员的访谈中发现,某公立医院的互联网医院平台支持在线满意度评价、患者问题反馈的功能,但是由于该服务模块没有专门的工作人员负责,存在管理松散、长时间不予回复的现象,也出现过在互联网医院就诊并反馈过问题的患者因长时间未得到平台内的回复,转而通过电话、电子邮件等方式,向医院的职能部门进行催促,说明互联网医院平台患者问题反馈流程不畅,与线下门诊责任明晰、制度完善的医患沟通规范化流程存在较大差距。

2.6.3 互联网医院响应性质量有待进一步提升

响应性质量是指互联网医院提供服务的积极性、提升服务水平的意愿和提供服务的及时程度,具体表现为在线候诊时间、诊疗过程医生回复及时性、线上线下服务一体化、与其他医疗机构转诊、医保实时结算等服务内容。2019 年 8 月,国家医疗保障局引发《关于完善"互联网＋"医疗服务价格和医保支付政策的指导意见》,明确了"互联网＋"医疗服务的医保支付政策,互联网医疗纳入医保体系。目前公立医院互联网医院已基本实现在线服务项目的医保实时结算,但是独立设置的互联网医院尚未实现。在候诊时间与医生回复速度方面,虽然大部分实体医疗机构第二名称互联网医院鼓励临床医生上线就诊,但是在实际操作中存在不少问题,例如由于线上就诊并无排班,多为医生利用碎片化时间在平台上接诊,有时忙于接诊线下患者,只能将实体诊间的就医体验放在首位,无暇顾及线上回复效率,在长时间未回复线上患者的情况下,系统会将医生"自动下线",导致医患双方失联,导致患者就诊体验不完整。此外,在医生的收益分配、医生端接诊系统便捷性上都存在一些实际问题。线上线下服务流程一体化是公立医院互联网医院相较于企业主导互联网医院的一大优势,但院间信息互联互通存在困难,"信息孤岛"问题严重,有少数医院形成的互联网医联体、医共体,在该类互联网医院的联合体内信息沟通会较为流畅,但也仍不能做到完全的数据对接。患者的检验检查结果和影像资料只能在该诊疗系统内共享,无法跨平台流转。在信息无法共享的情况下,即使各家互联网医院都实现较高程度的数字化,信息壁垒也将一直存在,这也影响了互联网医院服务的质量。

2.7 运行效率问题

目前我国医改的重心转移到了基层,医改的方向定位为全民健康,如何借用互联网医院助力化解医疗困局,助推基层医疗服务体系效率提升,从而加快实现全民健康的步伐,成为当下赋予互联网医院的重要使命。要充分发挥互联网医院优势,解决挂号时间长、候诊时间长、取药时间长、看病时间短这"三长一短"的问题,实现足不出户就可就医配药,增强患者获得感;医生利用自身闲置时间进行线上诊疗,通过远程会诊、远程治疗等减轻医生的工作负荷,改善门诊工作环境,提高服务水平和效率;优化诊疗服务流程,提升医院管理和便民服务水平,构建和谐医患关系,提高运行效率,扩大服务范围,提高品牌影响力,增强员工的安全感和幸福感;以规范医生的诊疗行为,减少不必要的重复检查,缩短就诊流程,防止过度医疗,节省医保费用支出,控制医疗费用不合理增长;有助于落实分级诊疗和家庭医生签约制度,提高医疗资源配置和使用效率,有利于解决中国医疗资源不平衡与人们日益增加的健康医疗需求之间的矛盾,促进优质医疗资源下沉,让医疗资源匮乏或偏远地区的患者也能享受到大城市的优质医疗服务。除此之外,互联网医院还能够带动大数据、人工智能、可穿戴设备、药品配送、保险服务等相关行业的发展。改变医疗服务方式打破时空限制共享优质医疗资源,让医疗资源充分流动在互联网＋医疗时代真正实现改善医院沟通协同安全、便捷的全院在线沟通交流协作大平台助力协同分享提升患者就医体验少排队,少折腾,提供便捷的方式与人性化全流程引导,感受来自医院的关怀。目前,我国的互联网医院存在着标准不统一、信息不共享、结果不互认、业务难协同等一系列的问题,导致我国互联网医院运营效率较低。

2.8　伦理问题

伦理学是调节人与人之间社会关系的道德准则,医学伦理学则是医疗卫生领域主要调节医患关系的道德准则。医学伦理的基本原则包括尊重、不伤害、有利和公正。2022年,中共中央办公厅国务院办公厅印发《关于加强科技伦理治理的意见》,明确了增进人类福祉、尊重生命权利、坚持公平公正、合理控制风险、保持公开透明五条科技伦理原则。互联网医院作为从概念走向实践的科技创新产物,也面临着医疗安全、信息安全、医疗公平、隐私保护、责任界定、医患关系重构等伦理挑战。现实中,不同运营形态互联网医院道德行为主体并不完全一致,其中的医生、患者伦理行为也因服务场景不同而具有特殊性。有学者[26]从人类行为者、行为过程和行动结果三方面分析了互联网医院的伦理挑战,具有一定的借鉴意义。

2.8.1 实体医院第二名称互联网医院的伦理挑战

此种类型的互联网医院是线下医院的线上延伸和功能扩展,通过移动终端的使用可以实现线上线下就医的融合,如预约就诊、预约检查、在线查询检查报告、在线缴费等,能大大提高患者的就医体验。在线开展的轻问诊可以提供就医咨询。常见病、慢性病的复诊可以解决老年人、失能/失智人员、肿瘤患者等长期用药人群的复诊和配药需求,节省了时间成本、提高了工作效率。从行为者、行为过程和行动结果三要素来看,行为主体主要包括医院、医生、患者,构成相对简单,其中医院负责平台的搭建、运营和线上医生的排班等管理,医生和患者在平台上互动;行为过程主要为轻问诊、在线预约、在线复诊、在线缴费等;行动结果受在线辅助诊查工具的限制、收集病史资料的局限,医患沟通交流的非现实性,加上病情变化的可能性,带来一定的安全挑战,目前的政策将开方限制在常见病、慢性病的复诊,能减少安全风险,但疾病是个动态变化的过程,也不能完全排除。在线就医的过程无法像面对面就医那样给患者带来心理慰藉,而和谐医患关系又是诊疗效果和患者评价重要的影响方面,因此会带来医患关系的重构,给传统医患关系带来挑战。同时,在具体实践中,由于政策对复诊缺乏清晰的界定,医生会面临具体是同一医院、同一科室还是必须是同一医生才算复诊的现实困境。一般来讲,在实体医院环境下,同一科室的医生不愿复诊所在科室其他医生的患者或提出其他意见或建议。由于第一类互联网医院是线下服务的延伸,故此伦理困境也延展至了线上。

2.8.2 独立设置互联网医院伦理挑战

此种类型的互联网医院由实体医院和企业共同为主体建设,其中实体医院为互联网医院提供医生和线下就医等资源,企业负责互联网医院平台的搭建和运营、维护,此种类型的互联网医院大都具有特色,如上海广慈太保互联网医院由中国太保、上海瑞金医院和红杉中国联合成立,其产品"太医管家"依托自建医学团队、依据瑞金医院制定的服务标准提供全链路主动管理,能满足人民群众高品质医疗需求;凭借先进 AI 科技建设医疗健康平台,对数据进行智能获取和管理分析,实现诊断、问答、处方等的标准化、智能化。从行为者、行为过程和行动结果三要素来看,行为主体包括了医院、医生、患者、企业,较第一类增加了企业行为者;行为过程除了包括第一类的轻问诊、复诊等,还增加了健康管理和智能问诊等人工智能设备的应用;行动结果因企业行为者的增加和服务模式的创新、人工智能设备的应用也与第一类不同。突出的伦理冲突是公平性和隐私保护。企业的一个重要目的是盈利,服务包等服务模式的创新在现阶段的价格比较高,无法普及,而参与线上服务的一些医生所属的医疗机构多为公益机构,大多为知名医院,医生的时间、精力有限,这势必会影响面对普通群众开展的诊疗服务。此外,此类互联网医院通过智能设备实时收集人体健康数据,在互联网传输、云端存储的背景下,难以完全避免"黑客"攻击和信息泄露、信息商业化应用等。

2.9　互联网医院监管制度需要进一步完善

2.9.1　法律体系有待及时修订,监管依据有待加强

互联网医疗是依托互联网技术兴起的现代化医疗服务模式,其与传统的医疗模式存在较大差异。我国目前实施的规范医疗卫生服务的法律,绝大部分在互联网医疗兴起之前即确立,有的法律不适应现行医疗服务模式需要修订,有的存在空白需要及时立法。以 20 世纪 80 年代制定的《药品管理法》为例,彼时医疗卫生行业整体环境与现在存在巨大差异。2019 年修订后,虽然对处方药的网络销售问题进行了适度放开和严格管控,但仍没有覆盖线上购药的全过程。再者,目前我国法律体系对线下医疗主体行为有详细规范,但在线上医疗主体层面的立法相对滞后,目前主要是一些部门规章和地方立法涉及这一领域,如《上海市互联网医院管理办法》《互联网诊疗管理办法》等,这些规章制度虽然缓解了一些问题,但与部分上位法存在一定冲突。如在《执业医师法》中明确规定了医生"亲自诊察"的义务,但在互联网医疗过程中,更多的是倾向于患者向医生描述病情,以及在线提供一些影像资料、检查报告等,这与"亲自诊察"是否相违背,需要在新的立法中予以明确。随着线上线下融合式医疗服务模式的兴起

和互联网医院的推广应用,建立相对完善的法律体系,对互联网医疗线上主体进行必要监管和规范,将是互联网医疗持续发展的重要保障。

我国近年相继出台了多部规章和地方性法规对互联网医疗进行规范,但这些规范多是原则性、政策性的,没有对具体的问题进行细致规范,整体上表现得较为分散、笼统,尚未形成一部针对性强的法律对互联网医疗中的具体问题予以系统规范。与此同时,大量线下医疗机构医生进入互联网领域,在线上或免费或收费地为群众提供咨询和诊疗服务,但这些行为是否符合规范,对咨询与诊疗行为如何区分等尚无明确的规范,而平台对此是否应当予以监管、是否对相应问题进行担责也需要通过立法予以明确。

2.9.2 监管职能交叉,监管过程不够规范

部门监管是秩序维持的重要途径,但监管主体过多,势必造成监管混乱的问题出现。实际上,在多部门相继出台互联网医疗有关的法律法规之后,已经出现了职能交叉的问题。国务院以及各级地方政府拥有制定法律、行政法规的权限,由于针对同一问题存在着多部门均具有管辖权限的问题,在制定法律法规的过程中便出现了部门交叉的问题,尽管处在不断完善的过程中,但这一问题在司法实践中造成了巨大的困扰。互联网医疗涉及多个监管部门,除卫生部门外,还牵涉工商、网信办、食药监局等部门,比如针对互联网医疗的广告问题,便同时受到多个部门的监管,包括公安部门、网信办等多个部门都在不同领域对其具有监管权,部分问题存在职责交叉,容易导致职责混乱问题出现。

多部门共同具有监管权最容易出现推诿扯皮的问题,在现实中,有关医疗监管问题主要由卫生部门负责,互联网医疗属于医疗范围,但其复杂性较之传统医疗更为严重,需要通过更多的部门共同发挥合力才能达到理想效果,尤其是需要网监部门在其中的作用较之传统医疗更为突出。此外,执法涉及属地管辖问题,而互联网医疗具有跨地域性,对此类问题进行监管和处理较之传统医疗更为复杂,在此种情况下,容易出现部门之间相互推诿等问题,出现"谁都可以管谁都不愿管"的不良局面。

2.9.3 平台责任不清,纠纷处理困难

对于传统的医疗服务纠纷处理,我国已经通过立法予以了明确规定,当发

生医疗事故等医患纠纷时,法律对是否赔偿、如何赔偿、赔偿多少等都做出了相应规定,因此医疗纠纷的处理具有充分的法律依据。但在互联网医疗层面,医疗纠纷涉及的主体更为多元,除了互联网医疗机构、医生、患者外,还牵涉了互联网平台,这意味着在发生医疗纠纷时参与的主体更多,责任划分也将更为困难。而在法律层面,当前的立法对于这一领域的责任划分尚不明晰,一旦发生互联网医疗纠纷,责任划分将变得十分困难,患者的维权之路也将愈加艰难。

对于线下实体建构成立的具有独立主体性质的线上医疗机构,在互联网医疗纠纷中需承担最终责任。对于与第三方建立合作关系的,需依据双方协议进行责任划分。无论何种形式,医生都是与患者具有直接联系的主体,医生在诊疗过程中是否尽到义务,在互联网医疗过程中进行判定其是否具有一定责任。如果不能明确,将会使患者的合法权益遭受侵害。互联网平台是互联网医疗的载体,在出现纠纷后,互联网是否应当承担责任,承担何种责任,都有可能影响到纠纷处理结果。按照现行规定,互联网平台可以通过建立合同对责任承担进行划分,但如果出现没有在合同中进行约定的情形,平台可能在纠纷处理过程中规避责任,这种结果对于维权的受害者而言具有不利影响。

2.9.4 存在安全漏洞,隐私保护受限

个人隐私受到法律保护,隐私的泄露可能给相关主体带来极为不利的影响,而医疗层面的隐私也是个人隐私的重要组成部分,甚至是十分重要的部分。以往,互联网平台中频频发生公民信息泄露的问题,互联网隐私保护受到巨大挑战。互联网医疗以互联网平台为依托,医院、患者的信息均储存在互联网平台中,诊疗过程也在互联网平台中完成,这些信息均属于公民的个人隐私,一旦泄露,将给患者的生活和工作造成严重不良影响。

互联网医疗中,造成隐私安全隐患的原因来自企业、平台、个人等多个方面。对于企业而言,其掌握了平台中的各种信息,这些数据信息可被互联网企业用于数据分析,也有可能被售卖,从而造成隐私泄露。从平台出发,尽管当前的各大互联网平台正在不断完善,但依然存在一定的漏洞,可能被黑客窃取、篡改,造成平台用户信息泄露。对于用户个人而言,在缺乏自我保护意识的情况下,也有可能在注册过程中出现泄露问题。当前,我国已经对线下医疗隐私保护和数据信息保护进行了立法,对于线上医疗的隐私保护,虽然可以分别参照

线下医疗隐私保护以及互联网数据信息保护法律体系，但在实际的适用上必然存在较大困难，有必要将这一空白补上。

虽然互联网医院监管存在以上问题，需要进一步完善，但随着互联网医院的推广应用，监管制度、管理规范将不断得到完善。可以预测，未来将有越来越多的患者选择互联网医院，互联网医院也将充分融入未来生活，成为一个重要的生活方式。未来互联网医院将充分依托移动互联网技术、大数据和云计算技术等新兴科技，不断创新服务模式、服务项目，充分调动各个主体参与的积极性，提供更安全、便捷的服务；将进一步实现智能化，实现患者在网上实时分诊，全程在线记录。互联网医院将深度改变人类的未来生活。

3
互联网医院的服务质量评价

医疗质量直接关系到公众健康,是卫生健康事业发展的重要主题。医疗质量不仅是医疗机构赖以生存和发展的基石,也是健全新时代医院管理制度的根本。作为医院在技术水平、管理水平、服务水平和医德医风建设水平等诸多层面的综合性反馈,医疗质量的改善和提升从 21 世纪以来被世界卫生组织(WHO)列为全球性工作重点[27]。医疗质量直接关系到人民群众的健康权益和对医疗服务的切身感受。持续改进质量,保障医疗安全,是卫生事业改革和发展的重要内容和基础,对当前构建分级诊疗体系等改革措施的落实和医改目标的实现具有重要意义。国家卫健委、国家中医药管理局 2023 年 5 月发布《全面提升医疗质量行动计划(2023—2025 年)》,在全国开展为期 3 年的全面提升医疗质量行动。从基础质量安全管理、关键环节和行为管理、质量安全管理体系建设等维度,提出了 28 项具体措施和 5 个专项行动。

随着"互联网＋医疗健康"的概念逐渐明晰,相关产品持续迭代更新,2020年初暴发的新冠疫情极大加速了互联网医院的建设和发展,线上医疗业务在疫情防控常态化的背景下得以迅速普及,其医疗质量的评价和管理工作也随之备受党和国家的高度重视。2018 年 7 月,国家卫健委、国家中医药管理局发布的《互联网诊疗管理办法(试行)》《互联网医院管理办法(试行)》《远程医疗服务管理规范(试行)》3 个文件,2022 年 2 月,国家卫健委办公厅、国家中医药局办公室正式印发《互联网诊疗监管细则(试行)》,2022 年 8 月,国家市场监督管理总局发布的《药品网络销售监督管理办法》,定于 2022 年 12 月 1 日起正式施行,这一系列的政策法规文件成为我国互联网医院的政策指导蓝本,根据文件要求,建立科学的互联网医院管理质量控制和评价制度是新医改阶段实现互联网医院高效管理的重要工作任务。

3.1 互联网医院服务质量与特性

3.1.1 服务质量的定义

服务质量(service quality)指能满足顾客需求能力的特征总和,具有无形性和特异性等特点,因此其概念界定比较复杂[28],目前学术界较为认可的是Gronroos等人的定义,即服务期望与感知服务之间的差异,这种差异是客户将感受到的服务和他们预期的结果进行评比得出来的,用来衡量实际的服务是否达到客户的期望程度。也就是说,服务质量的评价在关注服务结果的同时也关注着服务的传递过程[29]。

3.1.2 互联网医院服务质量的基本属性

医疗服务具体可以分为两部分:一部分指的是技术层面,医护人员凭借学识和经验,通过现代医学技术使患者病情得以缓解;另一部分指的是非技术层面,更多偏向于医护人员行为举止、谈吐语气、医院环境情况、服务流程和医疗器械等因素对患者所产生的影响[30]。医疗服务本身作为一种服务类产品,医疗服务同样具有服务领域的四大基本特征,服务的四大基本特征在医疗服务中具体体现如下:

(1)无形性。医护人员为患者提供的医疗服务往往是看不见、摸不着的无形性服务产品,患者无法通过形状、大小、颜色等有形性衡量指标对医疗服务进行描述,医疗服务只是医护人员和患者相接触的医疗过程,并不涉及有形性的内容。正因为医疗服务具备无形性特点,给患者在择医方面带来了未知的风险。在与医护人员沟通过程中,医护人员相关信息的透露以及对康复结果的保证也会影响患者做出就医选择。患者在接受医疗服务前,无法预计能达到的治疗效果,在接受完医疗服务后,同样也很难对疗效做出精准评估。

(2)异质性。不同个体之间都存在差异,从医疗服务提供者来看,处于同一医院、同一科室的医护人员,由于家庭环境、人生经历和教育背景等个人情况的不同,决定了他们之间能给患者提供的医疗服务水平存在着差异。从医疗服务接受者来看,不同患者文化水平、经济水平、身体素质的差异也会影响到医疗服务所能达到的医疗效果。医疗服务是双向性的过程,需要医护人员和患者的共同配合才能达到良好的医疗效果。即便是同一医护人员再次为同一患者提供同样的医疗服务,也会有不同的效果。

(3)易逝性。医疗服务不像有形性商品一样能以实物的形式被储存下来,患者有医疗服务需求后才能有医疗服务,这就意味着医疗服务的供应与需求难以同步进行,而且医疗服务一旦被患者消费使用后,不能进行退货或转售。医疗服务在高峰期间,医疗机构往往无法精准预测到突发的医疗需求,容易呈现出服务能力不足的情况,而在低峰期间,医疗机构服务能力则呈现过剩的情况。因此,医疗机构应该做好医疗服务产能与需求之间的平衡工作以及提前预测不同时期的患者需求,在医疗机构选址、内部结构空间设计时,同时兼顾公平和效率两大因素,避免医疗资源不足和过剩的情况出现。

(4)不可分离性。对于有形产品来说,生产与消费往往是分离的,先生产出商品再提供给顾客进行消费,在生产过程中一旦有质量问题出现,可即时纠正。而对于医疗服务来说,医疗护理在本质上是全流程的,这要求患者和医务工作者共同努力,并且相关法规规定服务场所必须是医院或者其他医疗机构场所才能完成医疗服务操作。医疗服务的质量不仅受到医疗服务提供者和患者的共同影响,还受到患者与患者之间的影响。由于生产和消费的同步性,这就给医疗服务提供者更高的要求必须一次性将服务做到使患者满足,同时也意味着医疗服务难以进行大规模生产。

3.1.3　互联网医院服务质量的独特属性

医疗服务除了具有一般服务业所具有的基本特性外,因其本身特殊性,与患者的生命息息相关,所服务的顾客几乎面向所有群体。同时,不同的人群在不同的时间、地点、经济情况、社会背景下有着不同的医疗服务需求,增加了医疗服务的复杂性。因此还需要进一步了解医疗服务质量相比其他服务所具有的独有特征:

(1)有效性。医疗服务的有效性主要体现在两个部分,一部分指医疗服务应当首先遵守国家医疗法律法规和医疗机构的规章制度,还应遵循当前医疗服务行业的医疗操作流程,是否按照操作流程严格执行,这些都被称为医疗服务工作的符合程度；另一部分更强调医疗服务的效果，与接受医疗服务前患者的健康水平相比，接受医疗服务后患者的病痛是否真正得到减轻，心理状况是否真正恢复至健康水准，是否真正脱离了生命危险等情况。只有这两部分的有效性同时得到满足后，才能确保有效性达成。

（2）安全性：医疗服务的安全性要求医疗机构中的医护人员为患者提供的医疗服务不能存在任何失误，医护人员任何医疗行为稍不注意都可能会威胁到患者的生命安全，必须认真执行技术性医疗工作，将医疗服务做好做细，将医疗服务工作可能对患者造成伤害的可能性降至零。在现实情况下当然不可能存在毫无风险的医疗服务，影响安全性的因素有很多，例如吸氧、健康监控等机器设备失灵等等客观情况，以及考虑到人类对某些疾病认知的局限性无法立刻帮助患者恢复健康状态，不同接受医疗服务个体之间的差异等因素影响，意味着医疗风险是不可避免的。进一步要求医疗服务的从业人员既要有精湛的医学技能，还必须拥有优秀的素质来应变突如其来的医疗风险。

（3）及时性。医疗服务相比于其他服务行业对时间及的时性要求更高，医疗服务的及时性指的是当患者向医疗机构寻求医疗服务时，医护人员应该在遵循医院规章制度以及现实客观条件的前提下，利用最短的时间为患者提供安全和有效的医疗服务。患者一般都只有在身体处于非常痛苦的非健康状况下才前往医疗机构寻求医疗服务，此刻患者最大的期望就是能通过医疗服务来缓解病痛，恢复自身的心理或者生理方面的健康。

（4）经济性。患者能够花费在医疗服务上的金钱是有限的，因突发病症而产生的费用常常使患者承受巨大的经济压力。从经济学的视角来评价最佳的医疗服务就是能够利用有限的医疗资源和最少的经济开支实现疾病治疗的目的。这就要求医护人员在提供医疗服务时，应该考虑到患者经济投入的有限性，尽量减少医疗服务环节中一些不必要的开支，利用有限的医疗资源为患者开具性价比高的治疗方案，花费最少的金钱得到最大的健康改善。如果医疗服务收取的价格超出患者的心理预期价格，哪怕病情确实得到缓解，但在患者心里并不认为是最优秀的医疗服务。

（5）便捷性。医疗服务便捷性更多强调的是服务空间和时间上安排是否得当，在医疗服务过程中患者是否感受到困难。当前许多医疗机构对医疗服务流程的设计显得非常烦琐，设计过程中往往只考虑到自身实际因素，未站在患者的角度上对服务流程进行规划设计。某些大型综合医院内部各科室位置设计都是根据已有的建筑情况进行规划安排，缺乏相应的提示语牌指引患者前往正确的科室进行诊疗，导致很多初诊患者花费不必要的时间在寻找科室上，耽误病情。任何医疗机构都不应忘记以患者为中心的服务理念，大到医疗机构整体科室布局，小到患者的日常生活，都应该做到全方位的考虑，比如患者在医院内不同楼体之间的走动应该做到避雨、防晒等结构设计，尽量满足患者在医院内能进行购物、阅读、运动等方面的需求，这些都值得医院管理者引起重视。

（6）隐私性。近年来，对患者医疗数据隐私的保护得到社会的重点关注，医疗数据来源广泛并且十分重要，因为医疗数据它不仅仅涵盖患者目前的健康情况和过往的医疗行为等信息，还包括患者的个人信息、整个行业的发展状况，甚至还威胁到国家整体安全。在医疗服务过程中，患者有权利要求医疗机构以及参与诊治的医护人员保护好患者的个人隐私不被泄露，患者隐私保护范围包括信息和空间隐私权两部分，具体内容包括私密部位影像、所患病情、个人信息等。患者医疗数据的泄露可能会被不良分子用来信息诈骗谋取经济利益，甚至在当前大数据的环境下，黑客可以攻击医疗机构信息网站，篡改患者的医疗记录，造成危及患者生命安全的后果。政府部门应尽早健全有关法律，加强惩罚；医疗机构信息部门应不断提升医疗信息保护技术，重点巡视患者的医疗信息情况。

3.2 互联网医院服务质量评价模型

从众多研究文献中不难发现，学术界对服务质量的定义主要围绕两个不同视角，一是被服务者期望与感知视角；二是服务质量构成要素视角。服务质量和安全是医疗机构的生命线，又以服务质量最为关键。同传统医疗服务相比，一方面互联网医院打破了传统医疗服务时空限制，使偏远地区患者能享受到大城市医疗服务，促使优质医疗资源下沉；另一方面，医生诊疗过程不再局限于医院内部，医疗资源得到充分利用。虽然互联网医院具有优化资源配置、提升服务效能、创新医疗服务模式等优点，但我国互联网医院发展仍处于初级阶段，在服务质量等方面尚存在不足[31]。互联网医院质量的提升离不开全面的质量评价，在质量评价方面，国内外形成了几个较有影响力的评价模型。

3.2.1 SERVQUAL 模型

SERVQUAL 模型由美国营销学家 Parasuraman、Zeitham 和 Berry（简称 PZB）在 1985 年率先提出[32]，其理论依据是全面质量管理在服务行业提出的一种服务质量评价体系，核心是"服务质量差距模型"。后期经过不断滚动优化，形成了 5 个维度，通过不同维度的服务指标对服务质量进行评价，其中保证性主要针对的是顾客安全保障方面着重考察，有形性以客户的直接感受进行评价，可靠性主要以服务机构的技术能力为评价依据，响应性是以机构服务执行效率为重点，移情性则聚焦于顾客个性化的服务需求[33]（见图 3-1）。最终形成确定了 22 个服务项目的评价指标，见表 3-1。

表 3-1 SERVQUAL 模型服务指标

维度	意　义	指　标
有形性	有形性包括实际设施，设备以及服务人员的列表等。	①有现代化的服务设施；②服务设施具有吸引力；③员工有整洁的服装和外套；④公司的设施与他们所提供的服务相匹配。
可靠性	可靠性是指可靠的，准确地履行服务承诺的能力。	①公司向顾客承诺的事情都能及时完成；②顾客遇到困难时，能表现出关心并帮助；③公司是可靠的；④能准时地提供所承诺的服务；⑤正确记录相关的服务。
响应性	响应性指帮助顾客并迅速提高服务水平的意愿。	①告诉顾客提供服务的准确时间；②提供及时的服务；③员工总是愿意帮助顾客；④员工不会因为其他事情而忽略顾客。
保证性	是指员工所具有的知识、礼节以及表达出自信与可信的能力。	①员工是值得信赖的；②在从事交易时，顾客会感到放心；③员工是礼貌的；④员工可以从公司得到适当的支持，以提供更好的服务。

（续表）

维度	意 义	指 标
移情性	指关心并为顾客提供个性服务。	①公司针对顾客提供个性化的服务；②员工会给予顾客个别的关心；③员工了解顾客的需求；④公司优先考虑顾客的利益；⑤公司提供的服务时间符合顾客的需求。

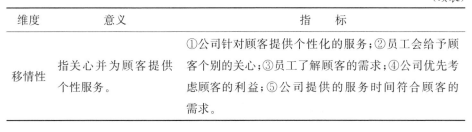
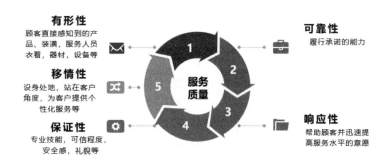

图 3-1 SERVQUAL 模型示意图

3.2.2 KANO 模型相关理论

1979 年，日本营销专家（Noriaki Kano）在《品质的保障原因和激发原因》一书中，首次明确提出了以"双因素理论"中的不满足和满足的概念，从而构筑出一个能够反映出客户体验的双重评价体系，以此来提升客户的满意度[34]。1984年，《魅力质量与必备质量》一文的发表标志着 KANO 模型的诞生。KANO 模型在应用上并不能测量用户的满意度，是通过分析被服务者的需求及其对满意度的影响程度寻求服务双方的接触点，识别使被服务者满意影响的关键属性[35]。KANO 模型将服务需求划分为五种不同的类别：必要的、期望的、有吸引力的、没有差别的和反向的。这些类别在二维象限中用来表示满意度和具备程度。每个属性的具体内容见表 3-2，其在二维象限中的属性划分见图 3-2。

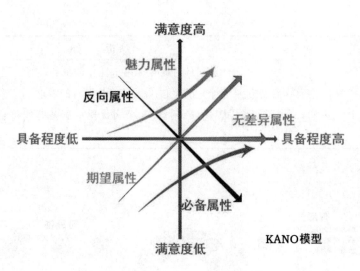

图 3－2　KANO 模型的属性划分

表 3－2　KANO 模型五大属性各自内涵

类别	内　涵
必备属性	最基本的服务需求,此类服务被提供时被服务者满意度不会得到提升,此类服务不能提供时满意度呈明显下降趋势。
期望属性	如果能实现该服务,会大幅提升顾客满意度,如果没有该服务无法实现,顾客满意度将会降低。
魅力属性	不被顾客明确要求具备,属于潜在需求,该类服务的实现或优化会大幅提升顾客的满意度,没有该类服务时,顾客的满意度也不会显著降低。
无差异属性	该类型服务实现与否均不影响顾客满意度,如果从服务成本角度考虑,可以减少该类服务以降低服务成本,提高服务资金的利用率。
反向属性	该类服务不被顾客需求,相反,如果提供该类服务,顾客满意度不仅得不到提升,反而还会降低。

　　KANO 经过后续的研究发现,无论是产品还是服务,其质量属性不同的发展阶段也会发生变化,而且其变化还具备一定的周期性[36]。随着经济的快速发展以及科技的不断进步,产品用户或被服务者的需求也在不断变化。

3.2.3 顾客感知服务质量模型

顾客感知服务质量概念最早是由 Gronroos[37] 首次提出，Gronroos 主张，顾客的感知质量是由技术、功能质量和组织形象三部分构成。Gronroos 于 1984 年建立了顾客感知服务质量模型期间不断对其调整完善，最终模型如图 3-3 所示。该模型是将消费者在接受服务前的心理期望与实际感觉相比，当实际感觉高于心理期望时，表明顾客感知的服务质量较好，当实际感觉低于心理期望时，表明该服务质量较差，当两者刚好相等时，只能说服务提供商履行了先前做出的服务承诺，但是服务质量一般。同时，消费者对服务的预期会受市场营销活动、口碑和自身需要的影响；技术质量注重客户所获得的产品效果，而功能质量则注重于提供的服务方式，企业的组织形象则是对其产生的效果进行调节作用。

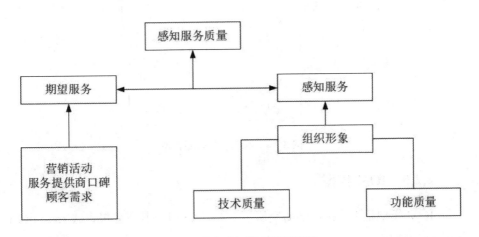

图 3-3　顾客感知服务质量模型

3.2.4 服务质量差距模型

"北美学派"的代表人物 Parasuraman、Zeitham 和 Berry 率先提出服务质量维度构成，即可靠性、能力、礼貌等十大维度[38]。1985 年 PZB 团队从感知服务质量模型出发，提出了服务质量差距模型[39]。该模型强调消费者感知与心理期望服务质量之间的差距，并将这种差距分为 5 个部分。模型中差距 5 指的是消费者预期和认知的差异,也是该模型的核心部分,对该部分深入分析可引申出另外差距:差距1为客户预期和供应商预期客户预期的差异;差距2为供应商对客户预期的看法和他们所提供的服务标准的差距;差距3为服务标准和实际提供服务的差距;差距4为实际提供服务和企业宣传服务的差距,模型见图3-4。

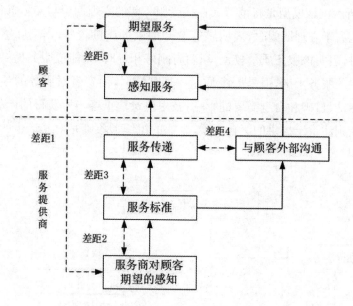

图 3-4 服务质量差距模型

3.2.5 IOM 模型

IOM 模型是由美国医学研究所于 2001 年 3 月在其研究报告《Crossing the Quality Chasm: A New Health Care System for the 21st Century》中提出的医疗质量管理模型,后被 WHO 采纳并广泛应用于卫生质量评价领域。IOM 模型列举了评价医疗质量的 6 个维度(表 3-3),即安全性(safety)、及时性(timeliness)、公平性(equity)、有效性(effectiveness)、高效性(efficiency)和患者中心性(patient centrality)。报告指出这些维度均建立在医疗卫生的核心需求之上,一个涵盖上述 6 个维度的卫生系统能有效减少医疗事故,改善医疗服务,从而更好地满足患者的诊疗期望[40]。时至今日,IOM 模型仍适用于世界各国的医疗服务体系,其 6 个评价维度对促进互联网医院这一新型医疗业态的发展也具有一定借鉴意义。在这项研究中,重点关注了如何通过实践来提高评估指标的有效性,同时也坚持了 SMART 原则,具体的、可衡量的、可实现的、相关的、有时间限制的。[41]

表 3-3　IOM 模型评价维度

序号	维度	内　　涵
1	安全性	避免在治疗过程中对患者造成伤害
2	及时性	减少非必要的等待时间以及有害时间的延误
3	公平性	提供质量不因性别、种族、地域和社会经济地位等个人特征而有所区别的医疗服务
4	有效性	向所有可能受益的人提供卫生服务,避免无效医疗和过度医疗
5	高效性	避免设备、物资、创意和能量的浪费
6	患者中心性	尊重并响应患者的个人偏好、需求和价值观,并确保其指导所有的临床决策

3.3　互联网医院服务质量的评价指标体系

3.3.1　标准化患者法互联网诊疗服务质量主客观评价

标准化患者(standardized patients,SP)是指那些经过严格的、系统的培训以便更好地反映出患者的实际症状,并且能够准确地诊断出患者疾病的正常人或患者[42]。侯梦池等[24]利用标准化患者法,基于诊疗指南对公立医院互联网诊疗服务质量开展客观质量评价,基于患者满意度开展主观质量评价。其纳入的客观指标包括诊断过程、治疗方式、诊断结果、医生首次响应时间、费用等。其中,诊断过程包括发病及持续时间、主要症状、伴随症状、诱因及发病规律、既往诊疗经过、家族史及过敏史 6 个方面,涉及 3 方面及以上视为诊断过程完整性高;治疗方式符合指南视为治疗方式正确;诊断结果由专家进行判定。主观指标由标准化患者针对每次就诊的诊断过程、治疗方式、诊断结果、等待时间、就诊费用 5 方面进行满意度评价。

3.3.2 基于 IOM 模型的互联网医院管理质量评价体系

李子硕[31]等以武汉科技大学附属武汉亚洲心脏病医院互联网医院的管理制度、运营指标和用户反馈记录等相关资料为基础，检索 Web of Science、PubMed、EMBASE、Google Scholar、中国知网和万方医学网等中英文数据库中与医院管理相关的论著，并参照国家卫健委以及 WHO 官方网站的政策文件和案例经验，收集符合我国国情的、有助于提高互联网医院医疗质量的评价指标，通过与武汉亚洲心脏病医院及武汉市部分三甲医院的临床科室主任及门诊办公室、网络医疗部、医务处、病案统计科等职能部门负责人进行访谈，收集医院主导型互联网医院医疗质量的评价指标和互联网诊疗实践中出现的问题，并对此加以筛选和调整，建立了互联网医院的医疗质量评价模型。邀请 12 位三甲医院网络医疗相关部门管理人员和互联网医院接诊医护人员成立专家组，结合互联网医院运营及工作情况，运用专家咨询法进行 2 轮专家咨询以汇总互联网诊疗评价指标。以第 2 轮专家咨询中对于评价指标重要性的评估结果为基础进行层次分析。最终研究基于 IOM 模型，围绕安全性、有效性、及时性、高效性、公平性和患者中心性 6 个维度，构建了涵盖医疗文书质量、医护准入管理、医患关系评价和不良事件改进等多方面指标的评价体系。研究形成的指标体系包括基础质量和服务质量 2 个一级指标，安全性、有效性、及时性、高效性、公平性和患者中心性 6 个二级指标。其中二级指标安全性包括医护准入落实率、相关培训参与率、定期考核通过率、信息安全事件发生率 4 个三级指标；有效性包括网络连接成功率、电子病历合格率、电子处方合格率 3 个三级指标；及时性包括医生接诊准时率、药品配送及时率和患者候诊延时率 3 个三级指标；高效性包括处方平均流转时间、单次就诊平均费用 2 个三级指标；公平性包括医生信息公开率、不良事件报告率、不良事件整改率 3 个三级指标；患者中心包括患者诉求达成率、投诉处理率和患者满意度 3 个三级指标。

3.3.3 基于 KANO 模型的互联网医院管理质量评价体系

服务质量评价指标的筛选应遵循科学性、全面性、明确性和实用性的原则。科学性即指标的筛选应以理论基础为依据；系统性要求所选服务质量评价指标能全面覆盖当下互联网医院服务内容,避免项目遗漏,有利于对服务质量的整体分析与综合评价;明确性是指设计的互联网医院服务质量评价指标之间有明确的概念区分,边界清晰,避免同一服务项目重复计量,造成服务质量评价分析的偏差;实用性是服务质量评价指标真实反映就医者的服务需求,指标概念无诱导性、浅显易懂、避免歧义等以免因就医者理解偏差造成评价偏差。刘振华[33]等人邀请卫生事业管理专业人士、医学高校教师、互联网医院医师等12人对初拟指标及描述进行了设计,最终拟定出包括智能导诊、挂号预约、诊疗、健康管理等相关服务的25个初步指标条目。通过预调研对初拟指标进行进一步筛选,最终确定互联网医院服务质量评价量表。最终的互联网医院服务质量评价指标。一级指标保留了保证性、有形性、可靠性、响应性、移情性5个维度,二级指标则由22个服务条目组成,详见表3-4。

表3-4 互联网医院服务质量评价量表

维度指标(一级)	服务指标(二级)
A 保证性	A1 互联网医院依托实体医院知名度高
	A2 互联网医院医师诊疗技术水平高
	A3 互联网医院医师诊疗行为符合规范
	A4 互联网医院医师服务有耐心
	A5 互联网医院平台客服值得信赖
B 有形性	B1 互联网医院问诊界面符合审美
	B2 互联网医院问诊平台操作顺畅
	B3 互联网医院医生服务评价位置醒目
	B4 互联网医院服务内容丰富
	B5 互联网医院在线医师数量充足
C 可靠性	C1 互联网医院医师按约定时间开诊
	C2 互联网医院保密性好(个人信息等)
	C3 互联网医院有执业药师进行处方复核
	C4 互联网医院有知名专家坐诊

（续表）

维度指标（一级）	服务指标（二级）
D 响应性	D1 互联网医院问诊等候时间短
	D2 互联网医院转诊至实体医院便捷
	D3 互联网医院及时回复健康咨询问题
	D4 互联网医院主动提供导诊服务
E 移情性	E1 互联网医院促进医生与您建立联系
	E2 互联网医院推送符合您需求的健康常识
	E3 互联网医院提供个性化服务
	E4 互联网医院跟踪指导您医疗用药

3.3.4 基于 SERVQUAL 模型的互联网医院评价体系

吴烨[43]等以安徽省首批正式挂牌成立的 5 所互联网医院作为研究对象，依据 SERVQUAL 模型拟定互联网医院服务质量评价初始指标，进行专家咨询并打分，共进行两轮专家咨询，第一轮确定指标体系的初步框架和评价指标，第二轮进行进一步的修正和完善，形成最终版本的指标体系，最终确定的互联网医院服务质量指标包含 6 个维度，26 条二级评估指标（见表 3 - 5）。

表 3 - 5　基于 SERVQUAL 模型的互联网医院评价体系

一级指标	二级指标
有形性（A）	A1 互联网医院平台操作便捷性
	A2 医院网络、设备运行情况
	A3 互联网医院服务的吸引力
	A4 在线医生数量充足

（续表）

一级指标	二级指标
可靠性（B）	B1 互联网医院所依托的实体医院级别高
	B2 准时地提供所承诺的医疗服务
	B3 专家的学科专业特长与患者病情匹配
	B4 配备专门药师进行处方审核
	B5 患者病案记录完整正确
	B6 互联网医院对患者资料保密性能好
	B7 音视频通话质量
响应性（C）	C1 问诊等候时间短
	C2 患者及家属认知程度较好
	C3 互联网医院医生重视
	C4 诊疗流程便捷
保证性（D）	D1 坐诊专家专业技术水平高
	D2 知名专家坐诊
	D3 互联网医院医师服务态度好
	D4 互联网医院医师按规定进行问诊、开具处方
移情性（E）	E1 系统根据患者的需要推送医疗科普知识
	E2 系统为患者提供个人电子健康档案自助查询服务
	E3 患者与医生沟通顺畅满意
	E4 定期随访
经济性（F）	F1 服务收费合理透明
	F2 医保报销
	F3 激励机制

3.3.5 网络层次分析法互联网医院医疗服务质量评价

评价指标的权重一般采用主客观组合赋权法，大多学者基本选择层次分析法来计算主观权重，层次分析法默认同层级的各指标之间没有任何相关性，而在医疗领域中，各指标之间往往具有相互影响的情况，层次分析法可能对评价结果的准确性产生一定影响。故采用基于层次分析法衍变而生的网络层次分析法作为主观权重的计算方法较适合。吴浩[44]等通过对互联网医院、在线医疗、远程医疗服务等相关文献的总结和梳理，发现大多数学者都是以SERVQUAL模型作为研究基础，强调以患者为中心，是医疗服务领域中的重要内容，但缺点是未考虑到服务环境发生在互联网环境中，服务传递形式相比于线下环境会发生改变，导致某些维度会产生一定的弱化或改变，大多数研究未突出互联网医疗相比传统医疗更具有强交互性的特点，其二级指标是根据传统行业线下服务质量测量题项改编而来，一是没考虑到医疗服务的独有特征，二是没考虑到线下与线上环境的差异性。需要对SERVQUAL原本维度进行一定的修改，构建出适用于互联网医院的医疗服务质量评价体系。在咨询医疗领域专家进行指标筛选，最终确定了基于网络层次分析法的互联网医疗服务质量评价体系。

3.4　互联网医院服务质量的提升措施

3.4.1　夯实互联网医院基础质量

尽管"互联网＋医疗健康"属于医疗服务的新业态，但作为诊疗服务的提供机构，互联网医院的基础质量仍是其正常运行的基石。在IOM模型中，互联网医院基础质量的评价维度由安全性和有效性两个方面构成。对于安全性而言，随着互联网医院的持续发展及其与实体医院和第三方机构的深度融合，无论是患者基本信息的传输还是医疗数据的迁移都对信息安全提出了较高的要求。一方面，相关管理部门需要完善互联网医院信息安全测评体系建设，引导医疗机构提高对信息安全的重视程度及其风险应对能力；另一方面，主导医疗机构需要引进信息安全专业人才，增加信息安全维护投入，构建完备的信息安全防护体系。对于有效性而言，包括通信线路的连接，病历、处方的审核及流转等工作环节的有效运行直接关系到互联网医院基本功能的实现，这也就决定了互联网医院的运营必须完善管理制度，梳理工作流程，打破信息壁垒，在确保互联网医院运行有效的前提下完成线上诊疗业务的闭环。

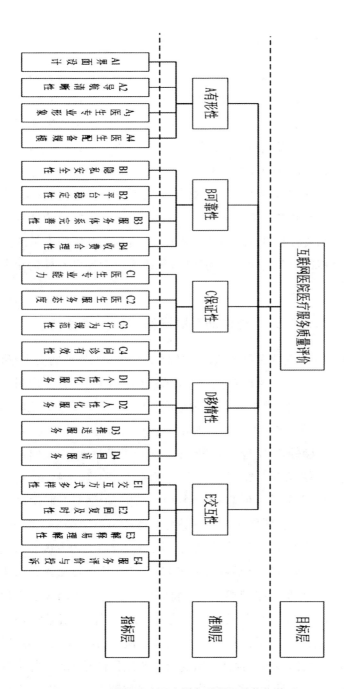

图 3-5 互联网医院医疗服务质量评价指标体系

3.4.2　提高互联网医院服务质量

互联网医院近年来高速发展的关键，除了受疫情影响导致患者线下就医不便外，更深层次的原因在于"互联网＋"的属性能打破时间和空间限制，从而为患者提供更优质、更便捷的医疗服务。因此，互联网医院的发展需要在服务质量上精耕细作，才能形成独特的错位发展优势。在 IOM 模型中，互联网医院的服务质量涵盖了服务的及时性、高效性、公平性和患者中心性等 4 个方面。为了提升互联网医院的服务质量，互联网医院运营单位有必要以提升患者就医体验为宗旨，健全互联网医院服务质量控制体系，有序落实预约挂号、线上诊疗、处方结算、药品流转和诊后随访等核心环节，着重提升医护人员的专业水平和服务意识，坚持以患者实际需求为导向，积极为患者提供差异化和个性化的医疗服务。

3.4.3　以政府为主导推动互联网医院可持续发展

完善互联网医院相关制度法规。依据互联网医院发展的需求修正《中华人民共和国执业医师法》，从政策法律层面保证互联网医院服务达到"有序化、可监管、可追责"的标准，严格要求执业医师线上执业范围。推进互联网医院医师多点执业制度延伸，同时要保障医师的合法性及合法权益。完善《医疗机构管理条例》，明确互联网医院运营服务模式。建立互联网医院行业标准，协助互联网医院科学健康地发展。加强政府主管部门监管力度。卫生行政部门加强对执业医师注册和服务质量的监管。网络行政部门加强对互联网医院平台审批和运营服务监管，对互联网医院医师诊疗过程中行程单的电子处方、电子病历进行严格监管，确保诊疗记录邮局可查。同时政府应大力发展互联网医院诚信服务建设，搭建互联网医院平台认证机制，避免非法医疗渗入。深化互联网医院诊疗服务与医疗保险报销相融合。将就医者通过互联网医院诊疗过程中产生各项费用合理的纳入社会医保报销范围，简化医保报销流程，环节产生的费用科学合理地纳入医保报销范围内，简化报销流程，分清依托医院、医务人员以互联网医院平台各方职责，保证就医支付报销流程畅通无阻。加大联网医院发展的宣传推广。互联网医院是医疗机构发展的新业态，未来医疗服务的常态化。要以政府为主导宣传推动实体医疗机构升级网络服务。以政府网站、小程序、公众号等权威渠道为依托进行服务宣传,提升公众对互联网医院服务的信心。

3.4.4 强化互联网医院线上诊疗行为管理

互联网医院医师对就医者复诊过程流于形式,对初诊就医者不按要求问诊或开具处方问题比较严重,给诊疗行为带来很大的隐患。医疗行业对互联网医院以及在线从业医师的监管力度不够导致互联网医院在保证性和可靠性方面存在众多问题。

一是互联网医院诊疗准入科目要加强监管。《互联网医院管理办法(试行)》规定,互联网医院临床科室的设置须与其所依托的实体医院中相应科室一致,但在互联网医院医师实际接诊过程中仍存在线上执业范围与线下执业类别不一致的情况。另外,在涉及精神、肿瘤等特殊诊疗科目的诊疗过程中,只有具备第一类精神药品和麻醉药品处方权的执业医师才有资格开具该类药品,而问诊的医师是否具备处方权无法保证,这些危险点应列为互联网医院业内重点监管项目。

二是加强监管互联网医务人员从业资格。针对互联网医院医务人员资格监管的重点是以企业为主导的或联网医院,此类医院部分存在医师资格认证不全、虚假认证等问题。当前互联网医院在医师从业准入方面的管理并无统一规定,部分仍然采用非医师注册入口确认,比如采用上传证书扫描件或系统考核确认医师资格,很难避免虚假认证行为。建议出台统一规定采取执业医师官方注册入口进行查询确认,实现数据实时对接。杜绝使用虚假、过期、注销的医师资格证书认证资格,此外还应避免顶替他人行医的不良行为发生。

三是加强互联网医院就医信息的保密性管理,以制度约束行为,将信息保密列入互联网医院考核机制,卫生事业管理单位监督执行,并制定相应的行政处罚条例以约束买卖信息行为。

四是促进互联网医院与患者建立长期沟通交流渠道,医疗的目的不仅是治病,更重要的是防病,医院应根据患者病情发展情况与患者建立长期的交流,以保证患者健康的恢复以及防止患者病情的反复。

3.4.5　提升互联网医院诊疗服务的响应性

传统医院就诊时间当"三长一短"一直是机构和就医者最大的痛点。而互联网医院的诞生恰恰为快速就诊带来了希望,但真正要满足就医者对就诊效率的要求还有很长的路要走。如何提升互联网医院服务的响应性是当前面临的又一大难题。提升服务的建议如下:

一是互联网医院在医师筛选中尽量聘用一些经验丰富,技术水平高的人员,因为线上诊断更多的是通过"问",通过语言表述的形式诊断病情。如果缺乏行医经验,不仅影响问诊效率,而且很可能出现误诊。

二是增加在线医师数量。就医者和医师的数量决定的诊疗的供求关系,一旦就医者多医师少,这必然造成就医者等候时间长,医师超负荷问诊等一系列问题,直接或间接地影响着诊疗效率。只有医师数量足够,才能解决这类问题的发生。

三是提升平台客服人员的服务能力。平台服务人员不仅要有良好的沟通能力,而且要依据行业特点掌握必备的医学知识,只有这样才能更容易与就医者进行交流问题,更容易把握就医者寻求帮助的内容,才能针对性地提供服务。

四是互联网医院在进行实体医院转诊应具备及时性与积极性。线上诊疗过程中如果医师发现就医者有必要进行线下治疗,必须实现线下治疗的无缝衔接,避免再次挂号问诊。线上线下诊疗的对接是互联网医院响应性的一项重要体现。

五是互联网医院不同科室转诊、不同医院级别转诊要实现及时衔接。对于多种疾病就医者、超出医师执业范围疾病就医者要有应急转诊措施,不能依靠就医者再选择医师,而有由平台服务给出专业导诊意见或者直接提供转诊过程服务。

可以看出,当前互联网医院的发展仍处在初级阶段,其服务质量存在优化空间。如需要继续提升医生诊疗技术水平、改善部分医生服务态度、继续强化平台客服能力等问题;需要进一步增加医生数量、丰富服务内容、优化平台数据运算能力;需要优化医生开诊时间管理、加强就医者隐私保密性;需要提升导诊服务智能化、减少问诊等候时间;需要方便医生与就医者建立长期联系、完善对就医者用药指导和跟踪服务机制、增加个性化健康知识推送。针对以上服务质量问题,应进一步强化政府主导地位,来推动互联网医院健康发展;要规范互联网医院线上诊疗行为管理;要提升互联网医院医务人员质量和互联网医院诊疗服务的响应性;进一步完善互联网医院服务平台设计。

互联网医院是未来医疗行业发展的必然趋势,在医疗资源配置优化、医疗服务效率提升、医疗服务质量改善等方面均蕴藏着巨大的潜力。但是,当前我国互联网医院还没有健全的管理体系,其服务质量也高低不等。服务质量不仅是测量当下互联网医院服务的标尺,更是发现问题、反应需求以及找出提升策略的重要参照依据。因此,亟需构建互联网医院服务质量评价体系,利用评价体系从就医者感知视角、需求视角完成当前互联网医院服务质量的测评,找出互联网医院发展过程中面临的问题,并剖析问题背后的原因。使互联网医院的发展更好地契合以"就医者为中心"的医疗服务理念,满足就医者对医疗服务需求。

4

保障互联网医院安全性的方法

4.1 保障互联网医院硬件安全性的方法

4.1.1 互联网医院信息基础设施安全

互联网医院依靠信息技术手段进行运营,而支撑互联网医院运行的信息基础设施,包括机房环境、服务器、用户终端、不间断电源(uninterruptible power supply,UPS)、交换机、通信光纤等设备。这些设备存在火灾、地震、漏水、被盗窃、被损坏、供电中断、通信光纤被挖断乃至网络入侵等安全风险。

机房等重要区域配置电子门禁系统,入口有专人负责值守,负责机房等重要区域值守的人员要认真执行有关机房出入的管理制度,来访人员须经审批和陪同方可进入相关区域。电子门禁系统运行、维护的记录要定期检查,确保能够鉴别和记录进出的人员身份。对暴露在公共场所的网络设备提供安全保护措施,服务器主机房安装监控报警系统,保证机房防盗报警设施正常运行。为防止雷击事件导致重要设备被破坏,机房计算机系统接地符合 GB50057—1994《建筑物防雷设计规范》中的计算机机房防雷要求。机房电源、网络信号线、重要设备应安装有资质的防雷装置。机房计算机系统要设置灭火设备和自动检测火情、自动报警、自动灭火的自动消防系统,有专人负责维护该系统的运行。对机房出现的消防安全隐患能够及时报告并得到排除。机房及其他关键设备应配置 UPS 备用电力供应,医院机房及重要科室应采用双回路电源供电,防止突然断电导致设备无法运行。机房设置温、湿度自动调节设施,机房设置防水检测和报警设施。对机房关键设备和磁介质实施电磁屏蔽(包括设备外壳接地,电源线和通信线缆隔离等)。还可以采用网闸将内外网进行物理隔离;提高入侵检测、日志审计、漏洞扫描的技术等级;强化冗余技术,提高系统可靠性;提升服务器虚拟化技术,保证医院业务系统不会中断;提升存储双活虚拟化技术,双活数据库实时在线,定时备份。

　　医院的信息化基础设施不完善。在既往的信息管理中,大部分医院也拥有自己独立的数据库,但受到各种原因的限制,院内数据库涉及的范围面较窄,很多基础设施并不完善,安全性较差。在"互联网＋"背景下形成的医院信息化管理,要求将医院的数据库和其他医疗机构、人民群众、政府、社保局等进行数据信息共享,方便他人通过互联网技术随时查阅相关信息,但随着互联网信息和数据不断朝着精细化的方向发展,医院信息化管理的涉及面不断扩大,部分医院在信息化基础设施尚未完善的情况下强行顺应互联网技术的发展,导致医院的信息化系统在运行过程中出现故障、信息泄露等不良情况,直接降低医院的工作效率和医疗水平。

　　医院信息化基础设施的建设与医院的日常运营之间有密切关系。现如今,医院在建立微机局域网络的过程中,可以有效利用互联网技术不断扩大医院的信息化管理涉及面,完善医院的信息化基础设施建设,确保医院的数据库可以与其他的医疗机构、社保局等在一个安全、稳定的范围内进行信息共享,减少信息泄露等情况的发生,从而提高院内医护人员的办公效率,提升各种医疗资源的利用效率。例如,医院可以使用互联网技术在院内的档案簿中创建一个独立的医疗信息局域网,主要包括院内医疗信息、既往病历信息、院外独特病例诊治信息、国际相关医疗技术等内容,并安排专业人员定期更新、扩充局域网的内容,或利用互联网技术设置相关的医疗关键词和医疗信息自动更新系统,及时将院内的医疗信息与外界的医疗信息有效结合起来,给医院的医护人员提供一个良好的信息查询平台,提高医院的工作效率。除此之外,医院还应根据实际情况增加对医院信息化基础设施建设的资金投入,充分利用互联网技术完善医院的硬件和软件设施,使用大数据分析可能存在的风险,并设立相应的信息管理应急预案,从而降低医院信息化管理突发安全故障的概率。

4.1.2　移动医疗设备造成的个人信息安全

　　互联网医疗催生了各种类型的移动医疗设备,主要包括健康管理类的可穿戴设备如运动手环、慢性病管理类的监测设备如家用血糖仪。这些设备可持续性地采集、存储患者的数据，甚至包括患者的实时位置信息等隐私数据，并向互联网医疗机构传输数据。目前国内对此类设备的数据采集与利用并无相关管理规定，这就存在由于技术漏洞等原因造成用户数据泄露或直接被用于定向营销等商业应用的安全隐患。

通过分级管理、分类审查的方法，完善信息安全认证保护监管平台，并根据数据的重要性，对不同数据进行分级、分类信息安全保障管理。从技术手段上，对患者医疗隐私数据进行加密。如信息匿名化、脱敏清洗、数据授权、访问控制、身份认证等。虽然部分患者同意将他们的数据用于公共卫生的研究，但仍表示希望这些数据能够被充分匿名化。由于技术更替以及其他可用于识别个人身份的数据出现，匿名化通常是有时限的，超过相应的时限就应当再次评估被重新识别的风险，并及时采取相应的隐私保护措施。倡导加快建设全国统一标识的医疗卫生人员和机构的可信医学数字身份、电子实名认证、数据访问控制信息系统，将各种互联网医疗平台运行中的关键信息通过共享数据接口、数据结构等方式在统一的政府监管平台进行数据采集、汇聚和动态智能监管，实现全程留痕，可查询、可追溯，满足行业监管需求。除了全院应使用正版杀毒软件外，还应及时更新升级系统补丁及病毒库，发现异常及时处理，时刻保障电脑的安全健康状态；提升数据库核查技术，务必对每个访问数据库的行为进行核查；建立网络访问准入规定，配置网络访问权限，对于医院的网络设备需实时监控，防止危险访问进入；保障网络稳定运行。

4.1.3 互联网医院的法治保障

当前，我国还没有一套系统的法律、法规来保证医疗信息的安全性，特别是在涉及到个人隐私的问题上，主要采取的是间接的方法，分散在不同的法律、法规甚至规范性文件之中，这些法律、法规的规定十分模糊，威慑力也非常有限，这就导致了个人隐私信息的泄露变得无所顾忌，同时，一旦发生纠纷，也常常无法可依。从《刑法修正案（七）》中规定内容了解到，根据窃取信息情节严重情况对不法分子处三年以下有期徒刑、拘役并处或者单处罚金。所以不难发现，针对医疗信息窃取行为并没有严厉的惩罚，而且没有结合互联网医疗信息制定健全的法律法规。

互联网医疗发展迅速且规模不断壮大，国家相关部门应给予重视与关注。

新业态虽是后来者,但依法规范不要姗姗来迟。尽早出台科学合理的医疗信息安全政策,同时进一步完善相对应的法律法规制度,尽早将医疗信息数据上升至立法层面进行保护,明确泄露医院医疗信息的法律条款,使恶意窃取医院医疗信息的单位和个人受到应有的惩处,依法保护医院和个人的合法权益,为医疗信息安全提供坚实的法律支撑,进而使互联网医疗更快、更好地发展。比如与医疗机构进行合作,调查行业中存在的监管薄弱环节,提高监管和服务水平,并针对建立互联网医疗数据库的企业提供税收优惠或者其他方面的扶持。主动和医院合作,重点督查一些薄弱环节,不断提高监管和服务质量。对于为医院医疗信息安全提供支持的互联网企业,政府应该加强扶持,给予税收、贷款等方面的优惠政策。

4.2 保障互联网医院软件安全性的方法

4.2.1 数据安全

网络医疗数据具有产权多元化、高价值和不易保护的特征。目前,在数据资产方面,还没有形成一个完全的交易市场,而且在法律上也没有一个清晰的归属。没有对数据的收集、使用、加工、传输、提供、公开等环节进行明确的规定,这给互联网医院数据资产的保护带来了巨大的挑战。

《中华人民共和国数据安全法》对数据安全的制度、保护义务、法律责任进行了明确说明。《中华人民共和国个人信息保护法》对个人数据处理的范围、敏感信息的处理规则,以及个人信息保护部门的职责等做出了规定。网络安全等级保护2.0对医院信息系统提出了明确要求。国家出台的《关于印发互联网诊疗管理办法(试行)等3个文件的通知》对互联网医院和互联网诊疗的开展给出了安全管理规范。这些构成了互联网医院安全诊疗的基本框架。

根据在患者就医流程中形成的各种数据开展了分级分类管理工作,从高至低分别将安全性信息管理级别分类为3级、2级、1级,将数据安全根据受到损害后的危害对象及其受到危害的严重程度,对其所包含的各种数据进行了定级工作,即将医患信息、与患者就医过程相关记录、平台等整合的医疗数据分析定为 3 级,将医疗机构的安全管理级数据(安全性审计日记以及相应系统配置信息等)定为 2 级,将公开数据分析定为 1 级。针对不同级别的数据采取不同强度的防护策略[45]。之后,把数据传输到基于 Spark 技术的大数据脱敏管理系统(见图 4-1),可以对患者就诊信息进行脱敏处理,保证信息安全[46]。

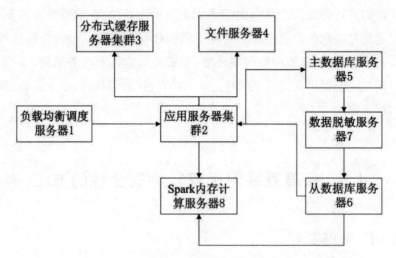

图 4-1 基于 Spark 技术的大数据脱敏管理系统实现原理图[46]

4.2.2 网络系统安全

互联网医院将原本处于物理隔离状态的医院内部信息系统暴露到了网络上,将内外网连接起来,实现了数据的实时互动。这无疑拓宽了医院的网络边界,但也增大了网络攻击的安全风险点,具体包括低级别访问控制、恶意代码攻击、拒绝服务、入侵、窃取、篡改、盗用、勒索、泄露等高风险隐患。互联网医院信息系统是一个复杂的整合平台,是开展互联网诊疗服务的基础。在这种情况下的数据采集、数据处理与分析、人机交互,以及各类应用程序编程接口(application programming interface,API)加剧了互联网医院系统本身的安全风险。

在医院安全防护系统构建过程中,应始终坚持内外网一体防护的规定,以此达到信息双重防护的目的,最大限度降低产生信息安全威胁的可能性。应合理划分区域,全面做好信息安全防护和检测工作,做好安全防护系统监控和审计工作。互联网医院需要持续对新的安全威胁、安全漏洞进行跟踪、分析和响应。通过与专业安全厂商合作,每年对互联网医院信息系统进行网络安全等级保护测评。开展风险评估服务和安全加固服务,从管理、制度、物理安全、人员安全、第三方安全等方面评估分析,并对网络、系统、数据库、管理策略等进行安全控制措施,及时处理安全风险问题。建立互联网医院系统运维管理子系统,提供包括故障报修与处理、安全巡检、安全事件预警、网络漏洞处理、安全动态监测等服务。制定互联网医院应急方案,提供及时的应急响应服务。

互联网医院信息平台基于统一的信息技术标准和信息安全标准,系统采取健康服务总线技术(heath service bus, HSB),数据库实现负载均衡和读写分离。利用实名认证、电子签名、传输加密、去标识化处理、全程留痕等手段,确保信息不被非法获取。医疗机构和社保局应该加大在"互联网+医疗"平台建设的资金和人力投入力度,并且从机构的技术部门中择优选择具有较强技术水平和专业能力的技术人员组建信息安全部门,切实为"互联网+医疗"平台的安全性提供技术支撑。同时,医疗机构的数据建立可以外包给专业的数据库开发企业,并与网络安全公司进行合作,购买正版杀毒软件,定期对医疗数据库进行安全隐患和木马病毒等的扫描,切实保障数据的安全性能。

4.3 保障互联网医院运行安全性的方法

目前,互联网医疗机构在软硬件平台的搭建上大多采用自建机房或租用网络服务商的空间并委托互联网企业进行软件开发及运维的方式。由于各机构间的技术实力差距较大,平台软硬件的稳定性和抵抗分布式拒绝服务(distributed denial of service,DDoS)等攻击的能力也良莠不齐,存在提供的应用服务不稳定及易遭攻击等信息安全隐患。

若想要安全运行互联网医院,就需要进行运维管理。运维管理是指运维过程管理,包括需求变更流程、故障处理流程、系统巡检管理等,让维护人员各司其职,保障互联网医院安全稳定运行。互联网医院信息系统运维包括软件、硬件、网络环境、操作行为等多个方面,运维过程复杂,运维人员、运维技术和运维管理三者相互结合、相互制约。互联网医院系统的运维人员不仅指医院信息中心及供应商技术人员,还包括医务、护理、药学、财务等职能部门有关人员。如果各部门之间缺乏有效沟通,对运维责任未进行明确划分,容易出现责任推诿情况,系统运行过程中出现的风险(尤其是医疗流程问题)不易得到解决,从而影响系统正常、平稳运行。同时,从互联网医院运行来看,运维技术风险主要来源于软件与硬件资源不匹配、软件升级、网络故障、系统漏洞、病毒攻击等。

为保障互联网医院安全运行,提出以下措施:

(1)提升人员信息风险防控意识。提升意识的有效途径是对医院各级人员进行有针对性的教育培训,包括基础的信息安全知识培训和信息安全法制教育,特别是2017年6月开始执行的《中华人民共和国网络安全法》,对风险防控规定进行宣传,并用制度措施明确医院各级岗位人员在信息系统风险管控中应尽的权利和义务,在思想和行动上统一全院的信息风险防控意识。加强安全知识业务培训工作。医院必须从可持续发展的角度来推动信息安全培训,医院人力资源部门应制定信息安全培训计划和人才招聘计划,应精心安排培训内容,整合与信息安全管理有关的专业知识。培训内容也要结合员工的实际,多听听他们的要求,同时也要循序渐进,对员工信息安全知识水平定期进行考试,其结果与奖金等挂钩等策略都是比较有效的方式。

(2)加大技术投入,做好主动防控。根据医院的风险控制需要,每年的医院信息化建设预算中,不但要包含硬件和网络改造的经费,还要包括购置防病毒软件、加密技术等软件技术,对老式电脑进行系统的更新,对操作系统进行更新和修复。利用计算机网络进行入侵检测,可以对防火墙进行有效的辅助,对网络或系统进行信息审计、行为分析等进行实时预警。

(3)加强日常维护优化设计医院网络结构。优化医院网络结构的优化设计,对原有的网络进行了积极的改造,主要设备及链接都要采用冗余的设计,保留技术的余量。做好线路保护,在特殊的机房中安装重要的服务器,并使用专用的 UPS 线路和不间断的电源供电。

(4)数据匿名化。为了有效地保护患者的隐私权和安全,保证在医疗信息系统中,在提供一般医疗之外的服务(例如医疗保险、医疗机构的一些研究)时,不会将患者的资料透露给未经授权的使用者。采用分层的方式,避免人工从后台获取患者的敏感资料;设定身份证件信息等资料加密;特定患者的特定信息(例如基因信息)用特殊手段进行处理,例如用特别的字母代替名字等(去标识化)。

(5)加密和数字。建立并管理数据储存的加密密钥、数据库加密、加密资料库表格中的资料栏位,以确保患者档案及医疗信息系统正常工作。使用者在医学信息系统中建立数字签名,以保证临床资料的不可抵赖,如诊疗记录、报告等。利用电子签名技术实现身份识别和关键信息的一致性签名。

(6)身份认证。针对不同的用户,采用合适的身份验证方法,通过双重身份识别(USBKey+密码)为用户提供用户身份识别和识别信息复杂度检测功能,确保不会有重复用户,也不会被盗用;提供了登录失败的处理功能,可以通过终止会话、限制非法登录次数、自动下线等方式设定密码系统,并定期进行强制更新。通常 8 位或更多,包括数字,字符大小写的组合。

(7)访问控制。在规定的时间和空间上,必须对特定的时间和空间进行限定,以确保用户在指定的时间、空间内可以使用医疗信息。提供存取控制功能,根据安全政策来控制使用者存取档案资料表等物件;存取控制的覆盖面应该包含有关资源存取的主体、客体以及它们之间的运作;通过被授权的人设定存取控制原则,并且对预设账号的存取权限进行严格限制;将 IP 地址分配给不同的账户,以保证他们能够完成各自的工作,并且将 IP 地址分配给医院的各个区域,以防止非法的 IP 地址注册,并且,在连接到网络的时候,每个终端设备都会划分网段,对 IP 网段和区域进行严格的隔离,防止其他区域非法登录查阅。

(8)网络通信安全保障。采用虚拟专用网(virtual private network,VPN)技术,实现了对用户 IP 地址的记录、登录、媒体访问控制(media access control,MAC)物理地址的保护。然后是安全审计。为应用系统中的关键安全事件提供覆盖到每一个使用者的安全审核功能;保证不能删除、修改或覆盖审核记录;审核记录应当包含事件发生日期、时间、起始者信息类型、描述和结果,并对日志进行统一审核,但不能对日志进行更改。

4.4 保障互联网医院管理安全性的方法

保障互联网医院管理安全,信息安全管理是很重要的。信息安全管理是指对医院的信息系统相关硬件、软件、数据库信息等加以安全保护管理,以免被偶然、恶意地破坏或泄漏等。主要是使信息系统的网络连接服务不受到负面影响而发生中断,确保信息系统的可靠、连续运行,为医院正常运营提供安全上的支持。现阶段,互联网医院的信息安全管理成为系统参与的一环,在互联网医院的管理和运行中,中心工作在于保障医疗安全,以全体工作人员为根基,全面降低互联网医院的信息风险,为人们提供更为优质的医疗服务,使互联网医院得以实现良性运营的目标。

医院医疗信息的商业价值很高,得到了各大医院的普遍认同,但相对于患者满意度和先进医疗设备的增加,它的效益并不显著。因而,在医院的经营中,很难得到足够的重视。一是由于大部分医院管理人员的思想还停留在传统的观念中,不能正确地掌握信息化时代的医疗信息存在的潜在的安全隐患,因此,管理人员对医疗信息的丢失和盗用的风险并没有提高到一个较高的水平。二是行政职责不明。由于管理人员不重视、管理制度不健全,医疗卫生信息是医院的机密,在发生泄露时无法责任到人。①医疗信息的储存问题,普通的医疗信息都是储存在资料库中,由专业的安保机构来处理,而其他部门的医生、护士,则不直接承担医疗信息的安全,造成责任划分不清,一旦发生问题,就很难追究到责任。②安全部门的工作人员,包括医生、护士和其他科室,都没有意识到自己承担着很大的责任,很有可能会因为不自觉地泄露医疗信息而蒙受巨大的损失。有些医生和护士,会在别人的要求下,查阅、复制医学资料。三是评价体系不健全,对能够查阅病历的人员,由于没有建立严格的注册和监控体系,导致人员能够随意查阅资料。同时,内部和外部网络的系统没有严格的区别,部分设备在内部和外部网络之间相互混用,部分医院内部网络还不能正常运行。而在这方面,也没有制定出一套完整的处罚机制,只会被批评,不会受到太重的处罚。四是信息安全威胁防御难度方面,医院信息系统安全受到威胁的表现,在于病毒、黑客等的入侵，出现系统运行问题或瘫痪等。当前由于信息系统接入了互联网，使得信息规模更加庞大，将使得信息安全威胁的防御难度有所增加。以往的信息安全保护方法有相对局限性，部分医院无法做到快速应对处于动态变化状态的安全威胁。在医院网络范围内，通常存在较多终端设备，但沿用静态化的信息管理模式容易拖慢系统更新速度，则潜伏性的网络安全威胁将无法被技术人员所察觉。五是抢号现象频发的问题。当下网络预约挂号成为一种趋势，虽然方便了患者查看信息，挂号就诊，但是也方便了号贩子牟利。不过号贩子出现的根本原因在于国内尚未建立完善的分级诊疗制度，大医院专家号价格又非常低廉，长期的供不应求催生了号贩子等相关问题。同时在管理上也存在缺乏过程控制、缺乏专业技能、缺乏流程、人员安全意识不足、管理不到位、缺乏安全监控等问题。六是缺失统一的医疗数据全链路安全开放管控设计。医院与不同的互联网医疗应用进行数据对接时通常采用不同厂商提供的技术方案，不同厂商的信息安全开发能力和技术水平参差不齐，将导致医院在开放院内医疗数据接口后可能面临各种因技术漏洞带来的巨大风险和隐患。七是缺乏面向互联网共享医疗数据的专业安全管控工具。很多医院虽然已经建有院内信息集成平台，但其一般部署在相对安全的院内局域网环境，主要侧重于解决院内业务系统之间的数据交互标准化问题，以及提升系统融合和数据共享的应用水平，缺乏针对互联网环境下复杂数据开放场景的安全设计。因而，如果直接将院内信息交互服务暴露给互联网医疗应用，将可能给院内信息系统安全和稳定带来不可估量的风险[41]。八是医院信息安全应急预案制定不完善。在互联网背景下，智能化的设备运转及软件管理成为常态，任何组织都不能够保证自己不会出现信息泄露的事故，设置信息安全管理应急预案成为必需，但是大多数医院对此还没有制定有针对性的预案，或者只是为了进行检查，有关设备采购、资金拨付等问题也没有落到实处，这样容易在突发信息安全故障时难以有效地配合。

可采用以下有效措施：

①完善管理制度。将医疗信息管理数据的责任明确到各个科室、每一位工作人员，做到责任到人。要强化组织和制度建设。医院要建立信息安全管理制度，保证机构统一、规划统一，增强系统的集中整合力度，健全信息管理工作的各项规章制度，使信息工作有章可循。不断完善机房、软硬件设施、安全设备，

打破各部门界限，通过管理规定、技术运用等各种方式、方法，实现内部的一体化工作和重视，改进管理模式中的信息彼此独立和业务完全分离的现状，努力提高系统的防御安全能力和系统的制度管理水平，为民众需求提供一体化的信息服务，通过创新引导管理和服务。②明确使用权限。将不同的人员进行权限划分，明确不同人员的查询数据内容的权利。这样有利于医疗信息数据的分离管理，当医疗信息出现泄漏时，不至于全部泄漏，能够有效采取措施进行补救。对于维护医疗信息安全的科室和个人进行奖励，除了物质奖励之外，还可以在职称、评先评优等方面进行倾斜，激发医院所有员工参与信息安全的积极性。对于泄露信息的科室和个人要进行惩戒，既包括物质方面的惩戒，比如罚款、扣除绩效奖金等，还要包括取消评先评优等，严重的要追究其法律责任。③定期开展网络维护工作。通过对医院信息系统风险问题的分析可知，在信息系统运行期间，安全风险无法做到完全规避，说明要采用预防措施降低风险概率，以防出现黑客、病毒入侵等问题。为此，医院的信息系统管理技术人员要做到定期开展网络维护工作，对于信息系统内存在的隐患、漏洞等进行科学排查，全方位提高信息系统的防御能力，将安全风险问题扼杀在摇篮中。比如，可以定期对医院信息系统内的数据传输、交换过程进行重点排查，分析是否存在木马、高危病毒等，通过病毒检测软件或杀毒软件的工作记录报告，建立完善的数据档案，对报告结果加以精确分析，实现维护医院内部信息系统安全的目标。④在优质医疗资源稀缺的情况下，互联网医疗不应该利用平台去挤占瓜分资源，而应该"精准预约"模式，这样让医师从中找到职业尊严，也解决了部分患者的就医需求。为此在管理上，要建立相关的管理机构，要制定个人设备的准入标准，要签入网协议，从建设到维护、管理、安全审计方面都需要人员在这方面专门负责，建立互联网医疗相关设备的管理制度等。⑤互联网安全接入引擎。利用高效可靠的消息传递机制进行平台数据交互，基于数据通信进行分布式系统的集成（见图4-2）。在技术上采用分布式集群架构和负载均衡技术，支持百万级用户访问，支持动态扩展，支持熔断技术，从而保障医院互联网数据共享交互服务安全、稳定、可持续运行。⑥健康服务运行实时监控系统。为了保障医院互联网共享交互服务7×24小时高效稳定运行，平台可内置健康服务运行实时监测系统，可以实时监测服务器资源、平台基础服务、上层系统服务、中间件软件、互联网访问、消息通道等相关指标，发现异常问题后能够及时预警并自动发送短信通知相关人员进行处理[47]。⑦建立分级保障应急预案在医院日常的运行中必须对信息安全管理应急预案建立分级制度,发现保存数据失败、不能访问数据库等问题就要立即汇报,根据故障严重程度进行处理。同时还要结合临床科室情况制定应急预案,根据自身科室特点进行详细登记,对启动应急预案的时间、相应的替代方案、故障恢复后的补录环节等进行规定并保证每一个员工都熟悉。为了防止可能发生的信息安全事故,可在不影响医院正常业务的情况下组织应急演练,确保落到实处。

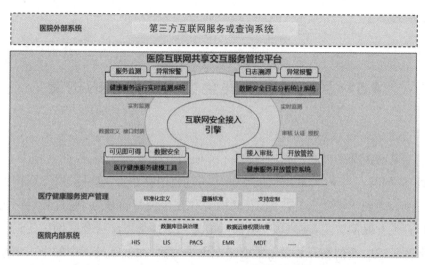

图 4 - 2　医院互联网共享交互服务管控平台架构示意[47]

健全管理制度。采用数据划分的方法,主要是为了控制患者和医疗机构对相关数据的访问权限,从而改善了数据的管理,降低了数据的泄漏风险,同时,如果一方的系统发生了故障,也可以由对方进行控制,从而降低了数据泄漏的风险和经济损失。当一方的系统有问题时,由技术人员来解决。另外,由于限制了医疗信息的阅览权限,使得技术人员能够在信息泄漏时,对泄漏的人员进行及时的跟踪。完善问责机制。比如,如果信息泄漏的机构、个人因为操作不当导致信息泄漏,都要按照事件的严重程度来处理,以提升医院的管理和标准化。健全科技人才培养体系。要提升医疗数据库的安全性,就必须加强技术人员的安全知识和应急知识,加强技术人员的安全意识,以便在数据库中发现有潜在的安全风险时,及时处理。

浙江省宁波市的云医院通过判断患者是否与网上注册医生在实体医院有过诊疗记录且病情稳定,是否与该医生签订过云医院的就诊协议,对患者进行严格的筛选控制,同时通过授权的方式,仅允许与该患者对应的医生才有权限查看该患者的病历档案和进行问诊操作。另外,广东省网络医院通过卫计委的审批成立后,在医师的准入中采取机构备案制。由此可从患者、问诊医生不同角色进行管理,通过患者的信誉度筛选患者、对工作人员进行考核培训,以提高就诊效果;同时制定相关管理制度,设立相应的安全管理机构,强化事中事后的监督管理。

4.5 互联网医院安全性保障体系的构建

互联网医院的兴起,为患者提供了方便的就医服务,一定程度上解决了"看病难"的问题。当下,互联网医院在使用的过程中存在着一些问题,互联网医院的安全性受到了考验。大数据、互联网等科技手段日益成熟,通过互联网为媒介运行的互联网医院,在信息安全保障上遇到了挑战。维持互联网医院运行的服务器、终端、通信光纤等设备需要定期维护,患者在就医过程中的个人信息安全,医院数据库的信息安全及相关法律法规都未趋于成熟。因此,构建互联网医院安全保障体系至关重要。

相比英美等国家,我国互联网医疗起步较晚,国外已经形成了对于互联网医疗方方面面的保障体系。因此,国内许多学者对如何保障互联网医院安全性进行了研究。秦涵书等人[48]从信息基础设施、网络安全、互联网医院信息系统、医患双方个人隐私、互联网医院数据,以及互联网医院系统运维 6 个方面,分析当前互联网医院建设中存在的主要信息安全风险,提出了构建"四位一体"互联网医院信息安全体系。何飔绯[46]利用区块链+人工智能+大数据等核心技术保障医患的信息安全。孟玉颜等人[45]从数据安全、云环境安全以及接入边界安全的角度,针对所述隐患提出加强数据分级管理、分域加重边界管理、完善网络安全体系以及加大处罚力度的防控建议。

通过查阅文献，可以看出国内学者都从不同的角度，对保障互联网医院信息安全提出了措施和建议。但是，没有学者提出构建互联网医院安全保障体系，极少对互联网医院安全性保障提出全方位的建议。

4.5.1　硬件安全

在机房等关键部位设置电子门禁，除电子门禁系统外，应按安全管理要求设置，在机房等关键部位有专人值班，在机房等重点部位值班的工作人员必须严格遵守有关机房出入的管理规定，来访人员须经审批和陪同方可进入相关区域。对电子门禁系统的运行、维护记录进行定期的核对，以保证出入人员的身份识别和记录。为在公众场合使用的网络设备提供安全防护，在服务器主机房设置监视报警装置，以确保机房内的防盗报警功能。

为了避免雷电事故造成重要设备的损坏，机房内的电脑系统（交流接地，安全保护接地）应满足 GB50057—1994《建筑物防雷设计规范》的规定。机房电源，网络信号线，重要设备应配备合格的避雷器。电脑机房应配备自动灭火、自动检测、自动报警、自动灭火的灭火系统，并由专门的人员进行维护。对发生在机房内的火灾安全风险进行及时的汇报，并予以解决。在机房和其他关键设备中，应配备 UPS 后备电源，医院的机房和重点科室，均宜用双回路供电，以避免因停电而造成设备无法正常工作。机房内应设有温度、湿度自动调节装置，机房内设有防水检测及报警装置。对机房的重要设备及磁性材料进行电磁兼容（electromagnetic magnetic compatibility，EMC）防护（包括设备的外壳、电线、通信电缆的绝缘）。

移动医疗器械的应用主要是监控、慢性病管理、卫生管理等。这种医疗器械是通过对患者的健康信息进行收集和分析而对患者进行健康管理的，包括患者的个人隐私。该系统采用无线网络连接到医疗设备，便于医护人员随时了解患者的身体状况。但是，这些移动医疗器械通常都有一个数据汇总模块，既能将患者的个人信息发送到医院，又能将患者的信息存储到网络上，方便用户随时查看。目前国内对这些移动医疗器械的管理尚无明确规定，这就为某些犯罪分子提供了非法入侵的机会，窃取患者的个人信息。另外，医疗机构的管理上也存在着缺位。因此需建立相关标准和服务流程，确保移动医疗的可持续发展；明确责任主体，落实监管权力，按照职权责任进行分类监管，进一步规范相关的技术指标及评价标准；加强隐私保护。

4.5.2 软件安全

互联网医院拥有大量患者就诊数据，对数据的收集、使用、加工、传输、提供、公开等环节没有明确规定，这对保护互联网医院数据资产造成了极大的挑战。将患者在就医过程中的相关数据从高至低分为三级，分级依据为数据泄露后受到危害的严重程度。针对不同级别的数据采取不同强度的防护策略。

互联网医院打通了内外网，实现了数据实时交互。同时，存在着低级别访问控制、恶意代码攻击、拒绝服务、入侵、窃取、篡改、盗用、勒索、泄露等高风险隐患。在医院安全防护系统构建过程中，应坚持内外网一体防护的规定，以此达到信息双重防护的目的。通过与专业安全厂商合作，每年对互联网医院信息系统进行网络安全等级保护测评。建立互联网医院系统运维管理子系统，提供包括故障报修与处理、安全巡检、安全事件预警、网络漏洞处理、安全动态监测等服务。制定互联网医院应急方案，提供及时的应急响应服务。

互联网医院的信息系统可采取 HSB，数据库实现负载均衡和读写分离。利用实名认证、电子签名、传输加密、去标识化处理、全程留痕等手段，确保信息不被非法获取。同时，医疗机构的数据建立可以与第三方专业的数据库开发企业和网络安全公司进行合作，购买正版杀毒软件、建立医院信息系统防火墙，定期对医疗数据库进行安全隐患和木马病毒等的扫描，切实保障数据的安全性能。

4.5.3 运行安全

互联网医院运营各机构间的技术实力差距较大，平台软硬件的稳定性和抵抗分布式拒绝服务等攻击的能力也良莠不齐，存在提供的应用服务不稳定及易遭攻击等信息安全隐患。互联网医院的软件、硬件、网络环境等多个方面都需要运维，过程复杂，运维人员、运维技术和运维管理三者相互结合、相互制约。

（1）需要提升人员信息风险防控意识，在思想和行动上统一全院的信息风险防控意识。对访问互联网医院平台查阅相关信息的人员，需进行身份认证和做到有迹可循，对其所访问的信息进行匿名化处理，保护患者隐私。

（2）需要做好主动防护措施，对于互联网医院的硬软件需要定期更新、检查。并为互联网医院的运维留出资金，不断更新防病毒软件和加密技术，维护和优化医院网络结构,做好线路保护和供电等安全措施。

(3)实施符合国家标准的安全等级保护体系建设,确保数据中心运行监控系统的核心信息资产的安全性,从而使重要信息系统的安全威胁最小化,达到数据中心运行监控系统信息安全投入的最优化,实现信息资源的机密、完整、可用和可审计性。

4.5.4 管理安全

目前,医疗信息管理并没有得到很高的关注。一是多数医院管理者的思维还处于传统的状态,无法准确把握信息化时代医疗信息面临的安全隐患;二是管理责任不明确;三是考核机制不完善;四是信息安全威胁防御难;五是抢号现象频发;六是缺失统一的医疗数据全链路安全开放管控设计;七是缺乏面向互联网共享医疗数据的专业安全管控工具;八是医院信息安全应急预案制定不完善。

医院管理者需要意识到医疗信息在所处时代下的重要性,把保障医疗信息安全作为一项极其重要的任务。一是完善管理制度:将医疗信息数据管理的责任明确到各个科室、每一位工作人员,做到责任到人。二是明确使用权限:将不同的人员进行权限划分,明确不同人员查询数据内容的权利,有利于医疗信息数据的分离管理。当医疗信息出现泄漏时,不至于全部泄漏,能够有效采取措施进行补救。对于维护医疗信息安全的科室和个人进行奖励,除了物质奖励之外,还可以在职称、评先评优等方面进行倾斜,激发医院所有员工参与维护信息安全的积极性。对于泄露信息的科室和个人要进行惩戒,既包括物质方面的惩戒,比如罚款、扣除绩效奖金等,还要包括取消评先评优等,严重的要追究其法律责任。三是身份认证安全管理:在医院信息系统中,可通过众多途径实现对网络安全性的提升,尤其是身份认证安全管理的合理应用,可以避免黑客的入侵,更好地对网络访问进行控制。在多数医院信息网络中,对于用户身份的认证,往往通过"用户名+口令"的方式实现,并没有接入 MAC、IP 等。基于此,有必要提高身份认证的安全性,具体而言,可以采取绑定信息的手段,在没有得到审批之前拒绝接进医院网络的信号。精准识别使用者的身份,在获得有关审批之后方可接入网络,能更好地应对外来网络的攻击。在制定访问控制对策时,要结合使用者的等级权限,建立科学、可行的访问控制对策。基于此,可以采用访问控制对策,以更好地符合医院网络发展的要求,促进医院的健康、稳定发展[48]。

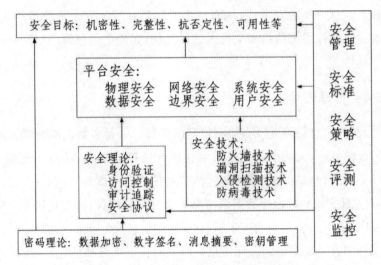

图4-3　计算机网络安全目标及技术手段[48]

因为医疗卫生行业的特殊性,所需的信息化人才不仅要具备专业的信息化知识,同时还要熟悉医疗法律知识和全面掌握医学的专业知识。作为医院正常运转的重要支撑力量,信息化安全防护工作需要专业的人才来完成,这样才能最大限度发挥信息化的优势作用。要积极引进先进的人才,根据现有医院信息系统情况,定期举行信息化专业技能提升培训活动,重点加强信息化人才的实际操作能力。此外,还要针对每一个科室的具体情况,设置相应的信息化代表,保证科室内微小信息故障可以独立解决,增强员工的信息化知识储备能力,提高信息化安全防护意识。

4.5.5　保障患者信息安全

互联网医疗的患者在就医过程中不可避免地会产生多种外部不确定性的医疗信息安全隐患,如何有效减少外部风险,为互联网医疗患者营造安全稳定的就诊环境,还需要政府行政部门以充分考虑互联网医疗患者自身的实际需要为出发点,有序引导多元主体参与以不断提升互联网医疗领域的信息安全防护质量。基于互联网医疗患者的信息安全建立评估指标体系,确保体系的可行性和可操作性。在指标体系的设计中,既要以简单为主,又要以定量和易于统计作为辅助手段,以逐步减少计算的困难,使指标的权重尽可能地简化,并在适当的时候兼顾可操作性和实用性,以改善评估工作。

在满足医疗患者个人隐私需求原则的基础上,探讨互联网医疗的信息安全技术本身的防护性原则,为医院在互联网医疗中的应用提供了依据。首先,医疗信息保护技术自身的可靠性能够降低外部的各种风险介入,为医疗机构和就诊患者的数据操作提供安全、可靠的操作环境;其次,通过医疗信息安全技术对医疗信息安全的支持,及时综合分析网络医疗信息的实际应用和诊疗患者在使用"互联网＋医疗"技术的过程中可能会面临的实际医疗需求环境,全面系统地考虑就诊患者在整个就诊的过程中以及就诊后期所涉及的多方面风险因素,进而可以尽量避免因各个指标的遗漏或选取的不科学性以影响医疗患者信息整体的评价过程。

在保证互联网医疗信息技术安全可靠性的前提下,保证其自身的稳定性,是构建互联网医疗服务系统的关键。一方面,通过互联网医疗服务平台的安全性,可以有效地降低医院信息在网络上存储、传输、使用等各个环节中的不确定因素,从而有效地降低了医院信息安全风险所带来的不必要的费用;另一方面,互联网医疗机构内部信息平台的安全运作,既能满足患者对个人隐私的需要,又能降低医患矛盾,维护了诊疗患者自身权益。总之,要保证指标之间的逻辑关系不会出现混乱,尤其是一级指标和二级指标之间要有层次,要避免重复,要涵盖评估工作的各个方面。

4.5.6　完善法律和监管体系

要保证网络医疗服务的正常运作与健康发展,必须尽快出台专门的互联网医疗法规,提升立法位阶。2018 年,国家卫健委发布了三个关于互联网医疗的部门规章,将互联网诊疗纳入了法律法规和监管体系之中,而《互联网诊疗管理办法(试行)》是一部部门规章,缺乏相应的行政惩罚措施,很难震慑到违法乱纪的人,导致了互联网医疗行业存在大量违规行为。互联网医疗与人民的生命权、健康权等有着密切的关系,根据《中华人民共和国立法法》的有关规定,民事基本制度只能制定法律,还没有制定法律的,则可以通过人大及其常委会授权国务院来制定行政法规。互联网医疗服务关系到公民的基本权益,应该由国家的行政规章来规范。从提高互联网诊疗的立法位阶必要性来看,我国现行的《互联网诊疗管理办法(试行)》并无行政处罚的权限,纵容了大量违法行为的发生。目前互联网诊疗的使用越来越广泛,也呼吁对互联网诊疗尽快制定行政法规,或对现行的管理办法提升法律位阶,以满足规范互联网诊疗的需求。

另外,必须通过立法来保证处方的真实性。首先,对处方权的行使进行了严密的监督。目前的互联网诊疗并不严格,这就造成了一些没有资质的互联网医疗机构出现,一些没有资质的人也加入了互联网医疗行业,这就需要完善一些制度,比如将那些不符合条件的医生拉入互联网诊疗系统黑名单,同时加大执法机关的监管处罚力度。最后,通过对电子处方导入环节,强化系统的设计,以科技手段构建电子处方验证系统,实现药店的联网,实现完成电子处方的验证、备份,防止假处方、药店的违法发放。健全相关法律法规,明确互联网医疗机构的处方药的负面清单。药品管制是医生处方权管制中的一个关键问题,在我国《处方管理办法》中,对毒性、放射性、麻醉、精神药品等药品的使用进行了严格的规定。在互联网医疗中,网上开药的限制应该以《处方管理办法》等处方管理条例为基础,并针对网络上的具体问题加严格。《互联网诊疗管理办法(试行)》第十九条规定了互联网诊疗活动不得开具麻醉药品、精神药品等特殊管理药品的处方,这一规定是因为麻醉药品和精神药品具有一定的依赖性,若过度使用可导致药物上瘾;此外,还可预防不法分子利用互联网诊疗平台虚假陈述病情,骗取麻醉药品、精神药品的处方,取得这类药品直接出售或提炼毒品销售。但就目前的实际情况来看,互联网诊疗平台并未制定相关措施,禁止使用上述违禁药品的处方。卫生行政管理部门应尽快制定配套法规,明确规定不得在互联网诊疗在线处方中开具的药品名单,以供互联网诊疗医疗机构和医生参考。互联网医疗卫生服务机构应当利用信息技术手段,屏蔽这些药品,以防止医生在药品仓库中找到相关的药品,运用技术手段严格禁止开出上述这些药品。加强药剂师审核的能力,使其有一票否决的权力,有权直接拒绝签署。

互联网诊疗应坚持刚柔兼济的监管手段,因为互联网诊疗的不可试错性,需要采取更加严厉的监管措施,保护患者的生命健康安全,另外,互联网诊疗仍在发展过程中,对互联网诊疗行业要采取柔和的引导措施。在刚柔并济之间,要有一条红线,凡是进入红线范围之内的,都要受到行政处罚或追究刑事责任,而这条红线,应该是是否侵犯患者的生命健康安全。《互联网诊疗管理办法(试行)》并没有规定违反监管制度的行政处罚措施,只是说,上级卫生健康行政部门应当及时纠正违反管理办法的主体,在没有具体的行政处罚措施下,不能对违反管理办法的主体进行行政处罚,只能通过卫生行政主管部门的口头劝阻,而不能起到有效的震慑作用,违法者的进行违法行为的成本很低。因此,必须尽快出台互联网诊疗相关的行政法规,并依照《中华人民共和国行政处罚法》相关规定,对互联网医疗中的违反法问题设置警告、罚金、吊销营业执照等行政处罚措施,提高互联网诊疗活动监管的处罚力度,加大威慑。

5

提高互联网医院运行效率的策略

医院信息系统和网络环境的安全，是保证医疗工作有序开展的基础，是提升患者个人信息安全性的保证。伴随"互联网＋"时代的到来，医院的信息化程度不断提升，信息化应用项目更加丰富，外加医院业务向外拓展，使得部署策略更加复杂。伴随着信息技术的发展，互联网技术逐步进入各个行业，我国医疗行业迎来了"互联网＋"的新时代。互联网技术的应用，让医院的各项资源得到科学配置，满足人们的就医需要，为人们的生命健康保驾护航。由于医疗行业自身的特殊性，医院在进行信息化建设时，要按照自身的运营特性，建立属于自己的信息体系。但在信息技术高速发展的同时，医院的信息安全风险迅速加大。为了适应"互联网＋"时代潮流，医院要做好信息安全管理工作，确保所有数据信息的安全。信息安全管理是指对医院信息系统的相关硬件、软件、数据库信息等加以安全保护管理，以免被偶然、恶意地破坏或泄漏等。主要是使信息系统的网络连接服务不受到负面影响而发生中断，确保信息系统的可靠、连续运行，为医院正常运营提供安全上的支持。现阶段，医院的信息安全管理成为系统参与的一环，在医院的管理和运行中，中心工作在于保障医疗安全，以全体工作人员为根基，全面降低医院的信息风险，为人们提供更为优质的医疗服务，使医院得以实现良性运营的目标。

5.1 提高互联网医院运行效率的硬件策略

5.1.1 基础设施

在"互联网＋医疗"应用环境下，医院机房的核心存储与网络设备面临着高并发、多点交互的特点，另外医院机房硬件设备老化、性能不足，以及安全防护设备如防火墙、入侵检测等设备的配备缺失也进一步造成机房安全系数的降低,医院机房的管理工作是保障医院信息系统安全稳定运行的重要基础性工作,不仅涉及服务器、存储、系统软件,还包括 UPS、空调系统、消防、防雷等基础设施的完善。这些系统与设备是否正常稳定运行,在一定程度上影响着医院各类信息系统安全和稳定运行。

在医院以"互联网+医疗"为导向的信息化建设过程中,医院医疗信息系统的安全工作一直是困扰医院管理的重要问题之一,随着新技术新应用的发展,医院应围绕信息安全策略做好医疗信息安全体系的建设工作,广泛采用新型服务器及存储、网络安全设备、做好数据的备份与恢复,结合自身特点深入分析影响网络安全的薄弱项,随着医院信息系统构成越发庞杂,医院必须及时做到医疗信息系统基础设施的提升改造工作。主要从以下几方面入手:第一,提升医院核心机房运营管理工作。机房是医院信息系统安全稳定运行的基础,做好机房设备的老旧更换与安全检查工作,利用动态环境监测系统实时检测机房温湿度、核心硬件运行状态、机房 UPS 供电安全等问题,机房管理员要对核心机房进行每日巡检,做好日志记录。发现问题及时做好信息上报、联系维修等工作。第二,利用信息加密技术、防火墙、入侵检测技术做好内外网之间医疗信息的安全认证工作。信息加密的目的是保护内网的数据、口令和控制等信息,保护网上传输数据的安全有效。利用防火墙技术做到内外网之间的物理隔离,在内外网之间的数据交互中,能有效做到医院内外网之间风险区域的安全连接。随着网络安全风险系数的不断提高,作为防火墙技术的补充,入侵检测系统能帮助网络系统快速发现来自互联网的攻击行为,对系统管理人员的安全管理能力做到有力的补充,同时提高系统安全结构的完整性。第三,做好核心应用系统数据的备份与恢复工作。在"互联网+医疗"环境下要做到网络体系整体的安全性,只有"预防"与"检测"等手段是远远不够的,还必须增强机房核心系统的灾难恢复能力,因为任何防护手段都不能做到疏而不漏,一旦因不可抗力发生系统安全事件,后果是不堪设想的。这就要求机房核心系统即使发生灾难性事故,也能及时做到系统与数据的恢复工作,才能完整地保护网络与系统数据的安全。

5.1.2 法律保障

我国互联网医疗法律体系滞后，监管依据匮乏。互联网医疗是基于互联网技术兴起的现代化医疗模式，其与传统的医疗模式存在较大差异，而我国目前实施的有关医疗层面的法律，许多均在互联网医疗兴起之前设立，这使得部分互联网医疗中出现的新问题在法律层面的监管缺乏有力依据。比如在 20 世纪80 年代制定的《中华人民共和国药品管理法》，彼时之环境与现在存在巨大差异，在 2019 年修订后，才对互联网售药进行了规定，主要是对处方药的网络销售问题进行了适度放开和严格管控，但在其他层面的法律规范十分有限。建立规范完善的法律法规是对互联网医疗主体进行必要的监管规范相关主体行为的重要途径，目前我国的法律体系主要对线下医疗主体进行规范，在线上医疗主体层面的立法滞后，目前主要是一些部门规章和地方立法有涉及这一领域，如《上海市互联网医院管理办法》《互联网诊疗管理办法》等，这些规章制度虽然缓解了一些问题，但与部分上位法具有一定冲突。如在《中华人民共和国执业医师法》中明确规定了医生"亲自诊察"的义务，但在互联网医疗过程中，更多的是倾向于患者向医生描述病情，以及一些影像资料、检查报告等，这与"亲自诊察"是否相违背，需要在新的立法中予以明确。我国在近年来相继出台了多部规章和地方性法规对互联网医疗进行规范，但这些规范多是原则性、政策性的，没有对具体的问题进行细致规范，整体上表现得较为分散、笼统，尚未形成一部针对性强的法律对互联网医疗中的具体问题予以系统规范。与此同时，大量的线下医疗机构医生进入互联网领域，在线上或免费或付费地为群众提供咨询和诊疗服务，但这些行为是否符合规范，对咨询与诊疗行为如何区分等尚无明确的规范，而平台对此是否应当予以监管、是否对相应问题进行担责也需要通过立法予以明确。

同时，还存在监管职能交叉，监管过程混乱的现象。部门监管是秩序维持的重要途径，但监管主体过多，势必造成监管混乱的问题出现，实际上，在多部门相继出台互联网医疗有关的法律法规之后，已经出现了职能交叉的问题。国务院以及各级地方政府拥有制定法律、行政法规的权限，由于针对同一问题存在着多部门均具有管理权限的问题，在制定法律法规的过程中便出现了部门交叉的问题，尽管处在不断完善的过程中，但这一问题在司法实践中造成了巨大的困扰。互联网医疗涉及多个监管部门，除卫生部门外，还牵涉工商、网信办、食药监局等部门，比如针对互联网医疗的广告问题，便同时受到多个部门的监管，包括公安部门、网信办等多个部门都在不同领域对其具有监管权，部分问题存在职责交叉，容易导致职责混乱问题出现。多部门共同具有监管权最容易出现推诿扯皮的问题，在现实中，有关医疗监管的问题主要由卫生部门负责，互联网医疗属于医疗范围，但其较之传统医疗更为多余，需要通过更多的部门共同发挥合力才能达到理想效果，尤其是网监部门在其中的作用较之传统医疗更为突出。此外，执法涉及属地管辖问题，而互联网医疗具有跨地域性，对此类问题进行监管和处理较之传统医疗更为复杂，在此种情况下，容易出现部门之间相互推诿等问题，出现"谁都可以管，谁都不愿管"的不良局面。

在中国，媒体暗访发现，一万条个人信息的售价在 800～1000 元之间，却可能创造出数十倍的利润。据报道，福州多家三甲医院被黑客窃取了医院的"统方"（医生或部门一定时期内临床用药量信息统计）数据，形成 1325 份药品销量报告，而后被高价盗卖。然而更多地被盗窃健康信息并不仅限于获得医疗服务或药物，更涉及勒索、诈骗等恶性刑事案件。个人信息泄露之所以严重，是因为与发达国家相比，我国对健康医疗信息隐私保护政策法规的制定略显滞后，目前我国《中华人民共和国刑法》中虽然规定了侵害公众个人信息罪，但盗取健康医疗信息非法利润高、违法成本低、健康医疗信息价值与保护不对等，让盗取者心存侥幸。

美国作为隐私权及互联网健康医疗信息安全保护立法方面起步较早的国家，近年来相继颁布几十部互联网安全相关的联邦法律。但由于公众健康医疗信息的特殊性与复杂性，需要专门性法律保护互联网健康信息的安全，因此 1996 年颁布 HIPAA 法案，用以保障相关健康医疗信息网络交换中的标准性和安全性。经多次修改完善，HIPAA 法案至今仍然是美国互联网健康医疗信息安全方面最重要的法案。虽然 HIPAA 法案是美国颁布的第一个系统性保障公众健康医疗信息安全的联邦法规，但该法案所规定的健康医疗信息保护仅为最低程度的安全保障，远远不能应对健康医疗信息技术的广泛普及，因此美国先后在《经济和临床健康信息技术（HITECH）法案》《美国联邦法规》中，增加侵权的强制措施及赔偿的金额，以求更好地规范公众健康医疗信息管理，保证公众健康信息安全。近些年，互联网几乎全方位渗透到个人和经济生活中，而健康类 APP 却严重侵犯使用者个人信息权。美国国会已提出了包括《停止销售和披露可穿戴设备、追踪器中消费者健康数据法案》《信息透明与个人数据控制法案》《保护个人健康数据法案》等多项关于公民个人健康信息安全的综合性立法建议，以构建健康信息传输、出售、共享的监管框架。据统计仅 2019 年，美国至少有 31 个州颁布或通过了 80 多项与网络安全相关的法案。而伴随美国商业化征信巨头 Equifax 公司的大规模数据泄露事件，美国各州立法者试图进一步加强对消费者个人信息安全的保护。至亚拉巴马州《数据泄露通知法》（SB318）的通过，美国 51 个州颁布相关法律，要求企业、医疗机构在发现数据泄露的 48 小时至 60 日内将所泄露信息的内容通知到主管部门及公众本人，用于迅速应对信息泄露所带来的风险。目前，美国互联网健康医疗信息安全已形成了一整套较为完善的法律法规体系，为互联网健康医疗信息安全管理改革奠定了坚实的基础。

在现今形势下，将我国的发展实际与美国信息安全管理经验相结合，将对我国健康医疗信息安全管理整治工作起到推动作用。

完善健康医疗信息安全立法保障。《中华人民共和国侵权责任法》《中华人民共和国刑法》等法律将公众个人信息安全纳入公民隐私权范围内进行调整。直至 2017 年实施的《中华人民共和国网络安全法》才将隐私权与公众个人信息安全分开。目前，《中华人民共和国基本医疗卫生与健康促进法》《关于促进"互联网＋医疗健康"发展的意见》《关于做好个人信息保护利用大数据支撑联防联控工作的通知》等相关法律文件中，虽然明确规定医疗机构必须保障患者健康医疗信息安全，但仍然未建立明确的处罚机制。我国法律法规中仅针对非法获取、出售公民个人信息做出了相应的规定，但针对国家机关和金融、电信、交通、教育、医疗等单位的工作人员收集、泄露个人健康医疗信息的犯罪成本依然很低，法律震慑力不足。在泄露通知方面，虽然在《网络安全法》等相关法律中确立了"数据泄露通知制度"，但对于通知的时间、对象、程序及内容等实施规定尚不明确。鉴于个人健康信息的特殊性质与内在价值，我国仍然亟待完善健康医疗信息安全保障的专门性、常态性立法，除规范实体医疗机构和医护人员行为外，还要规范互联网健康平台上个人医疗健康信息的收集、使用和存储、共享及信息泄露通知等。同时，提高健康医疗安全及通知制度法律的效力，明确信息泄露处罚，为保障医疗健康隐私提供良好的法律环境基础。

健全健康医疗信息安全监管政策。与美国不同,我国行业监管政策指南虽不具有法律强制性,但其能够为政府进行公众健康医疗信息安全管理工作提供精准指导,为国家制定健康医疗信息保护立法提供决策依据。中国国家市场监督管理总局和国家标准化管理委员会于 2020 年 3 月 6 日发布新版《信息安全技术个人信息安全规范》国家标准,对个人信息收集、储存、使用做出了明确规定。作为行业监管的指导依据,该技术规范中仍然需要完善专门化的指导性实施细则并制定相关风险评判工具。在此基础上,我国应当构建覆盖全流程的数据泄露通知制度立法,以形成多方参与、及时处置的保障机制。借鉴美国HIPAA 法案中安全规则指南部分内容,将健康医疗信息的收集、保存、使用、公开、再循环等各个阶段分别管控,特别是针对健康医疗信息收集进行严格限制,制定统一标准,采取选择加入模式代替现有选择退出模式,用以加强互联网健康医疗信息安全的管理。

5.2 提高互联网医院运行效率的软件策略

5.2.1 问题分析

随着互联网技术在医院的不断普及,各种医疗信息软件大量开发和应用,但软件上线的审核和监管不严格,以及网络系统本身存在的不稳定等问题,导致医疗数据在移动网络传输过程中极可能出现信息泄密或被篡改的风险,加上有的医院安全技术手段落后、安全防护力度不够等,会影响数据的完整性、机密性等。同时,医疗信息安全缺乏具体法律保护,无法对不法分子形成震慑作用。这些问题都会导致医院信息系统安全问题频发,造成患者个人诊疗信息泄露或丢失,严重时甚至会影响到医院网络的正常运行,造成医院网络瘫痪。因此,亟须建立网络信息安全保障体系。

有的医疗信息系统存在接入设备不规范,内外网之间缺乏相关隔离,网络信息系统管理权限混乱,网络系统设计与协议不全面,应用程序存在漏洞以及管理不规范等问题,加上患者注册时的安全信息隐患,如患者信息录入、信息采集、身份鉴别不严格,造成信息不完整、内容不准确,以及更新不及时等,均会造成医疗系统后台暴露，存在被木马病毒攻击、黑客攻击、信息篡改、信息泄露、拒绝服务等风险。

医院医疗数据库具有信息覆盖面广、信息数据量大、信息种类繁多等特点。但不少医疗机构存在对医疗数据安全监管不严、管理责任分工不明、防护措施不力、数据信息安全技术标准不健全、安全防护与规范管理不规范、敏感数据和非敏感数据未分开等问题，容易出现数据信息接收错误、电子信息未加密，或纸质记录文档处理不正确、泄露患者信息等情况。特别是可穿戴设备，如腕式电子血压计、心脏监测仪、血糖仪、脉搏监测器、环境污染监测口罩等医疗产品，存在安全隐患，成为不法分子窃取患者敏感信息和隐私的高危平台。因此，健全数据信息安全技术标准，加强医疗信息数据维护和备份十分重要。

我国信息安全采用的是等级保护制度，按照应用系统的安全等级进行划分。如果主机、数据库、网络传输和处理等均处在同一 IT 环境下，客观上会增加应用系统的安全风险，而系统自身架构中的数据采集、数据处理与汇总分析、人机界面以及各层之间的 API 接口，也会加剧应用系统本身的安全风险。

5.2.2　防范措施

医院信息系统具有以下特点：①系统性。医院信息系统的主要功能是将医院内各个子系统加以串联，达到各部门信息共享的目的。从患者进入医院挂号开始，患者的信息便在挂号处、诊疗处、划价处、财务处、药房、住院处等地之间传递，说明系统性是医院信息化管理进步的表现和必然特征。医院的级别越高、资源数量越大，对于信息化管理的系统性要求更加严格。尤其在"互联网＋"背景下，医院的正常运行和发展需要社会、企业、政府等组织加以配合，更加证明了医院的信息安全工作并非单独开展，而是系统化联合运行的过程，需要内部、外部信息的统一协调和多方配合。②动态性。医院信息系统的动态性与自身的开放性有关，物流、信息流、人流等各方面均处于动态变化中，且动态性的特点不只单纯体现于医院信息的对外开放，还在于医院内部各个部门、科室之间的内部信息与资源的共享，是确保医院健康、稳定运行的基础。③高难度性。医院进行信息安全管理的重要条件是尽量减少信息、人员、物资的流动，以防造成安全管理的漏洞。但医院具有特殊性，职责就是对外开放救死扶伤，这更加大了信息安全管理工作的难度。尤其在患者众多、人员纷杂的大型医院中,接收的患者疾病种类、严重程度均存在差异,人员的密集和信息的高速流动,均成为医院信息安全管理工作开展的重要挑战。

医院的信息系统在"互联网＋"背景下将面临更多来自互联网空间的不利影响,具有更广泛的攻击范围。当前,医院积极开展信息化建设,信息边界划分模糊的问题更加显著。尤其是移动 OA 终端、互联网平台终端,边界模糊将造成安全威胁程度的加深。外加医院扩展了信息边界,还容易出现安全风险供给类型的多元化,若医院沿用以往的安全风险防控方式将难以应对。医院信息系统安全受到威胁的表现,在于病毒、黑客等的入侵,出现系统运行问题或瘫痪等。当前由于信息系统接入了互联网,使得信息规模更加庞大,将使得信息安全威胁的防御难度有所增加。以往的信息安全保护方法有相对局限性,部分医院无法做到快速应对处于动态变化状态的安全威胁。在医院网络范围内,通常存在较多终端设备,但沿用静态化的信息管理模式容易拖慢系统更新速度,则潜伏性的网络安全威胁将无法被技术人员所察觉。

因此,医院需要对信息安全技术进行优化。信息安全优化技术是确保医院内部信息系统平稳运行的基础。医院可从三个角度出发,使安全优化技术得以创新。

(1)进行网络访问控制。对网络访问进行控制,是提高医院信息和网络安全等级的可行办法。根据"零信任"网络安全策略,医院可考虑在网络系统中经由策略决策引擎,实施对各种访问行为的严格验证和授权管理,对于所有访问医院网络系统的用户均要做到反复明确和认证身份,配合开展证书系统安装工作,达到访问全程安全认证的目的,降低从终端至服务器存在非法访问问题的概率,阻断配置端的非法请求。使用细粒度策略,对各类访问请求进行持续分析,做好访问用户信任度的评价工作,根据用户类型判断用户能够访问医院内的资源种类,再对信息资源执行只读、可存档、可删除等分类操作控制,最大限度减少用户与医院内敏感信息的接触,从根本上降低医院内的信息安全风险。

(2)运用数据加密技术。数据加密是一种将明文信息经过特定密码算法转化为密钥信息的技术类型,最终目的在于信息保护,适用于医院的网络和信息系统。在开展医院信息安全管理工作时,若能充分发挥数据加密技术的价值,便能起到提升数据安全等级的作用,该技术使用后,只有被医院指定的用户或网络才能得到相应的完整数据信息,而所有非授权用户均无法得到经过加密处理后的内容。现阶段,较多医院在信息传播中使用 TCP/IP 网络协议,尽管该方法具有较高的性价比,能够节约信息安全优化技术应用的投入成本,但存在一定的安全隐患。因此,需要技术人员在传输信息时,将信息转换为伪造代码,在另一端接收时再使用特殊方法读取信息,达成高效保护医院信息网络传输的目标。

(3)提升病毒防御性能。安装防火墙、病毒检测和杀毒软件,是提升医院信息系统病毒防御能力的常规方法。因医院内网终端受到病毒入侵的风险相对较高,技术人员的首要任务便是做好内网终端安全防护加固工作。有条件的医院可在终端部署付费版杀毒软件,安排技术人员定期予以更新和升级,尽快修复系统漏洞;若为了降低成本投入,则要选用开源版的杀毒软件,根据医院的信息系统现实情况适当添加插件,让软件功能上尽量接近付费版软件;或者先安装专用版杀毒软件,满足病毒防御的基本功能,待到医院能够提供资金支持后,再将专用版软件进行注册,转换为付费版以获得软件的全部功能,但不得安装破解版的付费软件,以免木马病毒"乘虚而入"。技术人员在此期间可在医院的数据中心适当部署入侵防御系统,开展数据备份工作,保证在数据中心服务器受到病毒侵害时能够尽快让医疗信息恢复正常,尽可能减少医院的损失,使医院信息系统的关键模块与功能始终处于安全监管的状态下。

5.2.3 新兴技术

随着国家关于"互联网＋医疗健康"相关政策的逐步推广,各医疗机构逐渐将原有线下就诊流程,扩展至线上应用。研究发现,医疗机构的远程探视应用受限于网络视频信号的实时性和院内外服务接入支撑的可靠性及安全性。5G技术的推广,在很大程度上弥补了医疗机构跨区域就诊的不足。

新生儿重症监护病区(neonatal intensive care unit，NICU)接治的新生儿为早产患儿、高危或重症患儿,是医院感染的高危场所。据相关统计,我国NICU 院感率为 9.63%～20.60%。新生儿家属在缺少院感相关认知的情况下,无法避免交叉感染的潜在风险。NICU 对于护理级别、应急响应、院感、消毒隔离等都有严格的要求。对探视满意度的调查发现,83%的家长希望每天都能见到患儿。由于 NICU 的特殊性,新生儿需要在院接受长期治疗和护理。家属每次来院所花费的时间包括来院路途、排队咨询、换装隔离衣等,而探视有效时间,在各种限制下,往往只有 10 分钟甚至更短,与探视成本不成比例。

因此,济南市妇幼保健院基于院内信息集成平台,打通院内临床医疗资源及患者数据壁垒,实现数据互通共享。结合 5G 互联网应用技术,建设 5G 互联网医院。通过构建外联平台,隔离院内和院外网络环境,规范消息收发和规则转换机制,保障数据间的可视化交互安全性,打造全业务链条信息化的患者全周期健康管理。将传统医疗与新型互联网技术有机结合,重构并优化面向患者的各类医院服务,建设全新医疗服务流程,实现智慧医疗生态闭环,互联网医院的系统设计见图 5-1。5G 远程探视上线后,医疗机构服务能力显著提升。3118 次线上探视可以覆盖多达 15590 人,其主要原因是,每次发起的线上探视都可允许 5 个移动终端设备的同时接入和视频交互,增加了服务人数。探视平均花费时间降低了 90.4%,其主要原因是,实验组所用时间几乎全部用于实际的视频探视中,省去了线下非有效探视时间,提高了探视效率[49]。

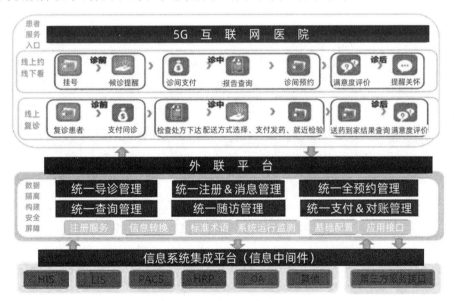

图 5-1 济南市妇幼保健院互联网医院系统设计[49]

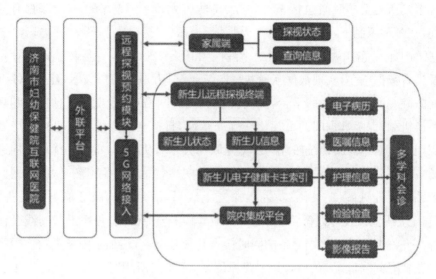

图 5-2 基于 5G 的 NICU 远程探视系统架构设计[49]

医疗机构的智慧服务范围很广,但本质上都离不开过程透明化、流程科学化、信息数字化以及服务沟通人性化的医疗发展方向,针对现有就医流程和就医堵点,寻求优化和解决方案,实现方便患者就医,以及提高居民就医体验和获得感的便民就医目的,是进一步改善医疗服务行动,指导医疗机构科学、规范开展智慧医院建设的途径。远程探视是一种基于互联网技术,打破区域和时间限制,拉近医生之间、医生和患者之间、家属和患者之间沟通的重要手段。使用5G 构建互联网医院和远程探视架构有两点优势,一是网络峰值速度快。5G 网络速度为 10Gbp/s,是 4G 网络速度的 100 倍。二是网络延时低。5G 网络延时从 4G 网络的 30~50ms,缩短至 1ms。基于 5G 互联网医院的远程探视技术应用,很好地解决了医疗机构远程探视受限于网络视频信号实时性和可靠性的问题,是对于现有就医模式、探视模式的一种有益探索,是结合医院信息化实际情况、将 5G 技术落到临床实际的一种有效应用创新。

济南市妇幼保健院是全国 38 家试点 5G 应用的医疗机构之一,是山东省首家面向患者应用的 5G 智慧医院,在全省率先探索基于 5G 互联网医院的远程探视,打破了重症监护病房线下探视的局限性,构建了一套完整的线上探视闭环流程,有效缓解家属的焦虑心情。在疫情防控期间,拓宽了医疗机构的服务范围,提升了医疗机构便民利民服务能力。

5.3 提高互联网医院运行效率的管理策略

本节以菏泽市某医院为例,介绍在互联网医院信息建设与管理中该医院的管理策略[50]。

5.3.1 加强组织领导,正确看待医院信息化

一个医院要想发展好信息化,就必须在全院员工中形成重视和正确看待信息化的理念,并把信息化建设与管理工作作为该院发展策略的重要一部分。首先,要把信息化工作融入医院的总体发展战略框架,确保其与医院的管理与经营有机融合,提出切实可行的中长期计划与具体方案,稳步推进信息化建设,把信息化工作扎实展开。其次,要认识到信息化不仅仅是靠技术,更重要的是管理,信息化尤其是医院信息化发展到今天,已经远远不是技术能解决的范畴。但凡信息化程度高的医院,其医院的管理水平同样也是优秀的。这就要求医院的信息中心经常与医院管理者、职能科室、业务科室沟通交流,对于遇到的问题要通过各方面积极主动的沟通来解决,制定出符合医院实际工作的流程规范和规章制度,以保障医院信息系统的正常顺利使用。再次,任何一个单位、一个医院都有其独特的文化环境,信息化作为一个走在时代前沿的新兴事物要想发展好,更需要与医院多年来形成的传统文化环境相适应。对于信息化,医院管理层要注意宣传引导广大职工正确看待,避免或尽可能减少出现老员工过度排斥、新员工过度依赖的两极分化的极端情况,在医院内部形成全院、全员一起支持信息化、共同利用信息化、合力完善信息化的良好观念。

菏泽市某医院一直十分重视信息化建设和管理的组织领导工作,从2013年信息科成立之初,即组建了由该院各级主管领导和中层干部共同组成的"医院信息化领导小组",以全面领导全院的信息化建设和管理工作。此后在医院领导班子进行调整后,也在第一时间对"医院信息化领导小组"进行了相应的人员调整,这对医院信息化的建设与管理工作起到了良好的示范和推动作用。下

一步,医院在制定发展规划和政策措施时,要坚决执行信息化建设是一把手工程的理念。唯有如此,才能促使医院各业务部门和信息中心的紧密配合、形成合力,共同推进医院信息化建设与管理工作的顺利开展。

5.3.2 制定医院信息化发展中长期规划,保证信息化资金投入

一直以来在医院有个普遍的结论,认为临床一线是为医院增加收入的,而信息化是花钱的。但是纵观近年来我国各大医院的财务统计分析报告,这些医院自从实行信息化尤其是"互联网+医疗"的信息化以来,信息化对于提高医院的整体经济社会效益起到了极大的促进作用,信息化在医院运营的各个环节上已经彰显出其强大的生机活力。同时,对于我国医院的主体——公立医院来说,最重要的是坚持其公益性,而并非只考虑营收效益如何。因此,医院发展信息化是必须要有稳定资金投入的,并且这种投入是需要按照医院整体的发展规划保证数量并长期坚持下去的,不能靠缝缝补补过日子,否则这样的资金投入只能让医院信息化发展道路越走越窄。

医院的经营管理者要清楚地认识到以下两点:一是医院信息化是在整个社会信息化发展的大背景下,医院完成上级部门考核工作的必然要求。如果不发展信息化,就无法完成电子病历分级评价、公立医院绩效考核等各项工作要求,也无法完成医保异地报销、医保贯标等民生工程,因此从这个方面讲信息化不是医院想不想的问题,而是作为一个公益性事业单位必须做的问题。二是信息化是完全可以帮助医院增加收入的,只不过信息化是见效慢、间接性收益的工程,信息化是在对医院整体管理模式、就诊流程再造的过程中来间接降低医院管理成本、提高工作效率,在简化患者就医流程、提升患者满意度的同时来增加医院就诊量。

从统计数据上看,虽然菏泽市某医院在信息化建设与管理方面投入的资金在逐年增加,但是也应该清楚地认识到,菏泽市某医院在信息化方面投入的资金远远少于其他同类别的医院。菏泽市某医院的信息化要想真正步入发展的快车道,目前的资金投入还远远不够。未来几年内该院还必须有持续的、大量的、固定的资金投入到信息化建设与管理的工程上来。这就需要医院全体职工有一个统一的思想上的转变,不要因为在信息化的过程中由于一时看不到实际效果,就降低投资额甚至放弃投资。医院在信息化资金投入使用中不应只是简

单的引入能完成相关功能需求的信息系统,而是要投入一定资金研究设计符合医院自身实际情况的信息系统,确保信息化与医院管理协同发展,真正起到帮助医院提高管理水平、提升工作效率、优化业务流程的作用,而非当前的形式化、被动的、生搬硬套的投入。同时,医院管理者也要重视信息化后期维护的重要性,现在无论是软件、硬件或是网络,后期维护都是很重要的一环,医院管理者要在这一方面加大资金倾斜并对厂商维护人员提出严格要求,确保资金投入有回报。

综上所述,医院管理层和广大职工只要充分认识到了医院信息化建设与管理工作的必要性,积极地解决信息化资金投入问题,按照医院既定规划不断完善信息化建设与管理过程中所需要的各类软、硬件,网络及其他附属设施,信息化必将对医院的各个角落产生极大的积极影响。

5.3.3 加强信息化专业人才的引进与培训,提升医务工作人员的信息素养

当今的时代,人才的竞争依旧愈演愈烈。同样,医院信息化建设与管理的基础就是要有高层次、高水平的信息化人才队伍。因此,近年来,各家医院都越来越注重医院信息化专业人才的引进与培养工作。

(1)加大信息中心专业技术人员的引进与培养见图5-3。

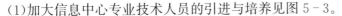
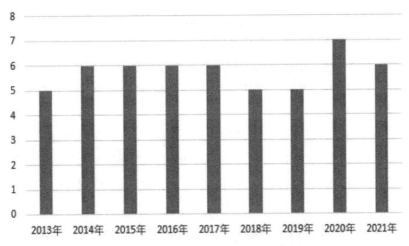

图5-3 2013—2021年菏泽市某医院信息中心全职职工人数[50]

从图 5-3 中可以看出，从 2013—2021 年，菏泽市某医院信息中心人员总数不多，但是依然有波动。在 2018 年和 2021 年出现了人员流失现象，这就需要医院在想办法引进新人才的同时更要想办法留得住人才。首先，医院可以加大资金投入从各大高校或企事业单位引进高素质复合型信息化人才，积极构建人才梯队成长制度。其次，医院还应该改变传统的人才培养模式，对医院内部现有的信息技术人员予以重点培训，按照其行业专长与技术水平科学合理地开展职责分工，以达到人尽其才的培育目标。再次，医院为了能留得住人才，还得从改善岗位待遇、开辟晋升途径等方面，向信息中心专业人员加以适当倾斜。最后，医院也要重视对信息中心工作人员经常性开展专门的理论知识和技能培训，按照医院信息化建设和发展的实际需要，把优秀的信息技术人才列入了医院科室带头人培养计划中去。唯有如此，才能建立一个蓬勃向上发展的信息化团队，充分调动信息化部门所有员工的积极性和主动性。

（2）提高广大医务人员的信息素养。

医院信息化不是简单地依靠信息中心一个科室就能实现的，而是需要全院、全员的参与，而广大的医务工作者就是具体使用的重要参与者。一个医院的信息化水平的高低、信息系统的好坏，归根结底是在日常的使用中进行验证的。因此医院还应重视医务人员的信息素养，信息化不仅要有顶层设计还要执行和使用到位。

一直以来，菏泽市某医院都十分注重提高全院职工的信息水平，医院多次组织信息中心人员向全院职工进行了信息系统操作、电脑基础理论知识、网络安全等信息技术的培训，并成立了菏泽市某医院信息管理小组微信群，邀请各临床、医技、行管科室的信息管理员入群，信息中心经常在群里进行信息化的相关通知和信息技术知识的普及工作。

当前菏泽市某医院信息化建设逐步走向正轨，正加快向"互联网＋医疗"模式发展。在如今信息化高速发展的年代，更加先进的管理理念与运行流程可以说是日新月异，这就要求医院的全体医护在不断提升医护专业技术的同时，也要不断培养自己的信息学科素养能力，积累信息化有关理论知识，使本人可以在医学工作上娴熟地运用各类信息系统，使计算机技术和医学技能密切地融合在一起。

5.3.4　加强各方沟通，全员参与信息化建设

在菏泽市某医院信息化建设与管理的过程中，许多问题在进行了全面而详尽的剖析之后才发现了其主要成因，正是由于部分参与者没有积极性而使得信息化建设进程停滞不前。针对这样的现象，医院必须把握积极性的主体"人"这一基本要素来做好相关政策的制定和调整。

菏泽市某医院在成立信息化领导小组和信息管理小组的同时，也应制定相应的奖惩措施，并且长期坚持落实。对积极投入信息化建设与管理中，提供全面需求分析并最后被医院采用的科室给予成绩加分，对于各科室信息管理员也要给予一定的物质和精神奖励来激发其工作积极性。反观对于那些不配合医院信息化建设与管理工作并造成一定影响后果的科室和个人要予以严肃批评并用扣除绩效分数或科室基金的办法作为惩戒，借此来让更多的科室和职工关注并重视信息化建设这个重要任务。无论是在信息化建设的基础数据录入初期，还是需求调研中期以及投入使用的后期，引入了这样的奖惩办法，都能够很好地缓解在信息化建设与管理进程中出现的积极性低下、责任心不强等问题，由此来推动医院信息化建设与管理的良性发展。

医院信息化建设与管理同样也需要外部的供应厂商提供的帮助，尤其是各大厂商的具体实施工程师们。相比厂商工程师而言，医院信息中心的工作人员也许更加了解医院的具体业务和实际管理流程，而工程师相比信息科而言，则更加懂技术、更懂得系统开发、操作流程。这时信息中心就像一个桥梁，连接医院与开发厂商，协调医院职工与工程师。只有真正地将厂商工程师请进来，坐下来与医院职工面对面沟通交流、熟悉医院的管理业务流程，才能使开发使用的信息系统真正满足医院的个性化需求，更好、更快地在医院落地生根。

5.3.5　全员重视信息安全，建立完善的信息安全机制

随着菏泽市某医院信息化水平越来越高，尤其是"互联网＋医疗"大范围应用以来，为了满足医院正常的业务需求，医院的内部网络环境早已不是原来的内外网物理隔离的相对安全状态而是目前内部网络数据和外部互联网交互的状态。虽然医院建设有防火墙、IPS、堡垒机、网闸等安全设备，但是依靠安全设备仅是一种被动式的防御。现如今网络空间面临的安全挑战越来越复杂，信息

安全带来的可怕后果也越来越严重,仅仅依靠增加安全设备的被动式防御已经远远无法解决信息安全隐患,这就需要医院全体职工每个人都有重视信息安全的意识,化被动为主动。首先,作为医院领导层对信息安全的重视程度决定了医院整体的信息安全状况。菏泽市某医院的各级管理者应以身作则,带头向全院职工说明解释信息安全在如今社会的重要性,只有真正做到领导重视,员工才会重视。其次,作为医院的普通职工,则要具备一定的信息安全知识和自主防护的意识,养成良好操作电脑的工作习惯。不违规进行网络浏览和下载不明来源的文件,不私自在内网电脑上接入 U 盘、手机等移动存储介质等其他不正当操作,当发现信息安全事故及隐患时,要第一时间向科室管理者或者信息中心报告。而作为信息中心的信息安全专业工作人员则更要具备主动判断、提前防范的意识以及从容应对的技术水平,具备极强的责任心和敏感意识,时刻有危机和紧迫感,做好对医院各类信息安全问题的保障工作。

当前,虽然各家医院均根据国家法律法规和上级文件要求制定了一系列的医院信息安全规章制度,但是这些规章制度适不适合自己医院的实际工作需要,在出现突发信息安全情况时能否按照规定执行,将危险和损失降到最低。这就需要菏泽市某医院结合自身的实际管理情况,建立起一套适合于自己的、切实有效的医院信息安全管理制度,不断提高自身信息安全水平。对制定出来的信息安全制度要坚决执行,对于拟定的应急管理措施要进行实际演练。只有真正将制定出来的各项规章制度和应急举措与医院自身实际工作相结合,才能真正发挥其实际作用,而不是走马观花、纸上谈兵。

5.4　提高互联网医院运行效率的机制保障

仅依靠法律制度的单一管控,来实现互联网医疗信息化背景下就诊患者自身信息安全保护理念的力量未免过于单薄,协同治理理念更加提倡利用多元合作主义的理念在风险社会中设立完整的互联网医疗信息安全防护标准,为此还应在建立科学统一的协调组织机构基础上成立互联网医疗信息安全合作共享平台,各级医疗机构组织间通过分发医疗信息安全预警方案以增强风险事件应急响应及快速处置能力。笔者将以优化医疗信息多元合作组织防护机制为核心，以围绕"完善互联网医疗信息安全内外组织建设；优化互联网医疗信息安全部门管理模式；规范互联网医疗信息安全保险产业运行；构建互联网医疗信息安全产学合作联盟"四方面加以进行具体的阐述。

5.4.1 完善医疗患者信息安全内外协调机制

完善互联网医疗信息安全内外组织建设，达到就诊患者自身的信息科学保护目标。①构建纵向指挥有力的组织体系。中央网络安全和信息化委员会在人员构成、战略共识等方面应处理好集权与分权关系，协调好跨地区及中央和地方关系基础上做好顶层设计和战略规划；②构建横向沟通的部门协调机制，尤其是不断明确好跨区域间或受到层级限制的各级医疗信息安全部门间的协同防护工作职责以不断提高互联网医疗患者信息治理效率。③各个国家关于建立互联网医疗领域中信息安全组织建设的协同统一性。政府中心主义严重束缚着互联网医疗领域中的信息安全建设，建立"政府管理、企业履责、社会监督等多元参与的医疗信息安全组织体系，有助于消除公部门与私部门间的信息不对称以促进多元治理新格局。④完善与其他国家医疗信息安全组织体系的建设。伴随着互联网技术的飞速发展以逐渐打破了各个主权国家之间的地理界限，风险的蔓延性使得互联网医疗领域的信息安全问题成为全世界的共同话题。因此，有必要建立以主权国家为主导并多方合作的互联网医疗患者信息安全国际治理新格局。

5.4.2 定期优化医疗信息安全部门管理模式

合理有效组织机制的优化对于互联网医疗患者信息安全的防护起到关键作用。①建立专职的信息安全管理部门以落实互联网医疗领域内的就诊信息安全保护责任。互联网医疗信息安全负责人员应定期引进先进的医疗信息安全管理模式，并为相关职能部门配备必要资源，通过相关部门的积极配合以逐步将患者信息安全管理工作落实到具体；另一方面医疗信息安全管理岗位所需的专业技术必须在岗位人才招聘中明确，以便于后期具体业务工作的顺利展开。②建立部门间的沟通协调机制以有效应对医疗信息安全风险的薄弱环节。财务与业务部门作为互联网医疗组织中的核心部门，两者拥有大量的就诊患者信息安全的相关数据使其成为信息安全链条中的薄弱环节,单一部门治理的思维已不能完全适应互联网医疗信息安全运营组织的长久发展,在建立预警平台的基础上加强互联网医疗患者信息安全风险的应急响应,逐步通过技术监测工作以对医疗信息安全风险漏洞进行及时修复,形成以医疗信息安全管理部门为主导及多部门联动配合的应对机制方为正确的多元防护措施,全面保护多部门间的协同防护信息安全。

5.4.3 促进医疗信息安全保险产业规范运行

化解信息安全风险以减少经济损失作为互联网医疗信息安全保险的主要特点,其在救济诊疗患者自身信息安全风险方面发挥了重要作用。①在维持现有互联网医疗信息安全保险产品的同时,积极探索新型医疗信息安全保险产品并创新产品种类,有助于互联网医疗企业及时止损的同时还可维护诊疗患者自身的信息安全权益。②有效依据就诊患者的信息安全保护需求以及医疗市场发展需要的现有国情为基础,互联网医疗信息安全保险产业的运行及相关产品的研发应以紧密贴合互联网信息传输与就诊患者的隐私数据保护为出发点,不断对互联网医疗领域中信息安全的保险产品种类进行细化。③为科学促进互联网医疗信息安全保险产业的规范化运行,还应在以充分发挥政府部门主导的作用下,一方面积极开展互联网医疗信息安全主管机构与保险产业监管部门间的有效合作,另一方面依据互联网医疗患者的信息安全风险以建立保险等级评定工作,以便于将互联网医疗患者自身的信息安全风险纳入医疗信息安全保险产业的发展进程,最终通过法律制度层面以保障互联网医疗信息安全保险行业的长远发展。

5.4.4 构建互联网医疗信息安全产学研联盟

①实行互联网医疗信息安全人才队伍建立及医疗信息安全先进技术引进的相互统一。及时按照互联网医疗信息安全保护标准,将"风险定级、监测漏洞、应急响应"进行整合以为诊疗患者提供医疗信息安全风险预警服务;另一方面,将互联网医疗信息安全的相关企业设置为主导目标,在保证互联网企业、研究院及互联网诊疗患者等多元主体参与的情况下,共同建立全新的互联网医疗信息安全产业运行方式。②依据我国互联网医疗领域的信息安全与隐私泄露

等涉及患者利益的现状,及时从法律制度层面开展互联网医疗患者的信息安全等级评定工作。③围绕着互联网医疗领域的患者信息安全需求为主要导向,以互联网医疗领域中的信息安全风险应对策略及其人才教育机制的探索、医疗信息安全实践课程的开设为主要探讨的话题,以有效提高医疗信息安全人员的技术水平为目标,进而在政府部门为主导的情况下积极组建以医疗信息安全专家为代表的专业学术团队、诊疗患者为参与主体等多维度相互融合的互联网医疗信息安全产学研合作联盟,最终以不断满足互联网医疗患者在就诊过程中的信息保护需求。

5.4.5 定期开展医务人员信息保护岗前培训

互联网医疗信息安全知识的宣传需运营组织制定配套的规章制度。①设置分级分层的信息安全保护制度以及"知比所需"的访问权限设置,并适时随意泄露互联网就诊患者信息的行为以建立举报制度,实为强化医务人员保护诊疗患者自身信息安全责任感的重要途径。②对在职医务人员进行定期培训,加强内部培训以提高医务人员的信息安全风险防护意识。一方面,互联网安全技术不断翻新容易产生新问题与方法,为此在及时具体明确互联网医疗领域中具体人员的不同权限及所应承担的具体职责后,分别针对互联网医疗机构内部的信息安全人员开展相关的岗位定期培训,以便于各级医务人员可以迅速掌握互联网医疗领域中信息安全风险防护的专业知识与新技能,进而可以通过在总结各类医疗信息安全事件应对经验的基础上以有效应对突如其来的外在风险。另一方面,及时针对医务人员的年终测评以建立信息安全考评制度,特别是对于滥用盗取或私自泄露就诊患者隐私数据的行为更应将教育培训贯穿工作始终,对于离岗离职的医务人员,及时使用协议签订以在规定期限内不得随意泄露就诊患者的相关信息。

5.5　提高互联网医院运行效率的政策支撑

5.5.1　医保支付

2020 年，国家医保局联合国家卫健委发布《关于推进新冠病毒疫情防控期间开展"互联网＋"医保服务的指导意见》，允许符合条件的"互联网＋"医疗服务费用纳入医保支付范围，标志着基本医疗保险正式步入线上线下支付一体化的新时期。各地医院也已经开展了试点工作，颇见成效。

(1)互联网医院医保支付试点工作存在问题。

在互联网纳保支付模式下，已完全脱离实体社保卡和就医记录册的使用。可能存在医师由于无法查看到完整的既往病史，从而未能知晓其他医院已给患者使用相关药品，造成其仍然开具相同药品的情况。另外，目前国家对于互联网纳保支付的政策规定，仅明确优先保障门诊慢性病等复诊续方需求，其余包括诊疗项目在内的其他医疗服务项目暂未有明确的规定，是否允许其纳入互联网医保支付范畴，造成互联网就诊患者的医疗服务需求尚无法完全满足。

按照政策的要求，目前能够享受互联网纳保支付的人群，仅限于在试点医院已初诊过的该市城镇职工医保及城乡居民医保复诊患者。而其他医院的转诊患者，若需享受互联网纳保支付待遇，仍需要先至试点医院的线下实体进行初诊。此外异地医保直接结算政策实施以来，进一步提高了三级医院异地医保患者人次。例如，根据国家医疗服务与质量安全报告显示，上海市的异地患者流入为全国最高，占到三级医院住院患者的 40.12%。此类患者由于路程、时间、经济等因素，后续随访或者复诊时迫切希望能够享受到互联网门诊纳保支付带来的便利，但受政策、技术、平台等原因的限制，其目前仍然只能通过线下就诊实现异地医保实时结算。

一些医院在正常进行互联网纳保支付的情况下，出现了数据丢失的情况。原因是，各家医院互联网纳保支付的结算数据是会同线下结算数据一并申报，而非互联网门诊与线下门诊分开申报。其次针对相关结算数据，目前在上传过程中是通过在相关字段中添加标识进行区分,但对于添加标识的准确性及完整性并没有相应的监管要求,因此存在互联网纳保支付的数据被当作线下结算数据进行上报的情况发生。

在"互联网+"医疗服务开展的初期,医院需对软硬件设施投入大量成本。并且在目前互联网门诊服务量小众化、临床科室分类设置精细化、医务人员编制有限化的情况下,医院无法聘用大量的专职互联网门诊医师,因此绝大部分互联网医疗服务接诊仍由线下医师兼职完成。这其中包括部分主任及副主任职称的医师,但其在互联网门诊开展的诊疗服务只能按照普通门诊标准收取,无法匹配相应的人力、时间、软硬件等的成本支出,进而可能影响医院参与试点的积极性。

(2)提升策略。

发挥互联网纳保支付优势,提升医保基金使用效率。尽管现阶段互联网纳保支付的患者占比试点医院就诊人数较少,但从长远来看互联网纳保支付仍有很大的增长空间。基于互联网门诊去空间化、时间化的优势,三级综合医院可以借此将其拥有的优质医疗资源,推广至更多的需求人群及地区,并且还可以提高患者的就诊意愿及依从性。对此可以从医联体范围开始试点,开通跨医院间的复诊,并逐步扩大受众人群至全市甚至全国的参保患者。从而有效减少患者前往转诊医院线下就诊的医疗费用,提高医保基金的使用效率。此外借助互联网医疗的便捷服务,还能够提高患者在疾病预防和健康管理方面的积极性,进而降低疾病发生、延缓疾病进展,间接帮助医保基金的减少预算支出。

逐步放开互联网纳保支付范围。根据医患双方的客观需求,互联网纳保支付的范围也可以逐步扩大。在参保人群层面,尤其要抓紧实现异地医保患者的互联网纳保结算,有助于帮助此类患者缓解异地报销难的问题。医保待遇层面,针对目前仅能实现普通门诊互联网纳保结算的情况,还应当尽早实现大病门诊的互联网纳保结算,确保此类人数小众但疾病及经济负担重的患者能够享受到政策的红利。医疗服务项目层面,目前对于尚未明确纳保的诊疗项目,结合《关于完善"互联网+"医疗服务价格和医保支付政策的指导意见》,提出要积极探索"互联网+"等新技术背景下医疗服务价格新机制。基于此可以综合考虑以应用价值、临床意义、价格水平等因素,并兼顾基金支出占比等标准,将适合的诊疗项目纳入互联网纳保支付范围,以求满足参保患者不断提升的医疗服务需求。

尽早建成信息系统及大数据互联互通。"互联网＋"医疗服务的各个流程环节均基于信息系统的支撑和保障,并且互联网纳保支付后还涉及医保基金的结算与使用,对此信息系统的建设与优化显得尤为重要。但由于各家医疗机构信息系统建设进程及信息化程度存在差异,加之"医院信息孤岛现象"的普遍存在,造成各医院间的数据无法有效共享和应用。对此在试点互联网纳保支付的同时,医保部门可以借此规定医院实现统一口径及规范的信息系统和结算数据标准,在此基础上实现医疗及医保结算数据的互联互通。从而避免重复化验、检查等,造成的医疗资源及医保基金浪费,并有效提高患者的诊疗效率,减少医保基金的过度使用。

相关的配套政策及措施的及时制定和落实。政府层面需要不断制定相关的政策及措施,确保互联网纳保支付的有序开展。此外结合医保改革的深入,对于现有政策措施的更新也需要及时调整。目前上海市医保局针对互联网纳保支付通过采取协议管理方式,对试点医院开展相关的业务进行管理。但从试点情况来看,包括就医记录册管理、诊疗项目适用范围、医师执业准入标准等等,均需结合互联网纳保的实施及时加以规范。此外针对互联网医保基金的监管尚存在风险与盲区的现状,需要尽早对相关医保管理制度进行完善,以期加强相应的监管措施[21]。

5.5.2　互联网诊疗服务

我国优质医疗资源不足且分布不均,传统就医方式难以实现医疗信息共享和资源合理配置,而互联网诊疗可以打破时间、空间的限制,将优质的医疗资源下沉基层,节约患者就医成本,提高经济效益和社会效益。自 2018 年国务院办公厅发布《关于促进"互联网＋医疗健康"发展的意见》以来,国家卫健委、国家医保局接连发布系列制度文件,大力推进互联网医疗发展。

为应对新冠疫情,北京协和医院加速推进互联网诊疗的建设,于 2020 年 5 月 21 日正式启动互联网诊疗服务,至今已取得初步成果。本节对北京协和医院互联网诊疗的服务流程、业务管理规范、人员培训等方面的建设经验进行总结[51]。

(1)互联网诊疗适用范围。

互联网诊疗接诊范围包括近期(通常为一年内,具体时限根据各科室病种特点设定)曾在该院线下就诊且患有常见病或慢性病的患者及在其他实体医疗机构就诊,持检验检查标本来该院进行会诊的患者。暂未全面开放6岁以下儿童互联网诊疗服务,特殊情况在确认患儿有监护人和相关专业医师陪伴下方可开展。互联网诊疗开展的常见病、慢性病及特色病种,需由临床科室核心组讨论决定。诊疗方式支持多种沟通途径,包括图文短信、语音短信、语音通话及视频通话等方式。

(2)互联网诊疗流程。

互联网诊疗流程包括:预约挂号、提交病历资料、身份认证、患者就诊、线上/线下缴费、预约检验检查、取药、满意度评价。具体流程见图5-4。

互联网诊疗严格执行实名预约挂号及就诊制度。患者可通过北京协和医院手机APP进行在线预约。预约互联网诊疗的患者姓名必须与线下首诊姓名相同,诊疗时必须持有效身份证明配合医生完成身份认证。同时患者须在就诊前上传病历资料,要求病历信息真实准确、清晰可见。若医师认为患者提供的病情资料有局限性或发现患者出现病情变化有必要线下诊查时,可终止互联网诊疗活动。

患者需按照预约就诊时段进行互联网诊疗候诊,医师以短消息、语音或视频的方式发起接诊。就诊后自费和医保脱卡结算患者可通过互联网诊疗平台在线支付。互联网诊疗开具的检查检验等,患者可在线上完成预约、改约手续;为保证用药安全,开具的处方必须通过药剂科审核。医院为患者提供线下取药、医保外购、物流配送三种取药方式,患者可针对自身情况进行选择。同时为患者提供反馈通道,患者可根据医师诊疗情况、服务态度等进行反馈评价。

(3)业务管理规范。

医院对科室和个人的互联网诊疗业务开展有着严格的准入管理规定。科室准入须由门诊部、医务处、远程医疗中心等多部门共同审核。医师个人准入需满足个人申请条件,将资质、工作经历、医院年度考核等多维度指标纳入考核范畴,审核通过后可获得互联网诊疗授权。

医师须严格遵守互联网诊疗出诊、停诊制度。其出诊模式包括单元排班制与医师自主预约制两种情况。科室应按规定进行互联网诊疗业务排班,同时鼓励具备互联网诊疗权限的医师积极开展自主预约。接诊医师须按时出诊,不可擅自停诊,特殊情况经审批后方可停诊,同时做好患者改约及解释工作。

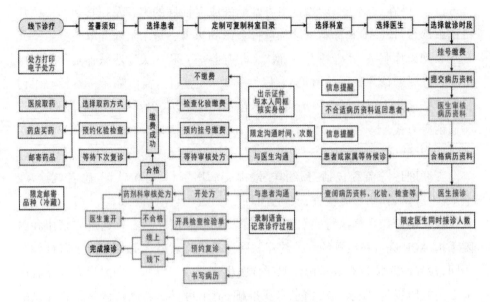

图 5‑4　互联网诊疗流程[51]

作为一项新的诊疗服务方式,医院采取了一系列措施加强医师的监督和考核,严格要求医师在互联网诊疗活动中须依法执业,按照核定的执业类别和范围开展互联网诊疗活动,禁止超范围、超诊疗科目开展执业活动;确保由本人提供诊疗服务;遵照规范要求书写电子病历;遵循互联网电子处方要求开具药品,不得开具麻醉药品、精神药品等特殊管理药品的电子处方;为低龄儿童(6 岁以下)开具互联网儿童用药处方时,应当确认患儿有监护人和相关专业医师陪伴;须严格保护患者隐私,未经患者本人同意不得向他人公开患者个人资料、病史、病程及治疗过程资料;应恪守职业道德,不得为谋取不正当利益而不合理转介患者,扰乱医疗秩序等。对于违反相关规定者,医院将取消其从事互联网诊疗工作的资格。

(4)提升策略。

互联网诊疗病种范围可逐步扩展。现阶段,互联网诊疗仅为常见病、慢性病的复诊患者开放。但"常见病、慢性病"是一个相对的概念,不同医疗机构收治的病种可能因地域、医院级别等差异而不同。从该院实践中可发现,除了经外周静脉置入中心静脉导管(PICC)维护、高血压等病种在线复诊外,在该院多见的罕见病的复诊随诊也较好地利用了互联网诊疗。因此,医疗机构在实际开展互联网诊疗的过程中,可根据自身整体医疗服务水平和诊治能力,为患者做好线上诊疗服务,尽可能为患者提供便利途径。

互联网诊疗患者群体可逐步突破。各医疗机构对"复诊"的限定可能存在不同情况。目前,北京协和医院绝大多数科室互联网诊疗范围为在该院线下首诊一年内患者,但线上复诊科室与线下首诊科室须一致,因此患者因为同一个病种线下首诊后需要其他科室复诊、会诊、延续治疗时,不能自主预约互联网诊疗就诊,只能通过医师主动为患者预约实现。统计显示,部分医疗人员建议不要限制互联网诊疗只针对复诊患者开放,可由医生根据患者病情决定线上或线下处理方式。2022年12月,北京市医疗机构开展新冠症状互联网首诊,是探索突破互联网初、复诊的一次有益尝试,满足了新冠患者急需的诊疗迫切需求。随着互联网诊疗的发展与医患接受程度的提升,政策制定层和医疗机构可考虑拓展互联网诊疗范围,如患者因同一病种在不同科室间的在线复诊,罕见病稳定期的在线复诊随诊等,依据不同医疗机构实际积极探索,以便不断改善互联网诊疗服务的可及性,让更多患者获益,优化医疗资源配置。

互联网诊疗发展的监督亟待加强和落实。疫情激发了互联网诊疗的快速发展,"互联网＋医疗"的配套鼓励政策陆续出台,但不可否认互联网诊疗具有较高的医疗安全风险隐患。虽然我国"互联网＋医疗"发展已经具备一定制度基础,但制度规范和法律体系还有待完备。在《互联网诊疗监管细则(试行)》出台后,各地对互联网诊疗的监督还亟待加强,以促其良性发展。医疗机构自身应强化对互联网诊疗的考核和监督,建立以持续改进互联网诊疗服务质量为目的评价体系,应包括患者对医师的评价和医师对患者的评价。对于评价数据管理,目前管理部门可实现对患者评价数据进行定期统计、分析、评估和反馈,以达到对互联网诊疗全程的监控管理和质量控制。同时,要重视互联网诊疗投诉管理。通过优化投诉服务流程,接诉即办,减少医疗纠纷发生。以患者评价、投诉为抓手,发现互联网诊疗业务流程和管理的漏洞,及时修正,可切实助力互联网诊疗发展。

5.5.3　经典案例

根据"互联网＋"的独特优势,银川市率先开展了互联网医院,并进行了比较大胆的试点与推广,既助推了互联网医院的发展,又保障了群众的就医需求,营造了良好的医患关系,促进优质医疗资源纵向流动。银川的互联网医院的模式特色主要有以下几方面。

(1)以政策为契机,逐步推进银川互联网医院体系的完善。

银川市采取制度先行的原则,探索互联网医院共同谋求产业发展模式,自2016年至今通过出台一系列政策,涉及互联网医院的管理准入制度、电子处方的合法地位、互联网医院的医保定点和线上诊疗费用归入医保等方面,在政策方面给予与实体医院同等的待遇,以此推动产业的健康发展。①在控费管理方面政策支持,如在"门诊大病"的报销比例向基层倾斜,在促进分级诊疗的同时,也为互联网医院通过提供基层医疗服务进行控费,给予政策鼓励;②在医生评级方面政策支持,如银川市率先在全国范围内提出建立互联网医院从业医师评级体系,以实用性指标替代传统评级标准,再与医生职称评定体系进行挂钩,创造平等的线上及线下从业医师的职称评定环境,也为自由执业的落地创造条件;③在药品方面政策支持,如为促进互联网医药发展,提出尽快完善互联网药品交易资格的申报及办理等制度,帮助互联网医疗企业顺利完成药品交易服务资格的申报、办理、注册等相关手续。结合医疗体制机制的改革发展,政策的相继出台并非限制互联网医院的发展,而是为互联网医院发展的多元化提供了政策支持。

综上,银川市的制度创新与政策先行先试,为"互联网+"产业集群的发展奠定了基础,推进和保障了互联网医院稳步发展。

(2)从个人账户入手向门诊大病统筹逐步推开,推动医保发展。

银川市的互联网医院逐步实现了个人账户、普通门诊统筹以及门诊大病统筹一系列医保服务,实现了在线复诊延方、在线支付、送药到家全流程服务。①从个人账户角度,职工医保参保人员在互联网医院线上挂号、诊疗,发生的费用可用本人的医保个人账户资金支付;②从门诊统筹角度,明确采用网上门诊统筹的居民医保、职工医疗保险的参保人员最高支付限额;③从门诊大病角度,采取年度起付线与线下实体医疗机构合并计算、病种限额与线下实体医疗机构捆绑使用。目前银川南风医生、平安以及银川智慧互联网医院已经签订协议并且开通医疗保险结算,其中银川南风医生互联网医院具有门诊大病结算资质。2022年进一步扩大了互联网医院门诊大病医保服务病种,推进解决参保群众在实体医疗机构挂号、就诊、取药等反复排队问题，节约了患者时间，助力释放了实体医疗机构的医疗资源。为疫情发生期间"互联网＋医保"的便捷、优质以及高效与安全的医保服务提供保障。

（3）以平台型互联网医院模式为基础，赋能基层医疗机构。

银川采取的是以平台型为基础，积极引入国内主流的"互联网＋医疗健康"的企业，逐步建立起具有银川市特色的健康医疗大数据中心与产业园，实现互联网医院产业集群化。针对互联网医院的发展模式需求，通过采用远程医疗的方式，促进各地的优质资源下沉。以患者的需求为导向，银川市开展远程医疗服务通过与第三方的互联网平台合作，银川市的远程会诊不仅实现在专门的远程会诊中心，也实现了在基层医疗机构同步，逐步构建远程门诊体系与远程诊断体系。会诊过程中，诊室的医生在对患者查体时同步与视频中的专家交流，协助患者了解医学术语的含义，提高就诊的质量与效率，提升诊疗效果，保障诊疗的连续性。不断构建健康管理体系建设，着力推动互联网与健康管理相融互促，通过"一个平台、一套设备、一个团队、一套机制"措施，将家庭医生与慢病管理、康复医养、地产养老结合起来，探索健康发展新模式，将社区"网格化"管理。

6

互联网医院运行体系的优化构建

6.1　现有互联网医院运行体系的分类

根据 2018 年发布的《互联网医院管理办法(试行)》第十二条命名规定的不同,国内互联网医院的主要运行模式还可以分为以下三种(H 指公立医疗机构,I 指互联网企业)。

6.1.1　H 模式

H 模式,即《互联网医院管理办法(试行)》第十二条(一)表述的:"实体医疗机构独立申请互联网医院作为第二名称,应当包括'本机构名称＋互联网医院'。"该模式由某一实体医院(以下"实体医院"均指实体公立医疗机构)发起,并利用自己搭建的网络医疗平台,将网络服务直接提供给社会大众。原则上,该类互联网医院的建设、运营、管理等均由实体医院主导,互联网企业仅提供技术支持。智慧医院水平较高的实体医院往往采用这种模式,如上海市儿童医院互联网医院、北京医院互联网医院、浙江大学医学院附属第一医院互联网医院等。

基于价值链协同创新构建上海市儿童互联网医院体系,具体包括两个部分:第一部分,构建了一个以多层混合云为基础的互联网医疗系统,包括云咨询、云门诊、云支付、云药房、云探视、云联体等六项云服务,并构建了一个完善的患儿线上医保支付的完整认证体系,以诊前、诊中、诊后为核心的互联网医疗系统,使患者一部手机就能看病,医生一部手机就能随时看诊。二是建立和完善了一套具有一定普适性、可在全国范围内推广应用的互联网医院运行管理系统,包括组织架构、服务模式、平台建设、质量监管和绩效管理等五个方面,引导我国各大医院在互联网医院建设上的推进,加强人员、流程、药品、设备、网络和信息等方面进行有效管理,以保证互联网医疗的服务质量和患者的安全[52]。

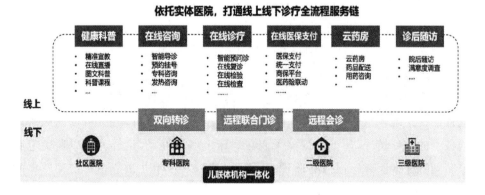

图6-1 基于价值链协同创新的儿童互联网医院服务平台架构[52]

(1)云服务。

云咨询,减轻患者对疾病的焦虑感,并对患者进行有秩序的分流。在线上,通过图文、视频的方式,建立起一条医患之间的交流通道,从而达到一对一的健康宣教和专业指导的目的。同时,还可以引导父母正确对待孩子的病情以及来院的事项,让父母能够清晰地了解到自己的就医思路,从而避免出现盲目的来医院就诊的情况。特别是在疫情防控时期,要快速地实现线上发热咨询、专科咨询等在线咨询服务,让患者足不出户就可以与医生进行在线交流咨询,减轻孩子家长的焦虑和恐慌情绪。

云门诊,实现了复诊就医的零接触,为慢性病患者提供了一种远程的治疗方式。云门诊指的是利用互联网视频技术,突破了时间和空间的限制,为患者提供了在线的互联网诊断和治疗,从而可以解决一些常见疾病和慢性疾病的远程就诊需求,同时还可以减少感染的风险。具体操作方式有:在线复诊、在线医嘱(检查单、检验单、电子处方)、复诊开方、在线审方等。

云支付,解除儿童医疗保险身份验证,实现网上无感安全付款。云支付通过上海市大数据中心随申办小程序,建立有亲属联系"多主体""多技术""多渠道"的身份验证系统,为儿童医疗保险提供真实的验证,从而实现儿童医保的线上安全支付，推动支付方式的改革。

云药房，创新了医药销售方式，降低了成本，让更多的人受益。针对长期随访患者及常见病患的用药需要，针对儿童药物在剂量、剂型及贮存方式上的特殊性，创新性地构建了儿童药物专用处方舱，并在互联网医院中开展了云药房的建设。云药房利用药企专业化医药物流、标准化冷链配送模式，以一张处方、一个包裹、一站式配送的专业化配送模式，直接到达患者的家中，让互联网医院的药物配送变得更规范、更安全。

云探视，具有创新性的探访互动方式，有效防止医院间的交叉感染。利用远程探视系统，家长不需要来医院就可以跟医生视频进行沟通，可以向医生询问孩子的治疗情况，还可以跟孩子们在病床上展开互动，这样就可以避免患者家属到院探视医院探视重症监护、儿科重症监护、新生儿重症监护交叉感染的风险，还可以降低探视成本。

云联体，扩大远距离、精确诊断、高质量的服务范围。在此基础上，将互联网医院与儿科医疗联合体（儿联体）的医疗平台相结合，通过远程联合门诊、多学科会诊等方式，为基层医疗机构提供优质的诊疗服务，实现"儿联体医生—本院医生—患儿"的面对面诊疗，并为患儿提供当地的紧急、疑难疾病诊疗，既能满足疾病的防控需求，又能减少患者的长途跋涉。

（2）运营管理体系。

在组织架构方面。医院已形成健全的运作与管理体系，有效、有序地推动互联网医院的建设与运作。医院组建了一个互联网医院项目的领导小组和工作组，并设立了一个单独的互联网医院管理办公室，各个功能部门互相协作，一起推动互联网医院的建设、运营和发展。

在服务模式方面。医院采取多种线上服务方式，在线上灵活地进行儿童保健服务。科室和医生根据自己的具体情况，可以根据自己的具体情况，来选择自己的服务方式。

在平台建设方面。医院搭建了两个主要的互联网平台（互联网医疗的基本管理平台、互联网医疗的应用平台），以及4个服务端（医生端、患者端、管理端、监管端），并与上级卫生主管部门、医保经办机构、商业保险公司、药品配送企业等第三方平台进行对接，保障互联网医疗的信息安全。

在质量监管方面。在医院中，以预防和控制为中心，建立和执行了一套完善的质量控制系统。同时,构建了基于互联网的医院互联网诊疗服务管理体系,互联网处方管理体系,对互联网处方进行质量控制与评价,并对互联网处方的在线处方管理进行了系统的"留痕",实现了互联网处方的可追溯、可监测、可统计的全过程闭环管理,以适应产业的发展需要。

在绩效管理方面。为发挥医生工作的主动性,医院制定健全的业绩考核机制及激励机制。医院从服务能力、服务效率、服务质量、服务成效这四个方面,对各专业的互联网医疗服务展开了考核和评价,并制定出了互联网医院线上服务的绩效奖励方案。

6.1.2　H＋I 模式

实体医院与互联网医疗平台的资源融合 H＋I 模式,即《互联网医院管理办法(试行)》第十二条(二)表述的:"实体医疗机构与第三方机构合作申请互联网医院作为第二名称,应当包括'本机构名称＋合作方识别名称＋互联网医院'。"这种模式是由一家或多家实体医院和互联网企业共同发起,互联网企业建设第三方平台,实体医院安排医务人员在平台上开展线上服务,并负责线下的连续性诊疗。两者通过合作协议,对互联网医院运营中的权利和义务进行约定。这种模式的雏形可追溯到 2016 年成立的宁夏银川互联网医院,目前采用该模式的有上海市徐汇区中心医院贯众互联网医院、天津微医互联网医院等。

为响应"互联网＋行动计划"和国家号召,贯彻《"健康中国 2030"规划纲要》的精神,结合"创新驱动、转型发展"的方针,上海市徐汇区中心医院与复旦大学附属中山医院和徐汇区 13 个社区卫生机构,共同打造了上海第一个互联网智慧医疗与健康服务平台——上海徐汇云医院(简称"云医院"),于 2015 年 9 月正式投入运行。云医院开创了一种以"视频看医生"为中心的新型互联网诊疗方式,构建了一套完整的区域智能医疗信息系统,并在此基础上,引入了线上就诊、在线预约支付、线上送药、在线预防和健康管理等多种新型诊疗方式,形成了"院前、院后、线上、线下"的闭环管理。云医院汇聚了徐汇区—中山医院医联体内的三甲医院的专家,其中包括内科、外科、妇科、儿科等多个学科的专家,为患者提供常年无休的健康服务。云医院是以徐汇区—中山医院医联体为桥梁,在原有三甲医院的基础上,向药店、养老院等不同类型的单位延伸,向普通百姓延伸。只要你在网上注册一个软件,就可以在网上找到你想要的东西。云医院以向患者提供视频就诊等多种方式的健康管理和跟踪服务,将医疗服务和健康管理扩展到了居民个人、家庭、社区、养老机构、工作单位和社会药店等,并将其辐射到了偏远地区的每一个患者和居民。

云医院以会员制、实名制为核心,在徐汇区和上海市开展了线上业务,在徐汇区和上海市合作机构达 800 多家,覆盖了药店、养老院等各类单位和个体,并向云南、甘肃等 10 个省份的偏远地区提供了优质的医疗服务。云医院在几年的时间里,已经取得了初步的成果,初步建立了"云医院"的医疗、保健、医疗、医疗等方面的标准,并初步形成了一套以会员为基础的商业运作模式,这将是云医院未来发展的先导。

云医院在上海市徐汇区卫健委的引导与帮助下,于 2018 年 6 月建成全—专云平台,并将其与各社区医疗机构的信息系统进行对接。此外,上海市徐汇区中心医院还组建了 29 支医疗队伍,为广大群众提供及时、优质的医疗服务。在给患者看病的时候,如果需要预约专家,预约到上级医院做进一步的检查,预约住院等,可以在所在的社区卫生服务中心登录云医院的社区全—专平台,实时进行预约。二、三级医院的专家,也可以通过社区全—专平台,读取患者的病历,对患者的病情有更详尽的了解,并提供咨询意见,协助全科医师即时处理患者的诊断与治疗。在中山医院,也可以通过云医院在医联体内部,为患者提供更多的医疗服务,提供更多的便利。同时,云医院还开通了网上预约,并设立了专门的窗口,为患者提供咨询,包括转诊,预约体检,以及后续的咨询。云医院在医联体中实现了"无缝对接""绿色通道""零等待"的分级诊疗,将医联体中的所有医疗机构都纳入到了闭环管理之中。云医院—专用云医平台的搭建,将真正实现"1+N+N"的诊疗模式,也就是一名全科医师或患者,可以获得 N 名二甲医院的专家、N 名三甲医院的专家为其提供诊疗和保健。

6.1.3　I 模式

互联网医疗平台的线下依托 I 模式,即《互联网医院管理办法(试行)》第十二条(三)表述的:"独立设置的互联网医院,名称应当包括'申请设置方识别名称+互联网医院'。"这种模式是由一家互联网企业发起,依托其互联网医疗平台,建立或收购一些社会办实体医疗机构,少数情况下也会依托公立医疗机构,集聚各地医生资源,医生在平台以多点执业的方式提供互联网诊疗服务,执业行为原则上与其主执业机构无关。2015 年 12 月,乌镇互联网医院成立,是全国第一家此类型的互联网医院。目前采用该模式运营的互联网医院基本都是早期进入互联网健康服务领域并具有相当基础的企业,如阿里健康、腾讯企鹅医院、好大夫、丁香园等。

阿里健康是由阿里巴巴集团打造的一个医疗保健业务旗舰平台。阿里医疗是阿里巴巴旗下的一家公司,在流量、技术和资金上都具有独特的优势。多年以来,阿里健康始终坚持"让健康触手可得"的宗旨,认真打牢大健康产业的根基,为大健康产业的发展规划做好铺垫。阿里健康的业务一直都是围绕着互联网医疗、医药电商和新零售、智慧医疗、消费医疗等新兴行业展开的。在未来,阿里健康将在医药电商和医疗零售方面持续努力,用大数据帮助医疗,用互联网改变卫生,让 10 亿人享受到公平、普惠、便捷的医疗卫生服务,并在互联网和智慧医疗方面进行持续创新,寻找新的突破口。

阿里健康在 2014 年开始了它的"互联网医疗"道路。阿里巴巴与云锋基金合作,于 2014 年购买了中信 21 世纪公司 54.3% 的股权。这就意味着阿里集团已经拥有了药品电子监管码(那时属于中信公司)。2015 年,阿里集团正式组建了"阿里健康",全面接管了阿里集团的互联网医疗服务。2016 年,因业界对阿里医疗的溯源服务存在不公平竞争的质疑,国家食品药品监督管理总局撤销了阿里医疗的代理运营权。阿里健康随后建立了"码上放心"可溯源的平台,并在此基础上进行了推广。作为阿里健康旗下的一个可追溯的第三方平台,"码上放心"以"中国药品电子监管码"为核心技术,为众多医药、食品的可追溯性提供了新的技术支撑。同年,阿里健康启动了药品保健领域,开展了 B2C 药店的 B2C 经营,并与 65 个药店连锁店组成了 O2O 先锋联盟。阿里健康于 2017 年与阿里巴巴集团签订了股权收购协议,将天猫"蓝帽子"的线上保健食品与阿里健康进行了整合。同年,随着阿里健康智能服务、消费医疗等领域的不断拓展,阿里健康已经初步建立起了一个完整的商业架构。

2018 年是国家医改的第十个年头,医改、医保、药品等方面的新政策不断出台,为阿里健康的发展带来了新的契机。一年来,阿里健康为巩固医药电商地位,将天猫医药馆全部买下,并将其全部收入囊中。在杭州、广州、武汉等大城市,阿里健康"O2O"正在积极推进。同时,消费型医疗业务也开始崭露头角,并成为一匹最大的"黑马",带动了公司营收的增长。截至 2018 年年底,阿里保健的年销售额已达 595 亿元,年销售额已突破 1.3 亿元[53]。

6.2 互联网医院运行体系优化的方法

6.2.1 "互联网＋医疗"运行模式整体优化设计

按照国务院办公厅关于"互联网＋医疗"促进发展意见的相关文件指示精神,各地应该充分运用互联网技术,以现有的互联网医疗服务平台为基础,为患者提供预约挂号、在线问诊、疾病诊断及健康管理等互联网医疗服务。一方面,对医院现有的互联网信息平台进行了进一步的改进,将其作为一个切入点,并将其与微信公众号和支付宝等相结合,扩大对患者的服务范围,为患者提供便捷的互联网医疗服务。另一方面,将医联体内的医院作为一个平台,在实现对就诊、检查、病例等信息的整合的同时,继续推进医院之间的分级诊疗、双向转诊等医疗服务的落实,从而进一步提升医联体内医院之间的协同能力,保证分级诊疗工作的顺利开展。

6.2.2 "互联网＋医疗"信息技术保障优化设计

在已有的医院信息管理系统运行的基础上,对原有的系统展开整合和升级,在维持原有系统的功能的前提下,以医院的实际使用需要为依据,增加与之相对应的管理系统,从而让医院的信息化建设水平得到更大的提高,在对院内就诊服务流程进行优化的同时,还可以制定出一套标准的医疗行为规范,不断提高医疗服务的品质,保证医疗服务的安全。

伴随着医院医疗业务的持续发展,其所需要的信息系统数量也在不断地增加。目前已有的各个系统都是单独运作的,而且系统之间的数据传输和共享效率很低,很难保证医院正常的医疗工作。一方面,随着医学技术的不断发展,各种高精尖的医疗仪器被大量地应用,其各个诊断结果在辅助疾病诊断和治疗中所起到的作用越来越大,这就对诊断结果的传输和精度的要求也越来越高。同时,分级诊疗体系的建立,也对患者的治疗数据的采集、存储和传递提出了更高的要求;另外,为了进一步提升医院的整体管理水平,就必须有一个统一的平台,它可以以报表的形式,对各种医疗、财务、后勤保障等基本运营数据进行收集和整理,这样才能为医院管理层在制定医院的管理决策时,提供数据支持。

在平台的加持下,可以完成统一用户认证、统一消息服务、统一接口管理、统一资源管理、统一业务管理等服务功能,从而可以实现与医院内部的互联互通,从而支持各项互联网医疗健康服务应用的开展。在互联网医院业务应用的基础上,可以提供居民就医服务、在线诊疗服务、健康管理服务、双向转诊服务、处方流转服务、远程医疗协同服务、一站式结算服务、院内智能导航服务等八大类服务。同时,还可以构建互联网医院监管应用,对互联网医院运营管理机制、综合评价体系进行完善,从而让互联网医院内的各项医疗活动及基础服务都处在平台的监管之下,保证"互联网+医疗"行为的要求,医疗数据满足安全存储、查阅、修改规范,医疗评价体系与日常管理需求相匹配,这对持续改进医院服务机制,不断提升医院服务患者满意度,发挥了积极的推动作用。

6.2.3 "互联网+医疗"分级诊疗管理优化设计

以国家卫健委为依托,构建"全国专家远程门诊"体系,并借助地方医院的互联网远程诊疗平台,让患者可以通过远程诊疗,找到全国各地的著名专家,疑难杂症不再需要去北京和上海等较发达的省市,从而在保证医疗品质的同时,降低了不必要的费用,真正满足了城乡居民的健康需要。与此同时,在医联体内合格的二级医院和康复治疗机构中,构建一个医联体内的专家远程门诊体系,这样,在医联体中,患者可以通过自己所在的医疗单位中的远程门诊,向三家医院中的所有副高级职称以上的专家进行就诊。通过这种方式,不仅打破了传统的患者奔波就医的服务模式,促进了优质医疗资源下沉,又解决了分级诊疗推进困难的问题,还激发了基层医疗机构的积极性,真正让群众看病就医少跑路、少花钱。

以互联网医疗业务应用为基础,对居民的就医服务流程进行优化,从而提高患者的就医体验。在实行线上诊疗的同时,还与医院的线下就医流程相结合,从而达到线上线下治疗的联动效果,为患者提供便利、快捷的医疗服务。以此为基础,通过微信公众号、医院官网、支付宝等多渠道、多形式的互联网医院诊断和治疗服务入口,为患者提供更多的方便,打造出互联网医院的惠民口碑。

处方流转指的是将医院的处方信息、医保目录药物信息和院外药房药品信息等,用电子化的方法,共享到处方流转信息平台中,让患者可以拿着电子处方,自己去购买,可以在附近取药,从而减少就医成本,提高患者的就医体验。与此同时,在与医院处方多样化相结合的基础上,处方流转服务对原来的医疗系统展开了改造和完善,添加云药房的功能,在不改变医生问诊的情况下,将医生开具的传统处方扫描为电子处方,再利用信息系统将处方流转到院外药店中,从而达到处方共享的目的,让患者在线下购买药物更加便利。另外,应继续优化患者的药物供应,加强对医院的药物供应体系的追溯和监管,积极配合国家"医药分家"的民生方针,建立起一套符合我国国情的处方管理制度,为患者提供更加方便的药物使用服务。

在目前的阶段,在实施分级诊疗的过程中,因为各大医院在信息系统中所使用的设计语言存在差异,导致了各大医院之间无法实现对普通检查的共享,患者在由下级医院转移到上级医院后,为了更好地确定自己的疾病,需要对一些普通检查进行重新开具,这在某种意义上会增加患者的诊疗费用,这对执行分级诊疗政策不利。为了解决这一问题,首先,通过对医联体内各个医院的日常检查项目进行考核,以保证他们的考核结果能够达到彼此认可的标准。同时,通过对医联体内医院的基础数据进行统一管理,使医联体内医院在基础数据方面能够在医联体内医院的检验周期内实现检验结果的互通,以防止重复检查的出现,从而提高资源利用率,降低患者的医疗负担。

使全科医师的训练过程标准化。以大学附属医院为基础,与大学合作,构建全科医师的培训体系:对全科医师进行全科医学服务、预防与公共卫生服务、基本医疗卫生管理等方面的技能培训。全科医生是实施分级诊疗制度的核心,因此需要在培训的过程中扩大其应用范围,并进一步明确全科医生规范化培养年限和结业考核的标准,对结业考核的流程进行严格控制,对于在考核中没有达到要求的全科医生,要制定出一套个体化的培养方案,并可以适当地将他们的培养年限进行延长。同时,以三甲医疗机构为全科医师的综合临床能力训练基地,为全科医师的训练创造良好的工作环境。

加强全科医师的转岗力度。将全科医师的转岗训练纲要作为执行的基础,对医院中符合条件且有意愿从事全科诊断与治疗的医护人员进行转岗,从而提高全科医师的整体能力;这一工作的成功实施,将是目前全科医师短缺的最合适的解决办法,可以避免由于全科医师培养时间过长而造成的招聘难的问题;

同时,通过对全科医生进行基础理论的训练和在基层的实际工作,提高全科医生的服务水平;不仅如此,还要对有关的待遇条款进行完善,保证在转岗的全科医生在基层训练的过程中,能够得到的各项福利待遇都得到保障,并以工作强度为依据,给予相应的补助和津贴,从而可以有效地提高基层医疗机构的诊疗水平。

互联网医疗监管应用按照国家关于互联网医疗管理的有关规范,以互联网医院所开展的业务类型为依据,对远程门诊、远程诊断、费用结算等互联网医院的线上服务展开监管,保证互联网医疗服务符合法规监管要求。

6.3 互联网医院的内部优化运行体系

6.3.1 供方角度

政府应在加强医疗卫生行业投入的基础上,加强医疗卫生行业的线下和线上的基础设施建设。不断增长的卫生服务需求,与目前仍然相对落后,整体实力较弱的卫生服务现状相比,必须由各级政府增加卫生服务的投入。政府应该对医药的有关政策进行改进,加强对互联网医疗的研究和开发,加速对药品的研究和开发,提高对诊疗技术的研究和开发,减少与发达国家之间的差距,并对公共卫生的投资给予更多的关注。地方要加大本执政区域的医疗基础设施投入,提高本地区的医疗服务水平,同时也为地方增加了留住人才的筹码,满足基层卫生院基础监测设施、药品与人员要求。

探讨线上药店的提取方式,提高线上处方的合法性。在互联网的环境下,传统三医联动发展最大的争议点就是对处方药的监管问题。以往,人们要想获得处方药,需要向正规医院医生出示,然后再到线下药店去取药。但是,在互联网医疗发展起来之后,医院有了互联网医院,药店也有了线上药店,这就导致了以下几个问题:互联网医院处方的公信力、认可度问题,线上药店处方药的支取条件问题,凭线下处方能否支取线上药店处方药,以及处方的伪造问题。药品是医药服务提供方的主要构成要素,其在互联网医疗环境下的运作模式亟待研究和改进。

对医院进行改造,使传统的医疗机构向互联网医疗方向发展。在公立医院中,要加强大医院的科业优势,弱化基础检查业务,从而提高基础医院的基础检查能力,利用互联网的平台来建立基础检查和诊疗之间的联系,加强分级诊疗的实施,最后,用分诊来提升整个医疗系统的效率。对线下医院进行改造,基本的要求包括:提供线上预约挂号、提取检验结果、收取药物等。此外,还需要其对本医院的医生进行线上诊疗进行激励,更要鼓励这家医院构建属于自己的互联网医院或平台(APP、微信公众号等),再对大医院进行更深层次的引导,让大医院加入医联体的建设中来,最后,还可以鼓励一家医院与多家医院共同构建一个互联网医院平台,通过这个平台,可以对多家医院的医疗资源进行有效的调配。

以重新教育为导向,使医师和护理人员获得解放,使他们的价值得以实现。对医师进行训练和考核,以指导医师开展各种诊疗活动。培养那些水平不高的医生,让他们进行专业的诊断,提高诊断的准确性,减少错误。培训一批熟悉各个医院基本情况的护士,负责线上的医疗服务,根据医生的诊断,将患者送到相应的医院;培训一群具有互联网应用能力的青年医师,在互联网医院的前端进行诊断和治疗,以疾病的基本判断为主;对具有较高专业水平的医师,指导他们根据其他医疗机构的要求,通过互联网进行远程会诊。

打破现有卫生资源的时空限制,提高卫生服务的适应性。目前,在大城市优质资源的供应更多。但是,在互联网医疗的出现之后,患者们可以自由地进行选择,他们可以选择更高质量的平台,也可以选择更高质量的医生。在互联网医疗的兴起之后,医疗资源的市场更加的公平,也更加的自由,因此,具有高质量的医疗资源的平台,将会是市场上的胜利者。消费者可以选择相对高质量的医疗资源,并用一种合理的方案来管理自己的身体,从而使整个社会的医疗资源得到了更加合理的分配。但是,对于在偏远地区没有文化的老年人,互联网医疗的发展对于他们来说,其所发挥的作用是值得深思的,因为他们的病情也是比较严重的,但是由于受到资金和知识的限制,他们不能选择最适合自己的诊断和治疗方案,所以这一类患者还可能需要社会福利机构的帮助。

在对互联网医院进行探索运营的过程中,政府部门需要在资金和人才引进等方面对其提供支持,定期评估经费、人才、技术等投入是否能够满足互联网医院的运营需求,并对其进行合理的配置,从而确保互联网医院各个环节都能够有序地展开。与此同时,在现行的收付款体制下,有关部门要以各地互联网医院的服务内容和各项成本支出为依据,构建一个动态调整机制,对医疗服务收费项目和收费标准进行科学的制定。

在互联网医疗中,必须以品质为本,确保就医过程的安全性。首先,对互联网医院的准入进行了严格的规范,包括病种准入、医务人员准入、药师准入等;其次,通过互联网医院的建设,逐步实现了与实体医疗资源、患者资料等的连接。在各方认同的信息共享机制下,建立起一套适用于互联网医院的执行标准、医疗术语、交互框架和共享模型,并对电子病案进行标准化,使其能够一键获得患者以往的诊断和检查结果,从而简化了诊断和治疗过程。最终,实现互联网医院质量控制和互联网医院信息监管两大功能。平台强化了对互联网医院的实时监控,对其人员资质、诊疗行为、电子处方、患者隐私保护等方面的内容进行了重点监控,并从服务质量、服务数量、服务效果等多个方面对其进行考核和评价[97]。

6.3.2 需方角度

加强卫生保健的前端服务,以达到健康管理和卫生保健知识的需要。自从有了互联网之后,关于健康咨询和健康管理的资讯和新闻就不断地涌现出来,这些资讯的泛滥,间接地反映了民众对自己的健康状况的担忧。同时,也看到了现在的医疗体制存在着一个很大的缺陷,那就是缺少疾病前的早期健康管理。目前,体检全套费用较高,日常养护类的医疗信息相对缺乏,主要以患者患病为医疗的起始点,丁香医生和腾讯医典等医疗科普平台出现后,他们提供了一些基本的健康管理知识,并逐渐满足了民众所需要的医疗前端市场。

为了解决前端医疗服务的缺失,从改革的视角来看,要完善医疗服务链条,将重点放在疾病的预防方面,让权威医生加入医学知识的科普中,在实现医生自身价值的前提下,降低不良医学科普信息对广大人民群众的危害,完善医疗服务的全周期、全方位的服务体系。

对慢性病的需求不断增加,对药物的质量要求也不断提高,而互联网医疗能够更好地解决这一问题。最近几年,慢性病的发生率在不断上升,而互联网医疗能够利用一个在线的平台,对患者的资料进行科学的管理,并能及时地向患者推送信息,提醒患者进行诊疗,并定期地给患者寄去药品,对患者的病情进行实时的监控，还能用科技的方式将患者的状况进行直观地展现出来，还能用推送的方式来提醒患者及时吃药，降低患者漏服药物的现象。

医养结合。根据全国老龄工作委员会的资料，到 2020 年，我国 60 岁以上的老年人将达到 2.55 亿人，而在这当中，空巢、独居的老人将达到 1.18 亿人。对于孤寡老人的慢性病管理，急性疾病的黄金时间节约，单凭目前的医学状况，其疗效并不理想。目前，我国已有的医疗服务与传统的养老服务存在着很小的交叉点，且没有很好的对接，对已有的失能、半失能老年人的医养需求迫切需要满足。

互联网为养老领域带来了一种全新的"医养结合"的方式，突破了当前"病在何处不能治，何处不能养"的困境，运用现代医学技术对养老保障的方式进行了优化，并创造性地提出了"有病就治疗，无病就疗养"的新思路，将传统的单一养老模式中的"医"与"养"相融合，满足了老人的需要。专业、便捷的养老方式，不仅可以提升老年人的老年生活品质，还可以为那些在传统的养老方式下无法顾及的失能和半失能老人提供服务。

康养服务＋互联网智慧医疗带来了崭新的健康养老生活方式。潍坊市高新技术企业蓝创科技就是其中的一项重大创新，他们在医疗保健方面，开发了一个智慧的医疗保健平台，将所有的数据都上传到云平台上，再将这些数据上传到电视上，与医院进行连接，同时，他们还在阳光融合医院业务里，设置了一个 SOS 按钮，一个以电视为媒介的可视化呼叫中心，为急诊抢救创造了最好的黄金时期。以电视为门户的智慧护理平台，将健康护理送到老人家里。在家庭智慧医疗平台中，可以构建个体健康档案，对老人的各健康数据进行详细的记录，在老人出现疾病的时候，可以实时调取，从而打破信息壁垒，节约宝贵的时间。利用智慧医疗平台，护理人员可以在医生的指导下，对老年人展开康复护理，平台根据健康数据，自动产生健康干预、健康促进计划，这些计划可以被用来作为参考，从而提升患者的预防能力，增强患者的治疗效果。通过创建著名专家数据库、收集有价值的录像素材、为广大群众提供网上咨询，最大限度地为广大群众提供专业指导。最重要的是，可视化呼叫中心装载了健康监测设备，老人可以在进行日常休养的时候，随时与医护人员联系，以获取他们的健康和护理信息。完整的日常监测可以清楚地将他们的健康数据展现出来，可以有效地提升他们的疾病治疗和康复的效率。

医养结合能够满足老人的全方位的医疗需要,因此,政府对这一行业的发展给予了极大的支持,在今后的发展中,将会加大增量,并向居家和社区倾斜。鼓励社会力量建立新的中西医结合机构,走集团化、连锁化之路,对那些满足社会办医要求的医疗机构,向他们提供水电、气热价格优惠、税费减免、资金支持等,并在土地供应保障方面,提供五年的过渡期。以社区为基础,结合国家的历史和现实,对具有辐射功能的社区卫生服务平台,给予一定的政策支持。"康养+互联网智慧医疗"作为一种新型的"医养结合"模式,可使许多在医院中居住的老人主动出院,既可缓解床位紧张,又可节省医保基金,还可减少养老机构的空置率,实现了需求方和医疗机构的共赢。

6.4 互联网医院的外部优化运行体系

6.4.1 政策角度

通过医联体的方式,促进大型医院建立或与乡镇卫生院合作,实现"基层检查,上级诊断"的目标,提高基层医疗服务水平。政府可以采取政策措施,引导大型医院充分发挥其社会责任感,组建小型医疗联合体,以保证本地区优质资源的合理分配。首先,要鼓励市级医院,然后是省级医院,通过合作,将市级医院和省级医院的优质医疗资源,转移到基层医院,让基层医院变成一个专业的体检中心,然后再交给更大的医院,这样就可以避免很多的中间环节,提高患者的转诊效率。

扬州市是其中的成功、先进代表,江苏省苏北人民医院作为扬州市互联网医院的试点,在此基础上,将其作为一种可复制的模式,在全市范围内进行推广,为其他地区提供了一个良好的学习平台。苏北人民医院在"互联网+"的大背景下,采用挂号的方式,将首诊向基层转移。李典分医院于 2019 年 4 月正式挂牌,让广大群众到李典医院看病更加方便,也更加方便。苏北人民医院通过"云门诊""云会诊"和"云转诊"等方式,在医联体内形成密切的线上线下融合,将上级医院和基层医院连接起来,形成双向的诊断和治疗模式,通过"云门诊、云会诊和云转诊等方式,促进了医疗资源的共享,提高了基层医疗卫生机构的诊疗能力。根据《国务院办公厅关于促进"互联网＋医疗健康"发展的意见》，苏北人民医院积极推进"小病小治，大病大治"的工作机制。其业务场景主要包括三类：医院面向患者的云门诊服务、医院面向基层的云会诊服务和高层医院与基层医院之间的云转诊服务。苏北人民医院对患者的治疗过程进行了严格的控制，通过把控诊疗流程解决"上转容易下转难"的问题，让患者更加放心。

大力发展专业卫生服务，推进卫生服务专门化。互联网医疗给卫生行业带来了新的活力，更多的是推动了分级诊疗，帮助卫生行业实现了专业化。在今后的医疗市场中，将会是对各个医院的优势领域进行优化，将相对冗余的业务剥离出去，用更专业、更优质、更精准的医疗服务，来满足整个社会的医疗需求，通过诊疗分离，增加预诊，来提高工作效率。在政策上，将基层卫生单位改造成检验单位，将大城市医院改造成专门的眼科医院、肿瘤医院，保留综合化医院，但可以将普通门诊剥离。互联网医疗平台，是各个专业化医院之间的桥梁，在这个平台上，各个医院可以进行患者的分配、转院的登记等，从而使整个医疗系统更加完整、高效。

建设全国统一的资源整合平台。当前，互联网平台存在着相对分散的现状，这引起了人们对此的思考。在此背景下，政府需要对是否有必要从国家层面着手，构建一个统一的资源调配平台、机构、组织或部门进行考量。又或者，需要与某几个资质良好的互联网医疗平台进行合作，构建一个更系统的平台，以将医疗资源进行整合，对分级诊疗时各医院间的调配管理与资源共享进行完善。这个资源分配平台，不仅仅是一个信息的分享，它还涉及分配患者的医院，以及医生之间的配合和诊疗，以及医生的培训和岗位分配等关键工作。

6.4.2　政府与市场的合作

医保政策对五大"控制旋钮"的调控是起作用的，其中任何一个因素的变化都会对其他因素的调控机制产生作用，调控时需要科学判断，仔细研究，精确调控，并顾及内在机制，从而使之更好地起到调控作用。例如，可以在政策上加大对互联网医疗平台的融资支持力度，比如税收的减免、社保的报销覆盖、消费者的自行缴纳等。如果只是一些具有特殊医疗服务、优质服务平台的互联网医疗平台，只需要在融资政策上的变化，就能让另外四个旋钮也随之旋转起来，让这些互联网平台用巨额的资金来拓展自己的业务，完善自己的服务，从而能够得到更多的付款,这里不需要政府的转移支付,只需要依靠患者所付出的费用就可以对支付旋钮进行优化。获得了融资和巨额的支付后,互联网健康服务平台就可以通过更高效的运作方式来实现更好的服务,从而更好地满足更多的用户的需要。政府对于一些互联网医疗平台的融资旋钮类支持政策,最后也将成为一个风向标,它会对消费者的行为产生影响,从而使消费者的选择发生变化,甚至还会对当前医疗服务机构的合作选择产生影响,最终,多行为主体的选择会发生变化。最后,只用融资的变化,带动了四个"手柄"的变化,使得旋钮系统的整体变化。

5个旋钮体系是一体的,如图6-2所示,要在互联网医疗中充分利用系统功能来进行医疗资源的优化配置。如果制定的是单旋钮政策,需要对政策作用于哪一旋钮效果更佳进行科学评估,以最佳的旋钮开始对整个旋钮体系进行作用。如果制定的是一项计划类涵盖各旋钮的政策,那么要注意旋钮之间的关系,不要做相互抵消的矛盾策略,要在对关系进行考察的基础上,调整各旋钮,最后以小博大。

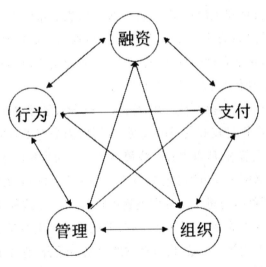

图6-2 五个旋钮体系图

在互联网卫生服务中,要注意到政府和市场之间的互动,实现资源的最优配置。政府和市场之间的合作主要包括了两种方式:一种方式是,市场可以利用竞争和彼此之间的博弈,来形成一个稳定的状态。但是,当均衡状态的达成不一定是最优的时候,这时,就需要政府辅以微宏观政策来对其进行调整,最后,将政府的作用和市场的效果结合起来,达到最符合社会发展的局面,这就是传统的医疗改革过程。二是在传统的市场中,政府主导的市场中,引入了新的政策,给市场注入了新的活力,增强了市场的竞争能力,通过市场特征的优胜劣汰,降低了资源的浪费,这一点在互联网医疗中得到了很好的体现。

与美国等发达国家相比,我国的医疗市场呈现出明显的公共性,且呈现出很高的销售商垄断特征,与目前的医疗状况相比,互联网医疗的竞争优势更大,因此,互联网医疗的引入,赋予了买家更多的选择权,使其能够更好地适应目前的社会状况,并能满足更加多样化的医疗需求。

互联网医疗可以更好地对医师的真实价值进行量化,降低寻租风险。因为医疗水平经常被用来作为社会福利的衡量指标,所以医疗技术的研发、医务工作者的工资等,大部分都是由国家来支付的,这就造成了医生的社会价值尽管很高,但是他的实际价值被低估,这就导致了有些医生用寻租的方式来填补这一部分的不足。这些年来,为了提高社会福利,避免因病而变得贫困,政府一直在努力控制药品价格和医疗费用。目前,我国医患关系中存在着"医师价值缺失"与"医患关系"之间的冲突,而这种冲突可以通过互联网来解决。互联网医疗以更加市场化,更加合理的方式对医疗服务进行定价,从而降低了政府方面的定价压力,在某种程度上减轻了财政压力。

互联网医疗市场具有高竞争性的特征,这就导致了能够在这个市场中存活的大多是一些具有相对较好资质的公司。但是,因为有了政府的支持,为了满足基本的医疗供应需求,所以也有一些很难被市场淘汰的医疗机构。在平台的层次上,目前,互联网医疗市场上存在着大量的平台,并且存在着非常激烈的竞争,很多头部公司都纷纷进入了互联网医疗的领域。在这种竞争中,拥有最优质、不卡顿、页面优美的界面、最多的医院、最优质的医生的互联网医疗平台,在市场上具有很强的优势。但是,也只有它的价格最适合,它才能起到决定作用,得到消费者的认同,并实施相应的诊疗措施。头部平台的开放竞争,使其具有更高的价格透明度,从而更好地发挥了市场的主导地位,缓解了政府的资源配置压力。

6.5 协同优化的互联网医院运行体系

6.5.1 线上线下协同

对于互联网医疗平台来说,要突破空间的局限,将注意力集中在诊治上,让平台线上线下的交互可以得到加强,这是提升平台运营能力的一个方面。能够依靠用户线下所装备的智能穿戴设备等,在合法的隐私和安全的保护下,利用网络链接,来实现对身体健康数据的共享。借助远程互联网通信的支撑,通过线上会议、远程会诊等形式,实现了与异地专家的交流与诊断。

互联网医疗平台能够构建出平台用户的个人电子数据库,在此基础上,经过授权的医生和用户本人都可以随时对其进行访问。同时,还可以利用信息加密和用户授权的方式,将电子诊疗结果和电子病例资料进行无纸化的传输。因此,不管是在线诊疗还是线下就医,都可以实现互联互通,实现了便利和安全。借助科技进步和平台的有效运作,互联网平台为患者提供了线上与线下联通的优质医疗服务,使其与线下的实体医院构成了互补的非对抗性竞争。当用户需要更精确、准确的仪器检查或手术治疗的时候,可以将其对接到适当的实体医疗机构,在后期,再以线上医疗平台为基础,对用户的复诊和康复咨询进行管理,从而构成了线上和线下的循环互动,逐渐过渡到全新的互联网医疗 3.0时代。

除此之外,还要与有关政府部门合作,推动医保支付的全面打通,打破线上线下医疗保险报销的壁垒,为一直在商业化道路上上下求索的互联网医疗行业,带来了万亿级的新支付方。遵循政策导向,互联网医药公司应及早布局,做好与医保对接的运作计划。比如,从 2020 年起,微医平台就在多个城市陆续开设了便民门诊服务,从而构建出了一整套便民医疗服务的全流程闭环,逐渐地,以微医互联网医院平台为基础的线上慢性病服务体系也逐渐完善起来。而阿里健康,也是其中的佼佼者,它依托支付宝,与政府相关部门进行了密切的联系,争取成为一个能够从互联网医疗中获益的互联网医疗平台,同时也在推广一种基于医保电子凭证的互联网医疗模式。其他互联网医疗平台也要跟上市场发展的步伐,密切注意电子医保网上结算的有关政策,并在必要的时候对平台业务模块进行相应的配合,争取更多的用户资源。

6.5.2 分级诊疗协同

构建线下线上的一体化分级诊疗模式。在我国,由于地域辽阔,在医疗资源相对匮乏的情况下,构建出一种将实体医院和互联网医疗线下线上相结合的集成型分级诊疗模式。在此基础上,提出了一种基于互联网的分级诊疗路径。实体医院方式指的是在基层医疗卫生机构、二级医院和三级医院等线下实体机构之间,所构成的线下分级诊疗路径。而互联网医疗方式是指以互联网医疗平台为基础,以互联网为依托,通过网络、线下、移动终端等多种渠道,实现线上线下双线的一体化分级诊疗。而互联网的加入,不但带来了更多的医疗资源,也带来了更多的可获得性,同时也带来了更大的规模效应,使得整个体系的运营成本大幅下降。

互联网医疗被纳入医疗保险,并且开通第一次门诊。由于受到两大“痛点”的制约,当前的互联网医疗服务覆盖范围相对狭窄,仅限于那些有常见病和多发病的复诊使用。第一,在没有被医保覆盖的情况下,患者不能在网上看病,所以患者还是会选择去传统的医院看病。第二,目前还没有开放互联网首诊,患者需要到医院进行第一次就诊。在已有门特医保报销试点的前提下,将长期随访患者的长期随访全部纳入医保,充分发挥互联网医学的特色与活力。

实施“首诊在全科”制度。首诊依赖于医保经济杠杆的调节是分级诊疗制度难以实现的重要原因。要将“首诊在全科”作为分级诊疗的第一要务,并建立相关的法律支持,将弹性选择转变为刚性约束。要协调好医疗服务的分级与医疗机构的分级,形成“先全科后专科”、从低到高的就诊顺序[6]。

对互联网医院的服务内容继续优化并深化,实现诊前、诊中、诊后的一体化体系贯通。目前,各种新技术和人工智能的加持,使得每一次的线上诊疗都能被完整记录并进行多维度的数据分析与处理,通过海量医疗数据、病案的积累,推动实现常见病用 AI 解决,疑难杂症再由人工精准处理,并实现诊前的初步筛选。其次,各种智能可穿戴设备的发展,也方便了医生在线上诊疗过程中实时获取数据以及后续的监测,便于诊中、诊后的服务。在大数据时代更有望实现人人健康档案的建立。在各家互联网医院之间进行数据共享,将使互联网医院成为每一个人的健康小管家,有效推动分级诊疗的实施。

　　加强互联网医院之间的协作,优势互补、推动分级诊疗,实现共赢。首先是要加强医院之间的合作。如长三角互联网医院由青浦区人民政府与复旦大学附属中山医院基于青浦区朱家角人民医院共同建设,依托中山医院的业务支撑,在功能方面通过互联网技术远程与中山医院、浙江嘉善医院、江苏吴江医院以及青浦区域内的其他医疗机构进行对接,而且各大医院平台之间的合作能实现医疗信息互通,综合形成完备的患者个人健康档案。其次是要加强医院与第三方平台的合作,比如互联网医疗的领军企业"好大夫"不断与多家医院联合组织义诊活动,这种形式值得推广,使更多的医院与第三方平台进行深入合作。虽然第三方平台的目标是以盈利为主,专业性没有公立医院强,但其主动性会比公立医院更强,二者各取所需,有望强强联手。再者,要加强医院与药房的合作。无论线上线下,诊疗之后的配药环节都是不可或缺的一环。因此,医院要与药房更密切地合作,在药物储备、储量信息共享、线下自助取药模式等方面可以做出更多的探索。要为药品的物流运输"开源",分级配送。建议允许医师在互联网医院开具的处方直接联网发至医药公司或药房,由其完成审核和配送,或在小区门口安装智能取药柜,方便居民自提。优先消杀、检验、放行冷链温控药品和急需药品。在药品配送时间上,通过给患者分级,比如红色紧急、黄色急、绿色一般,尽力保障孕产妇和放化疗、血透肾衰等急慢性病患者的优先用药需求。

　　目前,国家相关政策是借助医联体和地区合作,实现分级诊疗。而互联网医院是深化建立分级诊疗制度的重要推动力。互联网医院可以在诊前、诊中、诊后进行一体化的体系贯通,推动分级诊疗制度的落实。当前对互联网医院的主要功能定位是让患者线上复诊,线下的初诊挂号资源更多地留给新患者,在诊治过程中节省患者来回奔波的时间,引导患者到合适的线下医院进行就诊,并通过多种手段鼓励患者建立并形成个人医疗档案,在各家医院之间实现信息互通,打通双向转诊的快速通道,促进区域合作。建议国家财政继续加大投入,同时发展公立医院举办的互联网医院和社会力量举办的互联网医院两种模式,双轨并行。要逐步转变各家医院各自运营互联网医院的模式,以患者需求带动医院联动,加强医联体内的医疗资源共用共享,成立区域性的互联网医院体系。

6.5.3 与第三方平台协作——以京东健康为例

京东健康利用京东的优势,将目标锁定在了消费者身上,建立了一个基于互联网的电商平台,并在短短的几年时间里,积累了一大批的用户。京东医疗的年度活跃用户在 2021 年年底达到了 10900 万,这一年增加了 3370 万。这充分显示了京东健康的盈利模式所具备的利润对象的优势,这将有助于提升京东健康的收益,并有助于京东健康在今后的发展中获得持续的收益。

京东的利润屏障很大程度上来自其庞大的用户群和强大的供应链。在这些优势中,拥有较强竞争能力的供应链是京东集团当前最重要的竞争能力。京东在物流和供应链领域已有多年的积累,是中国物流领域的佼佼者,其庞大的业务网络以及优秀的仓储、配送团队,能够为客户提供高效率、高质量、快速、准确的配送服务。京东医疗依托京东集团,因而在供应链方面也具有一定的优势。凭借着良好的仓库和供应链体系,京东医疗的存货和物流效率得到了极大的提高,尽管京东医疗的存货越来越多,但它的平均存货周转率却每年都在下降。这样,京东医疗就拥有了很强的议价能力,从而在某种意义上增加了它的收益。这也说明了京东的盈利模型是多么的出色。

京东健康是行业内最早提出的"就医+购药"闭环服务,其核心内容是将京东健康的药品健康电商与互联网医疗健康服务作为一个整体,从而实现了京东健康的互联网医疗健康与互联网医药健康服务相互补充、相互促进。除此之外,这一闭环服务还可以将线上与线下进行联系,当使用者在购物时,可以选择线上药店,利用京东的物流进行配送,也可以选择线下药店;同时,线下药店还可以引导使用者进行互联网诊疗。京东医疗在这种特殊的业务模式下,已经发展出了自己特有的营利方式。这一商业模式的成功应用,将帮助京东健康持续地提高用户黏性,激发用户的消费潜力。

2020 年,由京东健康集团和天津市南开医院共同打造的南开京东互联网医院正式启动,面向天津乃至全国的广大患者,为广大患者提供在线诊疗、健康咨询、跟踪管理等多种医疗服务。同时,依托天津区域的医疗保险政策,已经开通了门诊就医、开药等网上医疗服务。此外,还有护理到家,中医体质识别,体检预约等特别的服务。所以,类似的互联网医疗平台需要和京东健康一样,加强和传统医院之间的合作,借助数字技术的发展,不断深入医院内场景。

　　各互联网医疗平台应该对自身医生队伍的专业素质进行提升,从而提高医生队伍的准入门槛,与此同时,还要对医生队伍进行更深层次的管理,并利用各种培训来提升医师的资质等级。从而提高患者对该业务的满意度,提高互联网健康平台上的患者对该业务的满意度。通过与更多的实体医院合作,来吸引更多对线下的医疗卫生平台更加信任的用户。除此之外,各个互联网医疗平台还可以与广告公司合作,在电梯、地铁站等位置投放自己的广告,让更多的人知道,从而吸引更多的顾客。各个互联网医疗平台也可以与某些搜索引擎网站、视频网站等展开合作,在这些平台上投放自己的广告,为自己引流,并不限于自己企业集团的有限客户资源,从而持续扩大新的客户群体。

7

国内互联网医院运行典型案例

党的二十大报告指出，要加快建设数字中国，推进健康中国建设。在卫生健康领域的数字化改革浪潮中，公立医院和各大互联网平台企业积极探索，充分利用互联网、大数据、云计算等信息科学技术，来推动优质医疗资源的下沉，提高服务效率和质量。在这个过程中，涌现出了一系列优秀的案例。

7.1 长三角（上海）智慧互联网医院

为服务长三角一体化国家战略，2020 年 10 月 24 日，长三角（上海）智慧互联网医院投入运行。通过互联网技术，旨在整合长三角区域优质医疗资源，优化线上线下服务流程，打通了长三角居民享受优质医疗资源的最后一千米，较好地满足上海青浦、江苏吴江、浙江嘉善长三角一体化核心区域的医疗服务需求。

7.1.1 建设特色

长三角（上海）智慧互联网医院是由青浦区人民政府与复旦大学附属中山医院共同建设的，智慧互联网的建设主体依托青浦区朱家角人民医院，这是一所二级乙等综合性医院。该互联网医院立足"重患者体验、重快速服务，重互联互通"的整体定位，采用"云、大、物、移、智"5G 网络等新兴技术，稳步推进长三角绿色生态示范区医疗健康"互联网医院平台""远程医疗协同平台""数据互联互通平台"的三个平台和"远程会诊、远程影像、远程检验、远程病理、远程示教"的五个中心建设。通过整合优质医疗资源保障资源供给、快速提升区域医疗服务水平与质量促进服务下沉，做实区域医疗服务中心、健康管理中心和疫情防控中心的定位,打造可复制的智能、高效、一体化远程医疗协同服务新模式与线上线下多场景医疗健康服务新模式,同步搭建完善的运营体系,探索区域协同制度新路径,营造区域融合的可持续发展环境。

7.1.2　优质医疗资源下沉

互联网医疗中心为长三角地区居民提供线上普通门诊诊疗和处方药品流转服务、线上特需门诊诊疗服务和线上预约长三角智慧医院、中山医院检查服务。病理诊断中心利用数字切片扫描仪,将切片全部制作成数字切片整合进入病理云平台,由中山医院的病理科专家进行云端读片,出具报告。云影像诊断中心的影像直接接入云平台,由中山医院的影像学专家团队进行快速读片和诊断,并将检查报告上传云端。医学检验中心拥有智能化采血装置、标本分拣转运机器人和物流平台,第一时间转运标本进行检测。远程门诊和多学科会诊中心为患者提供由多家医院、多学科参与的远程会诊。

7.1.3　服务流程创新

同时,长三角(上海)智慧互联网医院建立智慧病房。普通智慧病房接入远程查房系统,实现中山医院专家的远程查房;重症智慧病房实现中山医院专家实时诊疗;智慧病房装备物流机器人系统,实现药品、器械等医疗用品物流转运的智能化。长三角(上海)智慧互联网医院通过互联网技术,远程与中山医院、嘉善医院、吴江医院以及青浦区域内医疗机构对接;支持长三角地区居民诊疗信息的互联互通,支持三地医保免备案异地结算,提供互联网电子票据,缓解人工收费窗口压力,提升无纸化水平。

7.2　浙江大学医学院附属第一医院互联网医院

浙江大学医学院附属第一医院互联网医院(以下简称"浙一互联网医院"),是全国首个公立三甲医院线上院区,由卓健科技提供技术支持,2016年2月16日正式运营,目前已日趋完善(见图7-1)。浙一互联网医院将线上医疗服务作为实体医院的服务延伸,利用门户网站、掌上浙一 APP 为患者提供线上＋线下闭环式医疗服务。浙一互联网医院首创互联网医院分院模式,即省—县—乡—村四级远程医疗服务平台、通过开展浙一互联网医院的医疗服务,与省内外超200 家市县级医院、300 个社区服务中心、60 家药店进行远程协作,助力分级诊疗,提升基层医疗服务能力。

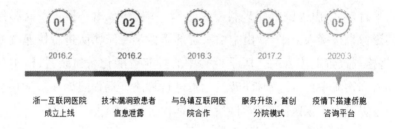

浙一互联网医院发展期间主要事件节点

01	02	03	04	05
2016.2	2016.2	2016.3	2017.2	2020.3
浙一互联网医院成立上线	技术漏洞致患者信息泄露	与乌镇互联网医院合作	服务升级,首创分院模式	疫情下搭建侨胞咨询平台

图 7‐1　浙一互联网医院发展期间主要事件节点

7.2.1　集团化多院区信息互联互通

打破信息壁垒,实现多院区信息的互联互通,是浙大一院"未来医院"信息化数字化改革的一大特点。2021 年 10 月,随着浙大一院庆春院区全新"未来医院"信息系统的平稳上线,标志着包括浙大一院庆春院区、总部一期、之江院区、城站院区四个医疗院区的核心信息系统全部搬迁到了"云"端,实现了集团医院多院区信息一体化,海量信息数据互联互通,大大提升了医院的运营效率和医疗质量。浙大一院成为全国首家基于云原生架构的、核心医院信息系统上云的集团化、现代化医院。多院区的核心数据汇聚到两朵"专有云"上,确保医院运营安全。各院区的海量动态数据通过强大的云计算能力,实现信息一体化、数据共享、业务协同。患者档案的统一和电子病历信息可以多院区共享,医疗资源也可以在各院区间灵活调度,提高使用效率;同时,以"云"为基底,患者可享受全流程的智慧医疗服务。

7.2.2　分级诊疗平台助推国家分级诊疗

分级诊疗是我国医药卫生体制改革的基本战略，为助推国家分级诊疗，浙一互联网开通分级诊疗平台，按照疾病的轻、重、缓、急及治疗的难易程度进行分级，不同级别的医疗机构承担不同疾病的治疗，实现基层首诊和双向转诊。不仅实现了省市县的远程多学科联合会诊（MDT），并且设定了基于分级诊疗的转诊标准，患者在基层医疗机构、县级医疗机构的就诊信息，均能在分级诊疗平台中被上级医院查阅，实现了信息的互联互通。当基层患者达到转诊标准，可以在平台上"一键转诊"，浙大一院系统将自动为其优先安排床位等。患者完成治疗适合转回当地，也通过"一键转诊"对接床位信息等，真正实现无障碍的双向转诊。真正实现省—县—乡三级医疗网络联动，破解了分级诊疗、双向转诊难点。

7.2.3　多院区多学科联合会诊

实现多院区多学科联合会诊（MDT），是浙大一院利用信息化解决多院区运营难点的又一亮点。以往，当患者和专家不在一个院区，多学科会诊通常通过电话沟通。如今，借助信息化手段，通过一块屏幕，共享视频、共享语音、共享患者资料，便可实现多院区 MDT 会诊，尤其是提高了急危重症、罕见病患者的诊疗效率，数字医疗建设成效显著。

7.3　宁波"云医院"

2014 年 9 月，宁波于全国率先启动"云医院"建设，探索和实践互联网医疗服务。2015 年 3 月 11 日，宁波市"云医院"正式投入运营，是宁波市第一家互联网医院。宁波市坚持"政府主导、区域布局、线上线下结合、市场化运作"，依托宁波市云医院平台，统筹全市医疗资源，创新互联网医疗服务模式，构建"互联网＋医疗健康"城市模式[54]。截至 2023 年 7 月，宁波市已建立的 42 家互联网医院，其中市级医院 6 家、县域医共体 25 家、民营及其他医院 11 家。在日常生

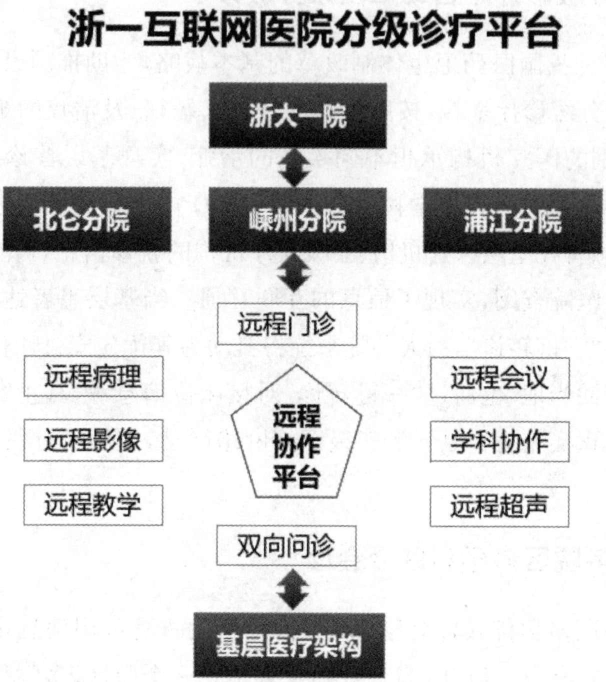

图 7-2 浙一互联网医院分级诊疗平台

活,尤其是疫情防控期间,42 家互联网医院为群众提供网上诊疗、检查预约等服务,已累计服务超过 800 万人次,在促进人民健康方面发挥了巨大作用。

7.3.1 政府主导,点燃创新引擎

宁波云医院由宁波市卫生健康委牵头建设,市医保局、市大数据局、市市场监督管理局等部门共同参与。宁波云医院定位为全市性互联网医疗服务门户,从公众权益维护、医疗安全保障到医疗服务监管,全方位护航"互联网+医疗健康",专门建立平台运营服务保障单位为入驻的实体医疗机构提供互联网诊疗相关的技术、管理和运营服务。通过云医院平台,宁波市卫生健康委统筹监管全市各级各类医疗机构的互联网医疗服务行为,实现运营管理和医疗监管的同质化,统筹全市医疗安全和信息安全风险预警机制,有效地防范、控制、减少可能出现的危害。

7.3.2　区域化布局，打破信息壁垒

根据宁波本地医疗资源分布情况，宁波以城市为入口打造区域统一的互联网医疗平台，协调整合全市医疗资源加入宁波"云医院"平台，打破机构间资源共享壁垒，将优质医疗资源向全市统一开放，解决了区域间互联网医疗发展不平衡的矛盾。宁波"云医院"平台从试点到推广，以点带面、创新创优、稳步推进，宁波的政府主导模式已经成为国内互联网医疗服务三大模式之一。目前，宁波市所有医疗机构均已加入"云医院"平台，为患者提供在线问诊、处方开具、送药到家、居家护理、家庭医生、远程医疗等 37 种医疗健康服务，覆盖 53 个医学专科，为宁波市的患者提供更多的便利。

通过医联体、医共体以及远程医疗协同机制，提升基层医疗机构的整体医疗服务水平。在基层医疗机构建立云诊室，形成协同门诊、共享医生、共享药房等医疗机构间的服务协作，解决了基层及偏远地区医疗资源缺乏、服务能力偏弱等问题。同时，将全民健康信息平台与宁波"云医院"平台对接，实现电子病历、健康档案、检验检查结果等信息的互联共享，实现院内院外协同、上下级医疗机构有序协作的区域互联网医疗服务模式。

7.3.3　线上线下结合，擎握数字利剑

宁波市依托"云医院"平台，以实体医疗机构为责任主体，从需求导向、问题导向及改革导向三方面聚焦医院、医生、患者的服务关系，将全市医疗机构线上和线下服务衔接起来，通过互联网技术，推动医疗服务数字化转型，将单纯的院内服务发展为"互联网＋诊疗""互联网＋护理""互联网＋医药""互联网＋健康管理"等形式多样的线上服务，解决医疗健康服务"最后一公里"，构建线上线下融合发展的"互联网＋医疗健康"新生态。

7.3.4　市场化运营，提高效率

在体制机制和服务模式的不断创新下，互联网医疗服务逐渐发展壮大。医疗资源的分配不平衡，需要市场化手段来配合推动。宁波"云医院"平台从建设、运营到发展，一直尊重市场发展规律，选择具备科技创新能力、成熟运营经验的企业来支撑平台的建设和发展。通过引入运营企业，成立本地运营公司为

所有医疗机构的线上服务提供线上宣传推广、线下持续运营,与商业保险机构、通信运营商等第三方开展引流合作,共同发展互联网医疗服务。根据群众在互联网上的医疗服务需求及特点,实体医疗机构的互联网医院通过 ICT 技术与商业模式创新,与运营企业合作策划包装各类专科增值服务内容,覆盖妇产、内分泌、眼科、康复、中医等多种专科,构造了一个涵盖健康管理、医疗、康复、养老服务在内的全产业链生态系统,使得医疗服务跨越医院围墙约束,走向社区,走向家庭,在体现医生劳动价值的同时,更好地满足了居民医疗服务需求,实现了利益共享、多方共赢。

7.4 上海"徐汇云医院"

"徐汇云医院"是上海市徐汇区中心医院推出的上海首家智慧医疗平台,2020 年 2 月 26 日,上海"徐汇云医院"获得互联网医院牌照,正式命名为上海市徐汇区中心医院贯众互联网医院,是上海市首家获得互联网医院牌照的公立医院[55]。

7.4.1 创新"企业云医务室"

上海徐汇区中心医院贯众互联网医院和才赋人力科技共同打造"企业云医务室"这个全企业健康福利产品,无论何种规模的企业,无论拨出一个工位、一台电脑,还是拨出一个独立私密的空间,都可在企业内部建立一个自有的"云医务室",员工在工作时如有就诊需求,进入云医务室,打开电脑,就能找到徐汇云医院的医生问诊。满足员工提供便捷的基础就诊服务,为员工和企业大幅节省请假就医的时间[55]。在就诊过程中,诊疗费和医药费由企业给员工购买的补充商业医疗保险直接支付,基于全线上的就诊模式,员工在通过云医务室就诊的同时,保险公司的理赔机构在后台进行理赔核算[56]。员工就诊完毕后,理赔机构在后台负责保险公司和医院的费用结算,员工省去了自行垫付费用后收集各类病例发票再向保险公司进行理赔的烦琐手续,直付就诊模式下沉到了企业云医务室,大幅提升了员工对企业健康福利的满意度。同时,上海徐汇区中心医院贯众互联网医院和才赋人力科技已经开始设计基于这个服务的企业员工健康档案管理和企业员工慢病管理，更有针对性地提供"互联网＋医疗"。

7.4.2 以方便患者作为第一选择

徐汇区云医院以方便患者为首选，在院外的站点设立于药店、居委会、社区卫生服务中心这些很方便患者就医的场所。对于操作上有问题的患者还会有专人在网点进行指导。采用会员制的模式，有单位会员、家庭会员和个人会员。对会员的网络问诊是免费的，转而采用向签约单位和机构收取年费的方式。对于家庭会员的模式，云医院起到网络家庭保健医生作用，可以回答家庭成员在各个不同医学专业领域内的咨询。在院内，徐汇区中心医院也会为医生专门排班进行网上问诊。医生在早上 8:30、下午 4:30 排班等患者。签约会员上网之后就可以找到医生，实现了挂号和诊疗一体化。而如果有患者需要去医院检查或住院的，可以实现提前预约，通过医院大厅的服务台来挂号。

7.4.3 把医生诊室延伸到患者身边

上海市徐汇区中心医院贯众互联网医院的模式就像是把医生的诊室延伸到患者的身边，又通过实体医疗机构给患者提供更多后续的治疗，真正体现了医疗行为的完整性。站在老百姓的角度思考问题，以互联网为工具，把区域中心医院和三级医院的诊室延伸到社区，挖掘前沿科技的在医疗领域的可能性。在互联网的浪潮下，复旦大学附属中山医院徐汇区中心医院正逐步实现以医院为核心的网络医院模式。

7.5 上海市级医院互联网总平台

为贯彻落实党中央、国务院关于加强新型冠状病毒疫情防控工作的决策部署，上海申康医院发展中心作为上海市级医疗机构办医主体，按照上海市政府相关要求，围绕解决人民群众医疗健康中的"急难愁盼"问题，加快推进上海市互联网医院建设，推动互联网医疗应用向纵深发展，不断提升便民惠民医疗服务水平,提高患者就医便捷度。一方面,从防疫必要性出发,指导市级医院开发建设"互联网医院";另一方面,从建设成本、便民服务以及资源协同等角度出发,探索区域与单点相结合的市级医院互联网总平台建设与运营模式,深化建设"医疗＋互联网"的便民服务统一平台,整合线上线下医疗健康服务资源,以微信公众号、手机 App、支付宝服务窗、门户网站等多途径建成"上海市级医院互联网总平台",向市民提供上海各市级医院的"互联网医院"总入口服务,支持线上预约挂号、线上专科咨询、在线复诊、在线开方、医保线上支付以及药品配送到家等便民服务[57]。

7.5.1　统一账户体系让惠民服务更加便捷

上海市级医院互联网总平台建立了统一、规范、严谨的患者实名认证体系,实现"身份即服务",推动医疗服务、便民服务等活动安全、便捷、高效开展。除此之外,申康中心打通了与联网 38 家市级医院的用户账号体系,即用户在使用移动端应用的登录验证时,凡是在"互联网总平台"通过实名认证的账户信息,可以被联网医院自有服务所识别,不用再重复登录医院账号信息,这极大地提升了用户的使用体验,也是实现"互联网总平台"与市级医院便民服务应用大整合的重要推动力。

7.5.2　新技术的加持让信息服务更有温度

上海市级医院互联网总平台便民服务系统的建设应用了人工智能、大数据、云计算等技术以及 Fast Healthcare Interoperability Resources(FHIR)标准来支撑便民服务业务的开展,例如,基于人工智能实现了"寻医问药"服务;基于大数据实现了"健康档案透视"服务;基于云计算实现了"影像云胶片调阅"服务;基于 FHIR 标准实现了"报告推送"服务等。新技术的加持让信息服务更懂用户的需求,高获得感的便民体验也更能体现信息服务的温度。

7.5.3　数据加密脱敏让用户隐私更有保障

申康中心通过数据加密脱敏提供隐私数据识别、隐私数据保护和隐私数据管理等功能,贯穿数据采集、数据重构以及数据授权阶段,对授权、使用的敏感数据进行识别、加密或者脱敏,防范因数据盗取、越权访问等行为造成的敏感信息泄露，切实保障用户的数据安全。上海市级医院互联网总平台在疫情常态化防控和全面复工复产工作中发挥了重要作用，其秉承健康、高效、可持续的发展目标，通过全面推动检验检测互联互通互认、互联网医院建设等管理模式和服务模式创新，完善医疗线上线下闭环全流程服务，打造具有获得感的医疗便民服务。

7.6 上海市儿童医院互联网医院

2016年，上海市儿童医院开始探索建设互联网医院，于2020年2月28日正式挂牌互联网医院，成为上海市首家儿童互联网医院。目前，除了发热咨询、远程联合门诊、远程会诊等互联网医疗服务外，上海市儿童医院互联网医院还提供在线挂号、在线付费、在线问诊、电子处方、药品配送、随访复诊等线上医疗服务，突破了时空限制，实现了以患者为中心，更好地满足儿童医疗卫生服务需求[58]。

7.6.1 不断探索建设运行模式

儿童互联网医院建设运行模式从过去的与平台合作转变到现在的独立建设运营。医院最初与微医平台合作共建儿童互联网医院，主要实现了网上预检、精准预约、视频问诊、团队诊疗、联合门诊、远程会诊等儿童医疗服务。2018年7月，开始搭建自己的互联网医疗服务平台，经过1年时间的开发建设，自有平台于2019年6月上线，在保留原有特色服务的基础上，新开通了分时预约、电子就诊卡、线上缴费、报告查询、线上诊前化验、院内导航、人工智能辅助诊断等多项服务，进一步缓解了患者就医"三长一短"的痛点问题，也极大地改善了患者的就医体验。2020年1月，在抗击新型冠状病毒疫情的关键时期，儿童医院加快了互联网医院建设进程，率先推出了线上发热咨询和专科咨询服务，随后继续开通了线上复诊开方、在线续方、药品配送等核心医疗服务功能。同时，加强长三角地区远程联合门诊服务，与原有互联网儿科医疗联盟平台整合，形成一体化互联网医疗服务平台，成为真正意义上由医院独立建设运营的儿童互联网医院。

7.6.2　探索多种互联网医疗健康特色服务

通过引入儿童互联网医院,满足了广大儿童基本医疗健康服务需求,提升了患者就医体验,从整个医疗服务过程的各个环节出发,探索开展多种互联网医疗健康特色服务,涵盖了线上诊疗、线上医疗保险支付、儿童配药舱建设,以及儿童健康教育等多个方面。一是率先探索开通儿童线上预检、发热相关疾病咨询问诊、儿童慢性病管理(内分泌、哮喘和肾脏疾病)等医疗服务;二是率先在全市探索儿童医疗保险线上支付功能,实现了通过儿童监护人实名认证与儿童信息关联绑定;三是探索建设儿童配药舱,医院与国药集团合作,针对儿童用药特点建设了儿童配药舱,实现药物线上快速、准确投放配送;四是将儿童健康教育与线上医疗服务紧密结合,通过健康大讲堂、家长学校与网络直播等多种形式,向儿童及家长传递健康知识和理念。

7.6.3　形成儿童健康服务新模式

通过建立儿童互联网医院,不仅极大地改善了患者的就医体验,也极大地推动了医疗服务的发展,为未来的医疗模式的改变提供了有效的参考。多种互联网医疗业务的实践应用,突破了信息交换壁垒和时间地域限制,创新了服务流程、就医模式和技术业务,形成了一种全流程、线上线下、医患互动、区域联合、协调统一的儿童健康服务新模式。

7.7　"平安好医生"

平安好医生成立于 2014 年,2015 年 4 月其同名 APP 正式上线,上线仅 100 天注册用户就突破百万,并在 2016 年公布获得 5 亿美元的 A 轮融资。2018 年 5 月 4 日正式登陆香港联合交易所,成为互联网医疗领域的第一股。自上市以来,发展速度迅猛,发展态势良好,饱受资本追捧,业务模式也不断地完善,致力于打造线上线下融合发展的环形服务模式。2021 年 1 月 27 日,其线上 APP 正式更名为"平安健康"[59]，其发展历程见图7-3。

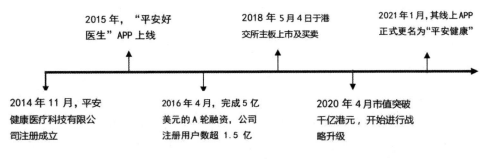

图7-3　平安好医生发展历程[59]

7.7.1　搭建医生与用户的互动平台

"平安好医生"通过利用先进的互联网技术，打造了一个让患者、医护人员及其他相关人员之间的交流桥梁，以满足他们的健康管理需求。"平安好医生"既是连接用户与医生，提供线上、线下结合服务的移动应用，也是平安集团整合线上、线下医疗健康资源的共享平台。用户通过"平安好医生"APP，足不出户就可以享受专业的线上咨询、健康评测，浏览健康资讯，并通过获得推荐和奖励，养成良好的健康习惯，建立健康社交网络；有诊疗需求的用户可到线下的平安诊所或专科医疗网络得到有效的治疗，享受到与平安合作的国内外知名医疗机构的专业医疗服务。平安好医生网上售药平台，会让用户更加便捷、便宜的购药。在部分地区，2小时内药品即可送达消费者。此外，在医保、商保方面，平安也为参保人提供大病医保服务，为客户提供保障范围更广、保障额度更高、价格更优惠的健康保险产品，减轻医疗费用过高的后顾之忧。

7.7.2　五大特色助力健康管理O2O

"平安好医生"，拥有"家庭医生""问诊大厅""健康社区"三大功能板块，应用大数据以家庭医生与专科医生的在线咨询服务作为切入口，为客户提供个性化的日常健康管理与医疗信息服务。咨询范围包括导医预诊建议、预约挂号等诊前服务，在线复诊随访、患者管理、康复及用药指导等诊后服务以及专家名医预约咨询。作为健康管理产业的垂直门户与重要流量入口，"平安好医生"围绕

"三网合一"的线上、线下服务形成了 5 大特色：家庭医生、名医服务、万家诊所、网上供药、保险结合。为了支持"平安好医生"APP，平安构建了三层医生体系。即根据健康人群、亚健康患者与疾病患者的不同需求，与医疗资源进行了分类与精确匹配，"平安好医生"将分别引流至不同层级的医疗资源与服务。这三层医生体系，其中最核心的家庭医生圈由拥有丰富临床工作经验的医生组成。客户可以根据各医生专业，选择并享受一对一在线专属家庭医生服务。为了确保提供实时、专属、全流程的服务以及有效进行风控管理，团队由平安严格筛选、全职招募，年内规模预计扩容至千余名。对于家庭医生无法解决的病患，平安在次外层云集了北上广 5000 名三甲名医提供专业权威咨询及医学技术支持，为在线患者提供额外门诊加号、手术主刀预约服务。最外层由外聘的 50000 名主治医生组成，每周开放个人咨询服务，让更多互联网用户免费享受平安带来的优质健康、医疗体验。

7.7.3 支付闭环打造全新就医体验

"平安好医生"为用户提供了全新就医场景：客户可以跳出医院制约，享受跨地区、跨行业的医疗服务；而通过平安批发整合药品资源，能够最大程度减少医药流通环节成本，使客户享受低价高质的药品服务。通过基于健康保险业务、线上健康管理及智能硬件业务沉淀的医疗数据及客户基础信息而形成的"健康云"，整合各大医院的电子病历，实现跨医院、跨地区的信息共享。借助健康保险支付方的身份，平安也将保险与自身医网、药网、信息网结合，形成支付闭环。利用 O2O 模式，将打造出一个全面、高效的医疗体系，旨在满足消费者的需求，并且让他们能够更加轻松、快速地获得专业的健康管理和护理，这将会给健康险产品注入全新的活力。

7.8 京东健康"京东家医"

京东健康 2014 年开始作为京东集团的独立业务运营，从线上零售出发，2019 年从京东集团拆分独立运营，是引领中国医药和健康产品供应链转型先行者之一。2020年12月8日,京东健康在港交所上市,多年来,京东健康从B2C电商平台不断探索和发展,成为集B2B、B2C、O2O零售药房和在线医疗功能于一体的综合医疗平台。京东健康发展历程见图7-4。2023年,京东健康旗下的战略级服务产品——"京东家医"完成产品全新升级,正式上线"老人全年照护"服务。通过提供管家式的健康管理服务,精准对接老年人群体的健康需求:为每位老人匹配专属的健康管家,全年跟踪管理老人的健康状况,服务环节能够细化至每一天,通过连续的、主动的服务,为老人发生的健康问题负责到底,100%提供解决方案,从而更好地帮助老年人改善身体健康状况,提高晚年生活质量。"京东家医"自2020年8月上线以来,持续优化和完善线上线下一体化的健康管理服务体验。在长期服务用户的过程中,京东家医洞察并总结了老年人这一群体的日常照护需求及痛点:经过京东家医用户调研,有80%的子女和父母身处异地,70岁左右的老人占比最高,多患有"三高"、糖尿病等慢性疾病,而且病情发展不稳定、有30%存在重/急症风险。针对上述切实问题,京东家医"老人全年照护"服务,精心打磨四大核心服务功能。

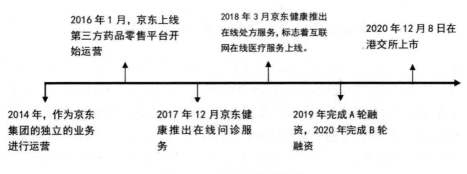

图7-4　京东健康发展历程

7.8.1　老人专属健康管家

用户购买了该项服务后,京东家医会为老人匹配一名专属的健康管家,这些健康管家均为具备专业医疗背景的医务人员。在服务正式开始之前,健康管家会主动与下单用户及用户指定的服务对象(例如其父亲或母亲)进行沟通,询问服务对象的健康情况,包括既往病史、日常饮食作息情况、目前的身体状况和感受等,并基于此建立健康档案;沟通方式为电话,更加符合老人的沟通习惯。

7.8.2　全年跟踪管理老人健康状况

"京东家医"基于这样的背景考虑:不少父母不愿打扰忙碌的儿女、不希望身在外地的儿女担心,自己出现健康问题也不愿告知儿女。针对这种情况,"京东家医"以实现全年跟踪管理老人健康状况为目标,通过京东家医的健康管家会每周致电老人,了解最新的健康指标,并出具月度健康报告,回传给儿女。一方面及时监测老年人的健康状况,确保能及时就医,另一方面也帮助儿女能够及时了解父母的身体状况。

7.8.3　全年管理老人的基础性疾病

京东家医针对老年人的多种慢病制定医疗管理方案,通过与三甲医院医生、慢病管理师、营养师、运动康复师、心理咨询师等专业人员,通过多学科会诊、私人定制的形式,帮助老人进行专业治疗、周期换药、饮食干预、运动干预等。

7.8.4　协调优质医疗资源及提供线下就医陪护

"京东家医"能帮助协调优质医疗资源及提供线下就医陪护。如果因为突发重症需要寻求医疗资源,京东家医能够帮助老年人联系医院,协调专家号源,由专业的陪诊员陪伴老年人线下就医,帮助老年人完成挂号、取号、排队、问诊、检查、取药等操作,方便老年人得到及时治疗;值得关注的是,在老年人居家治疗期间,京东家医还可以安排专业护士上门为老年人护理。打造线上家庭医生服务标杆,助力老年人居家健康管理。

作为京东健康旗下家庭医生服务战略级产品、专业的管理式医疗健康服务——京东家医自2020年8月上线以来,持续完善线上线下一体化的医疗健康服务体验,通过业内首创了"健康管家+医生团队"模式,配备和连接健康管家、健康管理团队、专科医生团队、三甲名医等医疗服务供给,实现了健康管理与严格医疗的全流程打通。

7.9　中日友好医院互联网医院

中日友好医院互联网医院是基于"国家远程医疗与互联网医学中心""国家卫生健康委远程医疗管理与培训中心"和"国家卫生健康委基层远程医疗发展指导中心"建设和运营。医院积极响应国务院鼓励第三方共建机制的号召与中国移动集团的企业联合共建互联网医院,于2021年4月正式获得北京市卫健委第一批执业准入许可,作为第二名称正式启动执业运行。中日互联网医院延续了远程医疗协同网络的近6000家医疗机构,结合已经成立的17个专科医联体,建立专科医疗协同合作模式:依托国家远程医疗与互联网医学中心建立专家委员会制度,汇聚全国36000多名医师;自主研发互联网医院综合协同平台,对接各大品牌应用平台、各大医院远程医疗中心平台,可完成资源管理、流程管理、数据管理。在临床、培训、教学等方面发挥重要功能,提升技术力量,以学科建设为目的开展教学查房,进行远程教学、网络直播等;建设国家老龄健康医养结合远程医疗协同平台,通过两期试点已经接入520家医养结合机构,每年完成13000多例疑难重症远程会诊。中日友好医院互联网医院采取便捷灵活的在线医疗模式方便患者就医,创新复诊流程,方便送药到家;将在线复诊与远程医疗相结合,慢病预防与重症救治相结合,疫情防控与慢病管理相结合,为各地患者健康保驾护航;将医疗协作与基层医师能力建设相结合,提供诊疗指南、医学咨询,帮助基层医师提高诊疗能力。开创了联合门诊解决基层患者首诊需求,开放平台为全国医疗机构及医师免费"拎包入住",指导基层医疗卫生机构远程医疗规范化建设,支持基层医院开展互联网＋医疗。

7.9.1　供给侧结构重塑,实现"以人民为中心"的医院高质量发展

中日友好医院建设互联网医院的发展思路是:通过医疗供给侧结构重塑,实现"以人民为中心"的医院高质量发展,整合云计算、大数据、人工智能、物联网等技术,重构医院业务模式,完成居民健康服务、医疗机构服务、院际协同服务、管理决策服务等,推动医院运行模式的更新。以互联网医院为组织方式,通

过医联体和远程医疗协同等方式,让优质医疗技术和医疗资源下沉到基层去,提升基层的接诊能力,为复诊患者提供便捷化的医疗服务,最终达到分级诊疗的目的。

7.9.2　便捷灵活的在线医疗模式

中日友好医院互联网医院平台采用多终端兼容形式,医师可以自由切换手机 APP 和电脑的接诊形式。全国各地患者都能用手机 APP 登录中日友好医院互联网医院平台:诊前咨询、在线复诊、远程会诊、双向转诊。互联网诊疗(复诊)对大部分常见病、多发病、慢性病非常实用,尤其是皮肤病、高血压、糖尿病、冠心病、脑卒中、慢性肺病、肿瘤化疗、妇幼保健等患者,足不出户在线复诊后,能送药到家,同时可以得到经常性诊疗与康复指导或药学指导。如果发现重大病情变化或原诊断错误,需要在当地医院通过远程医疗获得专家会诊,可以在区县内得到治疗,或通过互联网医院平台转诊到大医院。

7.9.3　解决基层患者求医问药的需求

中日友好医院互联网医院开设联合门诊,帮助新发病例在发病初期就能找到专家。患者可以在当地医院申请中日友好医院互联网医院联合门诊,专家与当地医师一起接诊"基层首诊患者。联合门诊能有效减少误诊漏诊,帮助基层医师提升业务水平。如果当地缺乏药品,专家可以开电子处方并送药到家。中日友好医院已经建立了"互联网药房",把传统药学服务和药品配剂"云化"为互联网药房,可以兼容线下就诊和互联网医院的药品配送,依据患者互联网预约订单把药品配送到家。中日友好医院互联网药房已经与北京市医保报销系统对接,部分符合条件的在线电子处方药品可以直接获得医保的报销。同时,支持地方医院免费"拎包入住"。中日友好医院互联网医院面向所有的医疗机构和医药服务企业开放,基层医院可以免费"拎包入住"平台,借用中日友好医院互联网医院的优质资源、成熟的管理经验和标准流程、信息系统和安全保障,可以有效降低地方医院的建设成本,为当地的患者提供高质量"互联网+医疗"服务。

7.9.4 建设经验

在功能上,中日友好医院互联网医院与远程医疗深度结合。①慢病管理与重症救治相结合。互联网诊疗的价值在于慢病管理,希望通过复诊平台,对患者实现连续性管理,进行再就诊和开药。如果患者在互联网诊疗过程中出现问题,可以由远程会诊专家指导当地医院对患者病情进行处理。及时发现并处理新病情,让患者的生命健康更有保障。②医疗协作与基层医师能力建设相结合。互联网医院除了实现在线复诊等医疗行为,还会强化基层医师能力建设。通过远程培训、教学查房、病例讨论等形式,对基层医院开展培训。目前,远程会诊为 30 分钟,除了讨论患者的病情和治疗方案以外,基层医生也可以通过提问与医院互动。③建立公立医院与第三方平台合作共赢新模式。近年来,各大医院探索互联网医疗助力患者管理,但一直难以做起规模,其原因是缺乏运营团队。中日友好医院互联网医院把运营机制委托给第三方企业,与第三方平台建立合作机制,让互联网医疗运行更便捷,让数据更互联互通。

7.9.5 创新性及亮点

(1)通过医学咨询和远程会诊保障隔离点群众健康。在疫情常态化防控下,中日友好医院互联网医院在 APP 上开通了医学咨询服务和远程会诊。39个临床医技科室的专家在线为隔离酒店和隔离社区的慢性病患者解答健康疑问。社区医生可以向中日友好医院的专家发起远程会诊,在专家指导下为患者诊疗。互联网医院还开通了急危重症患者就诊绿色通道,胸痛、卒中、创伤患者和孕产妇可以由社区医生直接上报行政专班启动转诊,及时进行救治。

(2)支持医养结合和居家养老。中日友好医院受国家卫健委老龄健康服务司委托建立的国家老龄健康医养结合远程协同体系,目前试点已经接通全国 31个省市自治区的 520 家试点单位,为全国的医养结合机构提供医疗指导、全科医师培训等。试点将逐步开放家庭病床和家庭巡诊及网约护理等业务,为居家养老和基层社区养老的慢病患者提供医疗照护,并支持基层家庭签约医生做好家庭专科病例的康复指导。

(3)开展区块链创新应用试点探索。2022 年,中日友好医院以国家区块链创新应用试点项目为契机,以互联网+医疗健康业务需求为引导,建立基于区块链智能合约管理技术的互联网＋医疗数据共享管理体系。形成不同医院就诊数据的互联互通平台,对在线医疗的电子处方的流转和就诊数据用于医保报销、药品配送和药事指导等。开展个人医疗健康数据授权使用管理探索,建立专科临床大数据库,为健康中国的医防融合提供强有力的基础设施。

7.10　首都儿科研究所附属儿童医院互联网医院

首都儿科研究所(以下简称"首儿所")附属儿童医院于 2020 年开始互联网医院布局建设,并于 2021 年 4 月取得互联网医院牌照。首儿所互联网医院通过重塑业务服务流程,将线上线下诊疗服务深度融合,通过流畅的就诊流程,减少患者排队等候时间,降低患者就医成本,同时为诊后康复及健康儿童提供健康管理及科普宣教服务。优化医疗资源配置,推进分级诊疗。首儿所互联网医院的建设基于三个平台,即"医学诊疗平台""健康管理平台"及"远程医疗平台",使线上服务横向覆盖医疗机构及患者个体,纵向贯穿患者诊前、诊中、诊后的全流程。有机整合线上线下医疗业务流程,实现健康管理、智能分诊、在线咨询、预约挂号、线上复诊、在线开方(处方、检验检查申请单、住院证、诊断证明)、检查检验自助预约、线上缴费、医保结算、送药到家等全流程一体化诊疗服务功能。将医、护、药、技全方位的医疗服务从医院延伸到患儿家中,真正达到优质医疗资源下沉的实际目标。

7.10.1　重组线上线下就诊流程,提升患者就诊效率

首儿所对线上线下就诊流程进行重塑再造,将慢性病、常见病的复诊患者引流至线上,通过信息技术手段实现线上线下的有机融合,显著提高患者就医效率,优化患者就医流程。针对需要到院治疗或检查的患者,医生为患者提前开具药品快递到家,同时开具检验检查单并预约门诊号。系统线上提供检验检查项目智能预约功能,推送电子导诊单,告知患者预约时间、检查地点、注意事项。患者按照预约时间及检查时间来院诊疗。大大节约了外地患者,特别是边远地区来京就医患者的时间成本及经济成本,优化患者就医流程,提升患者就

医获得感。

7.10.2 拓展线上诊疗内容,满足患者线上就医需求

结合儿童专科医院特性,对无证件新生儿开放预约挂号,并在挂号建档时对患者监护人进行人脸识别认证,保障患者隐私和权益及新生儿患者的实名就诊;针对用药指导、儿童护理等问题,首儿所特开设药学、护理、遗传咨询门诊,为患者免费提供线上用药指导、诊后术后家庭护理指导、遗传学报告解读服务;对于常见外显性疾病,还开通了专家在线咨询功能,专家在线为患者答疑解惑。通过不断拓展线上诊疗的内容,为患者提供多元化的线上医疗服务,使患者享受更加便捷高效的就医体验。

7.10.3 开展住院一体化服务,改善住院患者就医体验

为改善住院患者就医体验,首儿所开展住院一体化服务,从患者入院、住院期间到康复出院,全流程支持线上办理业务。患者在入院后即可在移动端补交预交金,在院期间可在线进行预交金的查询、费用明细查询、检验检查报告结果查询等。无陪住病房的患儿家长可通过住院云探视功能线上探视患者。出院后在线进行出院结算、病历复印邮寄的操作。住院一体化服务使患者在院期间非必要不出病区,落实疫情防控要求,有效降低院感风险。

7.10.4 建立儿童健康管理平台,儿童生长发育科学管理

首儿所通过建立基于5G的儿童健康管理全程化跟踪平台,将儿童保健、儿童营养、儿童生长发育等专业有机地融为一体,形成儿童全流程健康管理整体服务体系。通过线上主动健康监测,对患儿的心理健康进行预测和干预,应用人工智能技术构建儿童运动强度与能量消耗模型,在线进行儿童健康宣教,培养患儿养成良好健康的生活习惯,开展在线健康科普视频,以3～5分钟小视频形式向家长简单、清晰地介绍专业知识,以达到宣传及科教目的。

7.10.5 创新性及亮点

(1)建立协同工作小组,设立专职管理科室。首儿所互联网医院遵循党委领导下的院长负责制,特别成立互联网医学领导小组,小组下设项目协调及技

术协调两条支线，以医疗、健康、管理的 MDT 团队形式共同完成项目工作。形成科学管理模式，应用者深度参与工作，为管理部门提供专业建议，促进工作高效高质高能开展。首儿所在医务处下特设二级科室互联网医疗办公室，专项管理互联网医院的运营工作。

（2）完善各项管理制度，规范线上医疗管理。秉承"万事开头，制度先行"的准则，医院建立《首都儿科研究所附属儿童医院互联网医院工作实施方案》等相关医疗管理制度体系，分别从业务范围、人员管理及执业规范、工作流程、监督管理等五个方面规范互联网医疗工作，明确工作要求、资质标准及风险应对，为相关工作标准化开展提供依据。

（3）对医患双方进行满意度分析，切实解决就医难点。以目标为导向，互联网医院管理不仅要做好患者管理，同时也要重视对医生诉求的管理。首儿所每季度对互联网医疗平台的患者诉求情况建立台账进行分析，并通过问卷形式调研一线临床科室意见，以便及时发现医疗质量、运营管理及信息系统中存在的诉求及问题。通过建立问题台账、讨论整改方案、督办落实改造、评估整改效果的 PDCA 管理模式，以点带面优化业务流程，切实解决患者就医难点、堵点提升医患双方的满意度，促进互联网医疗工作开展。

（4）发挥数据分析效能，推进线上运营管理。百联网医疗办公室对互联网业务数据进行监测，从多角度、多维度对数据进行统计分析。建立院内数据反馈机制。随着业务量的不断增加，在数据统计过程中细化数据指标，在原有就诊量、医疗收入的基础指标上，增加 20 项监测指标，监测患者用户挂号偏好、用户群体特点、号源分布趋势、患者行为变化等，通过数据积极调整门诊号源、诊疗特点，并修正工作制度。

7.11 北京大学肿瘤医院互联网医院

北京大学肿瘤医院于 2020 年开始互联网医院布局建设，并于 2021 年 5 月取得互联网医院牌照。医院在院党委领导下，在落实疫情防控措施的同时，针对肿瘤患者"两高一大一多"的特点、疫情期间患者就医及检查预约改约较困难等问题,从医院实际出发,医务处、门诊部、信息部等多部门联合共同努力,以"互联网＋"为手段,借助信息化优势构建了诊前(自助建档、诊前信息录入、在线咨询、初诊咨询等),诊中(在线复诊视频沟通、诊间约号、开具检验检查、处方、注射单等单据),诊后(在线缴费、药品配送检验检查线上预约和改约、诊后管理、互联网客服等)全周期、线上线下一体化的互联网疗服务模式,并认真制定和落实互联网医院相关制度,对诊疗的全流程进行严格的质量控制。其中2021年,在线初诊服务患者总数为9364人(在线会诊预约号来源为4606人);在线就诊患者共8.6万人次,其中互联网患者8.5万人次,占医院门诊量(线上＋线下)的11%左右,其中非本地患者占51%。据估计,总共为患者节省了4.16亿元。同时,互联网客服后台反馈和电话累计开展了5600人次的咨询和质量服务工作,并对24项患者、医生、其他互联网诊疗工作人员反馈的有关互联网诊疗质量和服务的问题意见和建议进行了持续性的改善和优化。未来,医院将不断优化系统,提升患者和医生的使用体验,拓展更多的服务内容,更好地解决患者的就医需求,提高患者的就医获得感。

7.11.1　线上线下一体化、同质化互联网＋服务体系

北京肿瘤医院以完整的线下就医体系为基础,综合考虑、充分利用医院现有信息系统,结合已开展的业务和服务模式,从线上线下一体化、同质化管理的思路出发建立整个互联网＋服务体系。全流程的诊疗服务。互联网诊疗服务开通后,患者在家可使用"北肿云病历"APP完成咨询和就医服务。首先,初诊患者注册并认证个人信息后,并根据需要,使用"初诊咨询"功能上传病历资料进行诊前咨询,获得就诊的建议或者线下的就诊号源。其次复诊患者可选择合适的医生和就诊日期进行号源的预约,就诊当日医生(为保证医疗质量,互联网诊疗日程安排参照线下诊疗模式,均按正常工作日坐诊排班)使用内、外网双机设备,不改变已有接诊和系统操作习惯,分别完成视频交流和HIS系统开具各类检查检验申请单、处方、注射单、诊断证明书、住院预约单等,并可使用诊间约号或当日加号功能为患者安排下一次线上复诊或加当日线上号,形成就诊循环。同时,线上处方推送至药师进行实时审核。最后,互联网诊疗系统为患者推送消息和短信,提醒患者核验就诊单据、约号等情况,并可在线完成申请单缴费、选择药品物流到家、检查检验预约、处方外购等操作。线上线下服务的互通

衔接。门诊大厅设置互联网诊疗自助打印机,线上就诊的患者来院后,可自行通过互联网自助打印机打印出自己所需的病历、诊断证明书、处方、检验检查申请单等纸质单据,从而进行相关业务的办理。在不改变院内就医流程和患者习惯的基础上,促进线上和线下的有效衔接。同时,患者在 APP 上可查看并下载原始报告、进行自助入院登记,在线支付住院预交金、申请住院病案复印邮寄等。

7.11.2 面向医联体成员单位开展远程医疗

医院面向医联体成员单位开展远程联合门诊、远程影像诊断、远程病理诊断、远程会诊、远程双向转诊、远程教学等工作。具体而言,该院的专家联合医联体成员单位的门诊医师,共同为医联体患者进行线上的远程联合门诊服务,患者在医联体成员单位进行影像、病理等检查,针对疑难或待明确诊断的病例,可通过远程医疗平台上传患者的影像、病理资料,由该院专家线上出具远程诊断报告,医联体成品单位的患者经过远程会诊服务后,如果患者的病情超出了成员单位的诊疗能力范围,可通过远程医疗平台申请转诊至该院治疗,远程教学和现场教学也向医疗联盟会员单位开放。

7.11.3 从诊前、诊中、诊后对互联网诊疗质量进行全流程控制

医院从诊前、诊中、诊后对互联网诊疗质量进行全流程的控制。诊前质控方面,对互联网诊疗的服务对象,适合提供的诊疗科目和服务内容,患者的注册登录、实名制就医,提供互联网诊疗服务医生资质的审核和资质授权、全员培训和考核,医生的出诊排班、出诊纪律等方面进行了严格的规定和要求。诊中质控方面,对涉及的各个主体及内容进行了矫正及规范,包括医生的接诊流程;互联网诊疗电子病历书写规范,互联网诊疗电子处方审核,应急管理及处置,互联网诊疗系统后台运行监控,就诊实时流量监控,线上门诊量监控,患者线上就诊信息 HIS 自动备份,互联网诊疗客服后台巡视与监管,互联网诊疗信息的全程留痕。诊后质控方面,对互联网诊疗的电子病历进行抽查和考核;对医生出诊及其他不良事件进行通报和整改,对患者的满意度进行调查,对患者反馈的相关问题进行可持续改进等。

7.11.4　创新性及亮点

（1）服务内容和模式的创新。针对患者需求，开展诊前、诊中、诊后全流程的诊疗服务。其中诊前提供自助建档、病历信息录入、线上咨询、诊前初诊咨询、诊间约号服务。对于复诊患者的挂号、检验检查时间排队预约和改约、排队取药等传统就医模式所存在的一些问题，借助信息化，进行服务模式和内容创新。复诊患者通过"北肿云病历"APP预约挂号，医生借助网络视频完成相关诊疗。诊后提供手机自助缴费、选择药品配送、处方流转、检验检查线上自助预约改约、线上线下就诊的有效衔接、诊后管理（宣教、康复指导、随访）等服务。

（2）运营服务保障形式的创新。为保障互联网诊疗活动的顺利开展，开发了"北肿云病历"APP后台运行监控、就诊实时流量监控、线上门诊量监控、医生管理、患者线上就诊信息HIS自动备份等系统，并专门设置互联网客服团队，及时为患者线上和线下解决互联网诊疗就诊中的问题。此外，远程医疗合作项目按照PDCA模式建立合作质量全面管理，合作之初制定合作目标和方案（planning），协作单位按照合作方案执行（do）；按季度对执行结果进行评测和反馈（check），对于方案执行结果进行年度分析和总结（act），调整不可执行的指标，对协作单位成功的管理经验加以推广，下一合作年度开始新的评测过程。

（3）管理方面的创新。在组织建设方面，医院设有由副院长牵头的内科、门诊部、信息部和国内合作部。党组财政司、医保司、药政司等部门工作小组。制定了互联网诊疗和远程医疗管理考核制度，对诊疗前、诊疗中、诊疗后的医疗行为和医疗质量进行监督。

7.12　复旦大学附属耳鼻喉科医院互联网医院

复旦大学附属眼耳鼻喉科医院于2020年开始互联网医院布局建设，并于2020年4月取得互联网医院牌照。复旦大学附属眼耳鼻喉科医院通过H型互联网医院建设模式打造出患者在线诊疗服务平台，采用医疗＋企业的运营管理理念，结合医疗和药品规范管理，打造线上线下医疗一体化建设，为广大五官疾病的慢性病、常见病复诊患者提供便捷高效的新型医疗服务模式和可触性极强的数字化就医空间。在积极践行国家相关政策引导落地应用的同时,充分发挥"互联网分级诊疗"新势能,满足跨地域的医疗求助、医疗协作需求,将优质医疗资源精准下沉。随着互联网医院服务形态不断优化完善,该院围绕 5G 技术建设的眼耳鼻喉疾病远程诊断信息平台应用:建成支持 5G 远程传输的裸眼 3D 裂隙灯显微诊断与眼科显微手术实时指导与示教平台,打造基于视频眼震图仪和诊疗转椅的良性阵发性位置性眩晕(BPPV)远程诊疗信息平台,配合国家 2030 全民健康的目标,创建具有专科特色的健康档案——屈光档案、听力档案,为不同年龄段的人群提供规范的专科疾病医防融合措施。上线后通过一年半的互联网医院业务推广应用,现已获得全市、长三角及全国患者的高度认可和参与,2021 年互联网接诊 117446 人次,处方量 112305 张。单日最高接诊量 1400 人次,单周最高接诊量 9042 人次,运营位列上海市 70＋互联网医院之首;通过与线下就医体系的有机整合,一体化打造,深度融合线上线下全就医流程,实现该院以互联网医院建设为核心的医疗数字化转型应用场景推进的主旋律,为该院实现医院高质量发展奠定了基础。

7.12.1　互联网分级诊疗

(1)互联网分级诊疗,将优质医疗资源精准下沉。下端医院的医生可通过远程会诊中心发出会诊请求,上传当地的检查、检验结果。接到会诊请求后,该院将为患者安排副高以上的专家进行会诊。一旦专家认定有转院指标的患者,即可通过远程医疗协同平台进行转诊,优先线上预约号源、门诊手术、住院病房等诊疗服务。

(2)专科疾病远程诊疗,拓展下端医院诊治能力。通过互联网医院平台与该院已建成的基于 5G 技术的眼耳鼻喉疾病远程诊断信息平台进行技术互补和业务融合,打造 5G 远程传输的裸眼 3D 裂隙灯显微诊断与眼科显微手术实时指导与示教在互联网上的实际应用场景,构建基于视频眼震图仪和诊疗转椅的 BPPV 远程诊疗信息平台与互联网医院信息平台的业务融合空间,实时实现远程 BPPV 治疗。

(3)远程教学,提高五官科医联体整体医疗技术水平和分诊能力。医院通过每周定期开展公益互联网分级诊疗直播培训,邀请院内教授讲解眼科、耳鼻喉科、眼耳鼻喉整形外科、口腔科、放疗科等学科知识,提升五官科医联体整体医疗技术水平和分诊能力。截至 12 月,医院已开展 40 余期公益互联网分级诊疗直播培训。

7.12.2 提供全方位全周期的视觉、听力健康管理

依托上海市卫健委"健康云"平台和该院互联网医院,运用云计算、大数据、物联网和移动互联网等信息技术,建立具有专科特色屈光档案、听力档案。通过绘制趋势图,将视力、听力趋势可视化,同步进行健康教育指导,对高危人群及患者进行早干预、早治疗,帮助患者追踪视力及听力情况。同步利用互联网医院完成患者随访复诊,开具检查及治疗电子处方及药品配送等服务,推进医防融合,提供全方位、全周期眼视觉健康及听力健康管理。

7.12.3 创新药品配送方式,打通取药环节

创新药品配送方式,参考当下电商企业化运行模式,采用常规药品线上付费可配送到家,冷链、自制制剂、易碎类药品等特殊药品线上付费完成后,线下三院区药房任意院区自提模式,解决了互联网医院冷链、自制制剂不能配送和减少院内人群集聚的问题。药品配送可达全国各地,单周最高处方量达到 4200 余张。2021 年全年处方量达到 112305 张,线上配送 97162 张,冷链、易碎药品线下药房提药 15143 张。

7.12.4 将裸眼 3D、5G、AI 等新技术引入专科远程诊疗场景

在业内创造性地将裸眼 3D 先进显示技术和远程诊疗技术相结合,全面引入医疗临床领域,提高医疗技术水平,扩展线上诊疗手段,具体包括:

(1)基于眼科检查数据、影像学信息等实现实时诊断,首次实现裸眼 3D 远程诊疗,动态立体视频远程会诊,探索基于 AI 烈隙灯显微镜信息的智能化辅助诊断路径,完善基于病史、检查数据的线上实时诊疗指导流程。

(2)研发并应用具有独立知识产权的眼科常见病 5G 应用的软件与硬件系统,为后续应用的开展奠定基础。

(3)基于 5G 技术的高带宽和低延迟优势,实现基于大数据及人工智能的远程智能化眩晕问诊,为眩晕患者进一步诊疗提供建议。

(4)实现基于眼震数据、体位信息等客观检查数据的 BPPV 远程实时智能化辅助诊断,对于常见病例由智能化诊断系统实时提供诊断建议,对于疑难病例引入中心医院眩晕专家团队,进行基于全面客观检查数据的线上实时诊疗指导,全方位为基层医院 BPPV 患者诊疗保驾护航。

(5)实现远程 BPPV 治疗。上述系统的成功部署将彻底改变目前眩晕诊疗的现状,让更多的基层医院开展眩晕诊疗项目,惠及更多患者,提高眩晕疾病尤其是 BPPV 的诊治效率,通过减少 BPPV 反复检查及治疗动作次数减轻 BPPV 患者诊治过程中的痛苦,利于社区和基层医院对非典型 BPPV 患者的分层诊疗。

7.12.5 建立全民健康档案——视觉、听力档案

(1)深入基层多形式开展视觉、听力疾病早期筛查,推动建设相关数据库,实现连续跟踪、采集和分析,建立视觉、听力档案,分年龄段构建连续性视觉、听力趋势图,制定视觉、听力预警范围。

(2)推进医防融合,提供全方位、全周期眼视觉、听力健康管理。通过早期预防、早诊断、早治疗降低近视发生率,尤其高度近视的发生,帮助患者追踪视力及听力情况,对听力下降尽早干预。

(3)依靠“健康云”平台,建立“屈光档案”“听力档案”,为提出适合我国近视眼防治策略以及在儿童青少年中开展个体化近视干预提供依据。

(4)互联网医院完成患者随访复诊,开具检查及治疗电子处方及药品配送等服务,推进医防融合提供全方位、全周期眼视觉健康及听力健康管理。

8

国外互联网医院运行典型案例

8.1 美国移动医疗的商业模式

(1)向医生和药品生产企业/药品销售企业(以下简称"药企")收费。

Epocrates 是全球第一家以移动医疗业务上市的公司。Epocrates 拥有美国排名第一的移动药物字典,它的盈利方式是以向药企和医生收费的方式来实现的。其不仅可以为药企和医生提供数千种处方药和非处方药信息,而且能够帮助医生进行处方决策,这一功能既提高了医生的工作效率,也提升了患者的满意度。并且苹果、黑莓、安卓等美国大部分的手机平台上都可以使用 Epocrates。同时,医生可以从 Epocrates 上获得临床信息参考,其主打产品是药品和临床治疗数据库。

(2)向医院收费。

医院通信系统专业公司 Vocera 为医院提供移动通信解决方案并向医院收费。Vocera 的主要产品是一个可以让医护人员戴在脖子上或别在胸前的设备,可以随时随地发送、接收信息,通话并设置提醒。美国对患者信息安全性要求很高,有专门的《健康保险流通与责任法案》(HIPPA)规范信息的使用和传输。一般的移动设备是不允许传输与患者有关的信息的,而 Vocera 的设备则符合 HIPPA 的要求。

(3)向患者和医生收费。

Clinicast 是一家专为癌症患者等危重患者提供治疗成果预测、生活质量评估、花销估算等个性化服务的数字医疗公司。Clinicast 为患者或医生提供治疗参考方案并向其收费。其核心产品 ARTO Oncology 系统,可以将相关管理、诊疗、药物的数据进行整合,提供一个根据个人情况制定的治疗计划,在不影响效果的情况下减少支出。这个系统还具有风险评估、流程简化、效果监控、信息交流的功能,以检测每一治疗步骤的效果。

(4)通过销售产品与服务获取利润。

ZEO可以理解为一家提供可穿戴设备的公司,主要提供移动睡眠监测和个性化睡眠指导的产品或服务。其产品是一个腕带和头贴,可以通过蓝牙、手机或一个床旁设备相连,记录用户晚上的睡眠周期,并给出一个质量评分。用户可以通过监测得分变化或和同年龄组的平均值相比较,对自己的睡眠有一个量化的了解。另外,对于睡眠不好的人,ZEO提供个性化的睡眠指导,通过一些测试找到可能的问题。

(5)向医生收费。

在线医生预约平台ZocDoc为患者提供免费预约服务,并向医生收费。医生需要支付300美元/月的费用才可将自己的名字列于ZocDoc平台上。患者可以更方便地选择和预约医生,医生可能得到更多患者,尤其是拥有保险的患者,这意味着更多的收入。患者用手机登录ZocDoc平台,选择需求(如预约心内科医生);平台根据患者的地理位置、预约科别、保险种类、就诊类别、就诊语言和系统存储的医生工作日程表、医生信息等进行匹配,为患者推荐最佳的医生。患者也可以通过浏览其他患者对医生的评价自主选择医生,同时确定就诊时间;就诊时间临近时,ZocDoc还会向患者发出通知,提醒患者按时就诊。

(6)向保险公司收费。

美国个人健康管理移动公司WellDoc采取向保险公司收费的盈利模式。它是一家专注于糖尿病管理医疗公司,其主打的产品模式是"手机+云端的糖尿病管理平台"。患者通过手机记录和存储自己的血糖数据,然后可将数据上传至云端,在经过分析后可为患者提供个性化的反馈,及时提醒医生和护士。该系统在临床研究中已证明了其临床有效性和经济学价值,并已通过FDA医疗器械审批。由于糖尿病管家系统可以帮助医疗保险公司减少长期开支,只要医生建议患者使用这一系统,保险公司都会买单,这也就形成了向保险公司收费的模式。

(7)向保险公司和研发机构收费。

CardioNet心脏监测向保险公司和研发机构收费。CardioNet是移动心脏监测设备的制造商,同时也是心脏检测服务提供商,其主要产品移动心脏门诊遥测(Mobile Cardiac Outpatient Telemetry,MCOT)可以通过传感器为患者提供一天 24 小时的心脏数据检测服务,并将数据传输至便携式监控器。监控器监测到心律异常时(患者自身此时往往尚未意识到),自动将心电图发送至位于加州或宾州的 CardioNet 监测中心,监测中心每周 7 天、每天 24 小时都有心脏监测专家进行数据分析,一旦发现异常可及时诊治。一方面由于 CardioNet 心脏监测系统可以帮助医疗保险公司减少长期开支,得到了保险公司的青睐。另一方面其所获得的监测数据可以提供给科研机构用于研发。CardioNet 的监控中心可以积累大量监测数据,并且可以将这些监测数据提供给科研机构用于药品和医疗器械研发,这些数据信息的出售也给 CardioNet 带来了可观的收入。

(8)挖掘大数据的商业价值。

Athenahealth 是一家全球领先的健康护理技术提供商。它提供基于云服务的电子病历、业务管理、病患沟通以及协调护理四项服务,并提供移动医疗应用软件。随着医疗行业的迅速发展,医疗信息数据也呈几何式的增长,给整个行业带来了巨大压力。而大数据的出现,让医疗信息化进入了飞跃式发展的关键时期。Athenahealth 能在美国市场大显身手的原因在于其为医生和患者均提供了全方位的服务,比如 Athenahealth 从预约环节就开始对患者保险进行核对以及对当次诊疗患者需要的支付金额进行确认。医生可以远程创建病例、查看报告、开药、查看信箱以及管理自己的日程。数据管理的技术优势使得Athenahealth 在当时美国移动医疗设备市场上成为一枝独秀[60]。

8.2　营地模式下的远程会诊

非传染性疾病是造成疾病负担的主要原因。非传染性疾病是一种全球性流行病,印度也不例外。导致非传染性疾病的危险因素可以在症状出现之前被检测出来。筛查是一种有效的方法。2015 年 8 月,在一家跨国企业的资助下,印度在孟加拉鲁、哥印拜陀、德里国家首都区、加尔各答、浦那和维贾亚瓦达六个地区开展了非传染病筛查营地远程会诊项目。营地设置在大型贫民窟,并对当地居民进行了动员。

一个训练有素的动员小组最初列出了可以组织营地的地区。所有物流的可用性在预定的日子之前被重新确认了。为外地小组（150人）提供了所有方面的强化培训，包括进行筛查测试、数据输入、健康咨询、软技能和概况介绍，以促进远程会诊。筛查仅限于18岁以上的人。软技能包括在适当的环境中如何与受益人交谈、交谈内容、时间、地点等方面发展专门知识，将他们引导到各个部门，并协调远程会诊。参与者通过一个基于技术的自动化系统进行登记和指导。在内部设计了一个软件系统，用于在营地模式下为特定人群筛查特定的非传染性疾病。这改善了项目的覆盖面、效率和问责制。研究者用它整理数据细节。登记后，获得身高、体重、腰围、血压；而护理点检测（point of care testing，POCT）设备用于血液检测。这些指标包括随机血糖、血红蛋白、糖化血红蛋白（HbA1c）、总胆固醇、高密度脂蛋白（HDL）和甘油三酯。获得的数据被整理并保存在一个安全的基于云的服务器上。对血红蛋白水平低的参与者也进行了咨询。该系统实现了有效的方案监测、实时评价、完全透明和问责制。通过一个专门和封闭的小组，向所有利益攸关方实时传达了实地现实情况。此外，还有正式的每周审查。因此，可以使后端支持团队不断提高认识，并为任何紧急情况做好准备。通过复习培训班解决了发现的数据输入错误和程序错误。

6个区域各有25名工作人员。每个区域小组包括1名中心主任、2名主管、2名社会健康教育工作者和20名筛查工作人员。在项目开始前有一个为期6天的培训，包括对非传染性疾病的基本介绍和糖尿病、高血压和肥胖症的筛查。涵盖的主题包括软技能、笔记本电脑和平板电脑的使用、打印机、投影仪、信息技术硬件故障排除、拍照、在各种数字平台上传信息、远程医疗咨询协调、临床设备故障排除、血糖仪、血红蛋白仪、HbA1c的使用和脂质概况护理点诊断。营地会为筛查出非传染性疾病的患者提供远程会诊服务，时间为上午8:00到晚上8:00，由海德拉巴/钦奈的医疗反应中心提供会诊服务。患者在营地得到了免费的远程咨询服务，且这些信息都会以英文的形式记录在案。每个营地最多可以同时开启四个远程会诊，保证患者的等待时间能够在20分钟以内。

2015年8月至2018年10月31日，对757325名参与者进行了非传染性疾病风险因素筛查。27353例（3.61%）被确定为危险因素，符合远程会诊的条件。有13615人（49.8%）使用该服务；男性占46.8%，女性占53.2%。远程会诊每天

7次到60次不等。医院端有33名远程会诊人员。各地对远程会诊的利用并不统一。2018年4月21日至6月30日,从1409名受益人中随机获得即时反馈。八分之一的人认为远程会诊服务非常有用,12%的人认为有用;99.8%表示满意和非常高兴。不愿使用远程会诊的患者是因为时间限制(67%)和不愿意咨询(27%)新医生。

营地模式不仅仅可以用于非传染性疾病的筛查,在癌症筛查和眼科会诊领域也有应用。该模式一开始的目的是可以为经济欠发达地区提供能够负担得起的医疗服务,并且在印度的实践表明,该模式的满意度较高,且具有可行性[107]。

8.3 亚洲的远程医疗和社区卫生项目

8.3.1 高收入国家

(1)日本。

为了帮助缓解不断上升的保健总成本、保健资源的地区差异和人口老龄化的影响,日本财务省对远程医疗的发展进行了大量投资。一些服务将提供者与领域的专家联系起来,如皮肤科、放射科和病理学,它们的成本效益在一项系统审查中得到了评估。远距离皮肤学和远距离放射学系统在经济效益方面显示出很好的结果。例如,据报道,一个为期两年的实时互动远程皮肤病系统的试验每周每次进行线上咨询可以节省360美元,主要是因为减少了旅行成本和时间。另一项研究同样得出结论认为,这些远程皮肤科咨询比传统的面对面就诊更经济。远程医疗还被用于主办一个以日本福冈九州大学医院为基地的国际研究和教育联合会。该联盟即Asia Pacific高级网络,使用数字视频传输系统连接了13个国家的50多个医疗机构,网络带宽为每通道30Mbps。在2003—2007年,还举办了几次使用这一技术的电信会议和会议。数字视频传输系统是一种简单、成本效益高的工具,即使广大医护人员在不同的地方,也能够将他们的继续教育联系起来。

(2)新加坡。

新加坡是亚洲发达的经济体之一,拥有较高的通信技术能力,已研究了几项远程皮肤病学倡议。一个基于网络的远程皮肤病学系统在疗养院的非紧急皮肤疾病患者中进行评估。用一个个人电子健康记录管理系统发送存储和转发咨询给皮肤科医生，他们会给出回应诊断报告和治疗计划。对护士和咨询皮肤科医生的调查表明，该系统在提供方便和有效的护理方面的能力获得了一定程度的认可；然而，有人认为，一些皮肤状况可能需要面对面的咨询，以便提供准确的诊断。该研究提出建议，皮肤科护理可以用结合远程皮肤科和传统保健的方式。

在新加坡心理健康研究所一项小型前瞻性研究，对一组患有慢性皮肤病的住院精神病患者进行了通过实时视频会议进行远程皮肤病学与面对面咨询的比较。他们总结，在诊断准确性和管理结果方面，远程皮肤病学与面对面咨询一样有效，基于不同类型的咨询之间的高度一致。此外，远程皮肤病学在这组患者中的应用证明了减少总周转时间的可能性，减少了协调外部医疗预约和提供交通的资源需求，增加了患者的舒适度。这项研究突出了精神卫生机构远程皮肤病学的可行性。

8.3.2　中等收入国家

（1）越南。

越南面临着偏远地区资源有限、传染病流行率高和缺乏负担得起的医疗保健的挑战。随着移动电话的广泛使用，并且覆盖了偏远地区，移动医疗（Mobile Health，MHealth）正在成为一种提供高质量医疗保健的方法。在越南，大多数人希望改善边缘化和难以接触到的人口的健康。提供的服务包括通过使用短信、免费咨询热线和保健从业人员支助系统进行一般健康教育。越南在继续提供 MHealth 服务方面的主要障碍包括由于依赖外国资金而缺乏财政可持续性、技术基础设施差、各种越南方言之间的交流困难以及缺乏支持性的政府政策。越南国家艾滋病毒方案最初由国际捐助者资助，在极大地改善治疗提供和培训社区卫生保健工作者艾滋病毒护理方面取得了成功。然而，医疗专门知识仍然集中在少数几个专门机构，受训人员需要长途跋涉才能获得指导。2014年，越南艾滋病毒远程健康方案成立，旨在通过使用视频会议平台 Zoom 提供培训和专家咨询，帮助克服这些障碍。在 4 年的时间里，该项目发展到涵盖越南几乎每个省的 17 个公共机构和 700 个临床点。对该方案的评价显示，卫生保健工作者对艾滋病毒临床管理有着不错的满意度,能力也有所提高。该方案指出,必须与国家政府的保健战略和计划保持一致,追求财政可持续性,调整循证保健服务的提供,并向当地工作人员提供培训和能力建设。最终,远程保健方案帮助缓解了艾滋病毒方案从国际捐助者资助向国内支持的过渡,从而实现了更长期的可持续性。

(2)印度。

2020年3月25日,印度卫生和家庭福利部发布了针对对抗疗法注册医生(RMP)的"远程医疗实践指南"。该指南由印度医学委员会理事会与印度国家转型研究所(Aayog)合作制定。这将被纳入1956年《印度医学委员会法》的"职业行为和道德"条例的附录五。根据《2019年国家医疗委员会法》第61条(第2款),该修正案有效。该指南使RMP能够使用技术提供医疗保健。该指南包括所有通信渠道(文本、音频、视频等),并为根据1956年《印度医学委员会法》注册的RMP提供规范和标准。该指南明确排除了印度管辖范围之外的远程会诊。远程辅助/远程手术、卫生工作者的研究和教育也被排除在外。该指南还排除了硬件/软件、基础设施和数据管理系统标准的规范。在考虑远程医疗咨询时,强调七个要素是基本要素,即背景、RMP/患者的识别、沟通方式、同意、咨询类型、患者评估和管理。患者和RMP能够使用任何可用的信息技术解决方案模式进行通信。允许同步和异步通信模式,并且可以促进第一次和后续协商。具体规定了紧急急诊护理和在此类咨询后强制转诊的规定。患者/护理人员可以在任何阶段发起咨询并终止咨询。使用可用手段收集必要信息的自由裁量权由RMP决定。RMP只有在对所收到信息的充分性有合理满意的情况下才有权开药。

迪纳卡兰等人[62]从印度精神保健服务角度对该指南进行研究,发现2016年印度国家心理健康调查报告了从75%到93%不等的巨大治疗差距。在新冠病毒等疾病大流行期间,远程医疗服务对于覆盖未覆盖人群至关重要。远程医疗减少了面对面的咨询,并将大流行期间传染病传播的风险降至最低。该指南可实现可及性,尤其是在停止非必要的门诊服务时。该指南特别有助于减轻立法中的差距并减少不确定性,同时为改善医疗保健服务提供实用、安全和具有成本效益的框架。但是由于印度许多地区的网络连接仍然很差,来自偏远农村地区的人们没有专门的技术平台,这可能会妨碍视频咨询期间的有效沟通。

（3）伊朗。

虽然在伊朗看病通常不贵，但基于网络的咨询服务已经成为寻求医疗建议的一种流行方法。一项前瞻性研究评估了 2009 年推出的"问医生"服务中的一项。患者在网上填写一份表格，可以选择照片，咨询将免费发送给志愿医生。虽然有些"问医生"服务是公共论坛，但这个网站是私人的。最常被问到的问题是关于性健康、妇女健康、精神健康、胃肠问题和化妆品问题。大约 50% 的意见书得到了完全答复，大约 33% 得到了部分答复或导致了额外的面对面转介。由于患者有责任提供他们自己的临床描述，除了伦理方面的影响之外，通常还会出现明确诊断和治疗的困难。然而，该平台确实为那些不愿意公开与医生谈论敏感健康相关话题的患者提供了咨询服务，大约一半的用户认为他们收到的建议是有效的。

（4）孟加拉人民共和国。

孟加拉人民共和国（简称孟加拉国）的卫生和家庭福利部在专门医院、区医院和分区医院之间提供远程医疗服务。提供商对提供商的咨询是通过 Skype 等视频会议平台进行的。还开发了一项移动保健服务，患者可以向在政府医院工作的医生寻求免费医疗咨询。该方案的目的是向所有社会经济群体的患者，特别是农村地区的患者提供即时医疗咨询。

2012 年，孟加拉国主要电信服务提供商 Telenor 与孟加拉国远程医疗工作组合作，启动了一个与 Grameen Phone 的试点项目。目的是利用移动互联网连接向农村地区的患者提供皮肤科护理。患者通过视频会议直接与医生连接，以获得快速、负担得起的护理。2014 年的报告显示，在 3 个试点地点进行了约 4500 次咨询，取得了成功。该方案在农村地区增加了几个远程医疗中心，并计划扩大其保健服务。一项对农村地区居民的调查发现，社会参考、广告、对系统的态度、使用手机和感知系统有效性是接受电子健康工具的最有影响的变量。该研究提供了对潜在电子健康用户价值的理解，并为成功实施计划提供了建议。

（5）巴基斯坦。

巴基斯坦 65% 以上的人口生活在农村地区，在获得负担得起的高质量保健方面面临地理挑战。为解决这些地区保健服务不足的问题，为亚洲各国提供服务的大型电信公司 Telenor 继在孟加拉国取得成功后，于 2008 年推出了远程医疗服务。对于超过 2600 万移动电话用户,他们会提供一天 24 小时,每周 7 天的全天候服务,由经验丰富的医生提供医疗建议。基本健康信息和对健康投诉的评估通过多种语言提供。

8.3.3　低收入国家

尼泊尔研究和教育网与当地因特网提供商开展无线网络项目合作,自 2006 年以来一直提供远程医疗服务。该网络与加德满都示范医院以及该区域其他几家医院合作。该网络支持现有的远程医疗举措,包括通过远程健康提供的通信健康教育服务。尼泊尔卫生服务部于 2009 年在 Patan 医院启动了远程医疗方案。服务包括现场视频会议咨询,一个具有存储转发技术的在线门户,以及一条名为"你好,斯瓦斯特亚"的医疗咨询热线。他们至少为 25 个地区提供了服务。不过据了解,该项目已经停止了几年,但是,政府正在资助几家偏远医院恢复远程医疗服务。

2013 年,与阿加汗基金会和加拿大政府合作,启动了加强中亚卫生系统项目。目标是向阿富汗、吉尔吉斯共和国、巴基斯坦农村和塔吉克斯坦偏远地区的社区提供远程医疗服务和,这些国家的经济发展水平介于中低和低之间。该网络利用信息和通信技术,通过一个二级中心辐射模式,将患者与政府和非政府机构的提供者联系起来。该方案通过现场和存储转发远程会诊向农村地区提供专业保健服务。此外,在线学习还提供持续的医疗、护理和专业教育服务。从 2013 年到 2014 年,该方案成功地提供了 6000 多次咨询,并为 2000 多名受益者开发了 50 多个在线学习模块。为了应对各种挑战,该方案进行了积极调整,包括使用光纤线路和备用连接方法,为卫生保健工作者提供定期技术培训,向受益人收取补贴费用以创建可持续的财务模式,以及雇用区域协调员以缓解沟通和语言障碍[16]。

8.4　喜马拉雅山远程医疗

在山区、偏僻、人烟稀少的地区,无法获得高质量的医疗保健是一个普遍的问题。喜马偕尔邦政府卫生和家庭福利部认识到，由于该州大多数地区的地形、恶劣的气候条件和与世隔绝，不可能向社区提供传统的负担得起的高质量医疗保健。在 680 万人口中，90% 生活在农村地区，喜马偕尔邦是印度城市化程度最低的州，获得专业医疗保健的机会非常有限。政府激励、培训和激励当地和外部医生的措施没有成功。人口密度低加剧了这个问题。由于大雪和零下 30℃ 的冰冻温度，山谷一年中有 6 个月是孤立的，由于道路堵塞，行动几乎不可能。新的远程医疗方案的目标是在偏远地区创造一个有利的环境，提供所需的医疗保健支持系统，拯救生命，提高生活质量。需要紧急护理的患者在转移到二级或三级医疗保健设施之前得到稳定。以前尝试引入远程医疗，将喜马偕尔邦更容易访问的部分连接到该地区的政府医学院，但没有成功。

阿波罗远程健康服务（Apollo TeleHealth Services，ATHS）提交了一份详细的提案，为 Oflahaul 和 Spiti 区（海拔 3600 米，人口 34000 人）提供远程医疗保健。ATHS 将负责整个工作，包括提供技术解决方案（连接、软件和硬件），提供远程会诊，并在部落社区中提高认识。进行了详细的需求评估研究。该小组与所有利益攸关方进行了互动，包括行政人员、医生、地区卫生官员、患者以及州、区和村一级的社区。研究发现，人们为初级保健通勤 20～50 千米，为二级保健通勤高达 250 千米。临床问题包括慢性阻塞性肺疾病、肺结核、哮喘、肺炎、骨关节炎、糖尿病、高血压、黄疸等。Kaza 和 Keylong 的政府卫生设施也被选定为初步实施。

项目管理方法包括需求评估、预算编制和所有主要活动的服务水平协议。实施部分包括培训、能力建设、每周和每月项目报告、有效的社区参与和优化的能力利用。监测部分包括管理委员会的联合审查，评价部分包括影响评估研究、测量数据和每月报告。这包括通过现有的政府卫生系统提供高质量的多专业卫生服务，减少费用和旅行，提供全天候急救服务，向偏远农村地区的政府医生提供获得专业卫生信息、服务和支持的机会，并向社区提供经认证的有效卫生信息，促进卫生知识，从而鼓励预防性和促进性卫生保健行为。

人力资源供应包括将现有的医疗资源团队引入能力建设培训计划。在金奈进行了为期 3 个月的强化培训后，在 Kaza 和 Keylong 派驻一名远程医疗协调员/协助者和两名远程医疗社区联系协调员。培训涵盖远程医疗和远程医疗设备的基础知识，信息技术培训，对远程紧急情况的熟悉程度，管理互联网连接的故障排除,零用现金会计,管理信息系统和报告以及社区链接计划。

同时,采购了所需的基础设施。培训后,团队带着设备搬到项目现场,在 20 天内激活了现场。ATHS 推出了一个集成良好的远程会诊单元,配有远程诊断设备(数字 12 导联心电图、肺活量计、和听诊器),以及 512kbps 的无缝互联网连接,使 Kaza 和 Keylong 的政府社区卫生中心能够获得远程健康服务。X 线片被扫描并送往金奈。在一名训练有素的远程保健协调员的支持下,患者能够在金奈与阿波罗专业医生进行远程会诊。在线预约系统促进了患者的互动。患者综合健康信息系统实时更新。双方远程医疗协调员的个人互动确保了传统的人情味继续存在。在 15 个不同的专科和超级专科组织了预定的远程会议(虚拟门诊服务)。如果当地政府医生想为"走进手术室的患者"进行远程会诊,也提供了这种服务。

在所有工作都准备好之后,项目执行过程中就遇到了阻碍。在时间限制内调集设备、面临积雪融化和山体滑坡是第一个障碍。带宽问题(技术和商业)通过寻求最高级别的补救措施得到缓解。BSNL(印度最大的政府网络提供商)提供专用、定制的甚小口径终端。当地工作人员面临着重大的变革管理问题,他们最初认为远程健康是一种威胁。有限的基础设施、多种方言、不良的寻求健康行为以及对远程健康的完全不了解加剧了这些挑战。技术在屏幕上提供了虚拟专家,但提供处方药物和要求的测试极其困难。远程会诊不断使用仿制药来获得有限的可用药物,并且避免进行多次复杂的调查也很困难。训练有素的协调员进行了挨家挨户的访问,以在社区内提高认识。

这个项目的利益相关方包括该地区的 34000 名公民、喜马偕尔邦政府的医疗保健提供者和印度政府的国家卫生特派团,因为该项目的成功实施可能导致向其他偏远地区升级。社区成员得到了培训,并提供了工作。在泰米尔纳德邦 2 年的经验表明,这种措施可以在社区中建立对健康相关问题的显著认识。地铁中的城市"精英"顾问现在有机会了解印度农村的真正问题。这将鼓励城市医生花精力和时间"实际上"照顾他们权力较小的兄弟。它需要一个彻底的转变,使这些顾问仅通过临床诊断来管理个人。

喜马偕尔邦政府愿意花费 375000 美元/年作为补偿,为该地区提供 10 名专家。这些工资几乎是正常工资的 3 倍。尽管有这些诱因,还是不可能说服医生住在这个地区。对重病患者的直升机后送产生了额外费用。远程保健项目

15个月的总费用为35万美元,具有重大的社会影响。对105名远程保健服务用户的详细调查表明,除了节省大量的精力、时间、身体不适和情绪压力之外,同时也避免了仅旅行一项就会花费13040美元来获得可能不太理想的保健。如果将目前为止提供的远程医疗项目的结果外推到所有人,该社区已经节省了217000美元。无形的好处实际上是无价的,无法量化,包括一个有爱心的政府促进了高质量的可获得的医疗保健,而最终用户没有成本。对环境的好处包括减少碳足迹,因为可以避免大约100次150千米的救护车旅行和可能的5次直升机出勤。头100天远程保健服务的详细初步评估作为临时报告提交给了政府。这种批判性的自我检讨指出了挑战、困难和局限性,并提出了可行的建议。政府立即做出反应,批准远程服务、增加药品供应、提供额外的后备电力等。

该项目也为当地人提供一些医学检验服务。使用的是美国食品药品监督管理局(FDA)批准的护理点诊断试剂盒,血液生物化学,包括脂质概况、肝功能、血常规、HbA1c、血红蛋白和血细胞压积(PCV),可以在远程医疗地点本身获得。当地几乎所有工作人员都接受了培训,很快就能熟练使用工具包。7周随机测血糖434例,测血红蛋白325例,307例PCV有促甲状腺激素(thyroid stimulating hormone,TSH),测肌钙蛋白18例,除了尿常规28例,6例TSH和2例血脂临床处理效果较好。远程宫颈癌症筛查的试点也已经开始。一名接受过培训的护士负责进行宫颈镜检查,并在涂上醋酸后进行涂片。这些图像被捕获并发送给金奈的一名高级妇科顾问,他审查图像并建议患者。涂片被快递到金奈,在那里由训练有素的细胞病理学家对涂片进行评估。在最初的六名患者中,临床上四名正常,两名被诊断患有宫颈糜烂。在项目中期,对659名患者进行满意度评估时,75%的患者对远程医疗服务表示满意,只有9%的患者表示不满意。

在最初的42周内,包括7名海外游客在内的1747名患者使用了远程保健服务,占该区人口的5.15%。专家远程会诊的平均距离是35千米,而最初是250千米。Lahaul和Spiti的远程保健中心(最低人口密度为每平方公里两人)每88分钟就有一名新患者接受治疗。每隔四天,就有一名患者通过远程急救服务得到稳定。世界卫生组织国家卫生系统资源中心、印度政府优先医疗器械和卫生技术合作中心在审查临时报告时,将这种提供远程医疗的特殊公私伙伴关系确认为"2015年良好的、可复制的和创新的实践。"恶劣的天气、文化隔离和基础设施的限制加剧了进行详细科学分析的挑战。HP-ATHS 项目已经在一个孤立的社区内产生了可持续的医疗保健影响,明确地证明了公私合作伙伴关系(point to point protocol,PPP)模式下的远程医疗保健交付具有社会相关性、财务可持续性和可扩展性。这一初步分析表明,如果有合适的合作伙伴,在印度任何地方以 PPP 模式创新、定制和扩大偏远地区的医疗保健是可能的[63]。

8.5　远程医疗在糖尿病视网膜病变的应用

糖尿病视网膜病的远程医学已在世界各国进行。一个远程诊断系统应该包括三大功能:①可反复获得高品质的视网膜影像的图像采集系统;②对糖尿病视网膜病变的严重性进行评价的影像阅片中心;③一个临床协调中心,向基层医疗机构和患者通报研究结果,并在必要时安排门诊或就诊。

8.5.1　英国 NHS 系统

该系统采用 ATA2 级别的远程监测和监测糖尿病视网膜病变。国家卫生系统糖尿病眼科筛查计划(National Health System Diabetic Eye Screening Program,NDESP)是全球首个政府级别的糖网筛查监测计划项目,几乎遍布整个国家。每只眼睛拍摄 2 视野散瞳眼底照片,先由经过严格培训的非眼科专业人士对每个眼睛进行初步分类。这项分类的目的是筛选出患有糖尿病性视网膜疾病的患者。如发现有任何损伤,将会把检查结果转交给二级检查人员,并对初步的检查结果进行保密。为确保鉴定结果的可靠性,一级鉴定人员认为没有问题的照片,其中 10% 的照片会被转交给二级鉴定机构进行复查。若结果有出入,将送交三级眼科专家进行分析。视网膜病变分为 R0 - R3 四级,黄斑水肿分为 M0 或 M1。如果是 R2(多发点状出血、棉絮斑、静脉串珠、视网膜内微血管异常)、M1(临床上有明显的黄斑水肿),需要到眼科医院就诊。若检查结果为 R3(增殖期变化),应立即就医。将远程诊疗的照片设置为 2 视野散瞳眼底照片的依据是:散瞳和非散瞳眼底照的灵敏度都在 86% 以上,但是 1 视野的眼底图像比 2 视野的图像有更高的失败率(19.7%)和更低的灵敏度(76.7%)。

其灵敏度和特异性与专业医生的检测结果基本一致。NDESP 的远程治疗效果明显。2012 年,这项计划有两百万人参与了筛查。在 2013 年,约有 74 万名患者被送到了眼科专家那里,其中 4600 名患者在医院接受了治疗。这项研究表明,这项计划可以减少患有糖尿病的人的失明。在英国实施 NDESP 后,英格兰和威尔士的失明患者中,糖尿病视网膜病变已不再是致盲的第一病因。

8.5.2 美国的系统

美国远程医疗协会(American Telemedicine Association,ATA)针对糖尿病视网膜病变远程医疗项目的有效性将其分为 4 类。从分类 1(区分没有糖尿病性视网膜病变与轻度或更严重的糖尿病性视网膜病变)到分类 4[鉴别视网膜疾病的程度是否符合 ETDRS(early treatment diabetic retinopathy study)分级]。

美国 JOSLINVISIONNET-WORK(JVN)是一种符合 ATA3 标准的糖网筛查监测计划项目。该项目使用非散瞳的彩色眼底立体摄影,摄影的范围包括视盘和黄斑、从鼻端到视盘和颞侧血管弓,同时对眼前节和外眼象进行摄影。阅片人员是经过专业培训的眼科专业人员,使用专用电脑软件对 ETDRS 进行评估,并提出下一步的治疗方案。该项目采用 3 视野眼底三维成像,这是 WES-ER 队列研究的结果,该项研究对 2410 个人进行了队列研究,发现在等级 8 的糖网患者中,3 视野与 ETDRS7 视场摄影的一致性为 91%。在等级 4 的糖网患者中,相似性为 95%。JVN 自身的一份 535 人的调查表明,他们的诊断和金标准有 72.5% 是完全符合的,89.3% 是一致的。对糖尿病性黄斑性水肿的诊断尤为明显。JVN 现正在退伍军人保健领域广泛应用,并逐步向印度这样的国家扩展,已经有 12 万名患者接受了检查和监测。与传统的医疗服务相比,本方案具有更好的随诊效果,在诊断和治疗上也有显著的效果。在 4 年内,激光治疗的比例增加了 50%。

从 2001 年开始,美国加利福尼亚州的 EyePACS(ATA1 标准)的远程诊断系统上线,到 2010 年,已经有 5.5 万人被筛查和监测。该系统采用散瞳 3 视野眼底图像(非立体),采用与 JVN 阅片相同的标准,主要是针对糖尿病性黄斑水肿的筛查。临床显著糖尿病黄斑水肿(CSDME)以中心凹 1 视盘直径范围的渗出为筛选标准。该项目下一项由 143 人参与的研究显示,这种远程治疗的灵敏度是 75%,特异性是 93.8%。但这项计划只有 15% 的随访率,只有 30% 的患者可以到专门的眼科门诊接受后续的跟踪。

美国巴尔的摩的 Digiscope（ATA1 标准）远程医疗计划,利用散瞳无赤光的眼底摄影技术,对 40°～45°的视网膜进行扫描,约为 10 张,并将其从基层医疗机构发送给专业的阅片人员。该项目使用无赤光摄影,可提高专业人员在阅片时的对比灵敏度。该项目一项涉及有 1600 人参与的研究表明,远程阅片的结果和眼科医生的检测有 91%的一致性。该项目所研制的图像采集系统具有操作简便、界面友好、可实现对瞳的自动聚焦功能。现在,美国和海外的 100 多万名患者被筛查。在首次筛查的患者中,此远程项目糖网的转诊率为 20%,与其他项目的转诊率基本相同。

8.5.3 加拿大

加拿大阿尔伯特省的远程医疗计划是 ATA3 标准远程医疗计划项目。由于加拿大人口稀少,很多人都住在很远的地方,就诊和随诊都很困难。因此,远程医疗计划对于诊断的精确性要求很高,希望把所有的需要救治的患者都转到眼科专科。此项计划使用了散瞳的眼底立体图像,涵盖了视盘和黄斑。一项研究表明,在临床显著糖尿病黄斑水肿和高危增生性糖尿病视网膜病变（PDR）上,与 7 视野 ETDRS 相比较,此项研究的结果诊断具有极高的一致性（R＝1.00）。在高风险的非增殖型糖尿病视网膜病变（NPDR）中,两者的相关性也很高。从 1997 年起,美国政府和阿尔伯特大学协作,在 2009 年,共有 6000 名患者接受了检查和监测,1000 名患者被送到了眼科专科。除了推荐的转诊外,这个项目还可以根据患者的病情,进行其他必要的检查,以提高患者的就医效率。

8.5.4 其他远程诊疗系统

法国巴黎的 Ophdiat,通过拍摄一个 45°的整个后极和一个视盘的眼底图像,由眼科医生进行鉴定。对不伴有尿糖病视网膜病变（DR）和轻微 NPDR 的患者,在一年后重新做一次检查,而 NPDR 或以上的患者会被转到专业的眼科医生那里。到 2009 年为止,有 38000 个监测对象被筛选出来。在 2009 年,糖网的筛查比例由 2005 年的 50%提高到了 74.5%。对于这些患者,可以节约 60%的眼科医生的治疗时间。荷兰的 Eyecheck 公司,到 2010 年为止,30%的糖尿病患者都参加了此项计划的筛选和监测[64]。

9

新冠疫情下的互联网医院运行实践

2019 年 12 月,湖北省武汉市突然暴发新型冠状病毒疫情,并迅速蔓延至全国。随着该疫情的发展,武汉市各大医院发热门诊不堪重负,发热患者无法得到及时就诊,同时交通阻断给慢病复诊患者就诊带来了新的挑战。部分地区发热门诊、医院床位及医疗物资远远无法满足百姓的就医需求,同时还面临着人员聚集带来的交叉感染风险。为了满足发热患者的问诊需求和慢病患者迫切的复诊和用药需求,国家和地方政府相继出台了一系列政策鼓励开展互联网诊疗进行疫情防控,大力推动"互联网+医疗"服务,互联网医院得到了迅速发展。实践证明,这对于优化医疗资源配置、缓解百姓就医难意义重大。同时,新冠疫情期间的政策红利、实践经验、公众就医习惯培养等也为互联网医院的发展带来新的机遇。

9.1 新冠疫情下的互联网医疗功能需求

2020 年受新冠病毒疫情的影响,居民对于互联网医疗的需求呈爆发式增长。新冠疫情的出现,导致患者产生的就诊需求与医院提供的就诊服务不对等情况加重,医院作为疫情期间的高风险区,患者轻易不愿前往就诊,也不宜前往,进而需求得不到满足,同时医院的医疗资源也陷入紧张的状态。

从供给端和需求端来分析(见图 9-1),互联网医疗解决了疫情期间医护资源不足、问诊需求过高、二次感染等重要问题,同时也促进了互联网医疗的广泛应用,成为居民看病问诊常态模式,加强了人们对互联网医疗的了解和认可,建立对互联网医疗的信任与信心,互联网医院进入高速发展阶段(见图 9-2)。

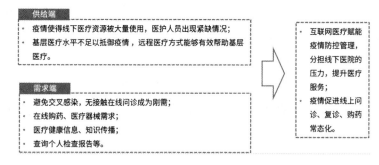

图 9‑1　供给端、需求端同步发力促进互联网医疗发展

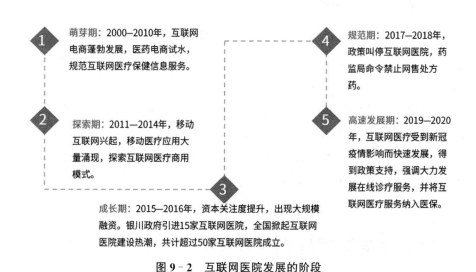

图 9‑2　互联网医院发展的阶段

9.1.1　新冠疫情相关咨询

新冠疫情相关的咨询需求包括发热症状咨询、心理咨询、用药咨询等。疫情初期,我国采取了限制人员流动的措施,面对新发、突发的传染性疾病,群众健康咨询需求增加。为积极应对当前疫情防控形势,正确引导患者就医,减轻患者紧张情绪,全国各大公立医院上线新冠互联网咨询服务,为群众免费提供专业的新冠防治建议和科普讲解。互联网医疗满足疫情下的各种群体的咨询服务需求。针对特殊时期的发热患者,为减少就医的交叉感染,减轻患者的恐慌情绪,引导患者就医,开设在线发热门诊,提供免费新型冠状病毒疫情发热线

上咨询服务；开设免费新型冠状病毒疫情心理咨询门诊，为广大市民、患者和医务人员提供心理辅导和心理咨询，使广大市民正确认识疫情防控形势，正确面对疫情防控[65]。有研究[66]显示 2020 年 1 月 20 日至 2 月 3 日 10 余天时间中，有 27 家医院、19 个公司开通新冠肺炎线上咨询服务，有 9 个省市组织了区域性线上服务。互联网技术在疫情初期的快速反应提供了支撑，具备制度和技术可行性，但地区发展不均衡，基层医疗机构参与度不高，没有通过互联网实现医疗体系的联动与协同。

9.1.2　在线问诊配药

新冠疫情发生后，在线配药成为迫切的应用需求，这包括被新冠感染后需要配置一些相关药品的情况。如果症状稳定且为轻症，可以采用线上问诊送药到家的模式，避免专门跑医院开方配药，在便捷老百姓的同时，也减轻医院就诊的压力，避免交叉感染。第二种情况是病情稳定的慢病患者需要定期服药，通过线上问诊模式进行药品配送，既解决了慢性病患者的用药需求，也减少感染风险。并且缓解了大医院的就诊压力，实现了资源的优化配置。"互联网＋"药事服务的开展使患者足不出户就能获取复诊、用药咨询、配药等服务，有效减少了人员流动，真正实现医患全程"零接触"的医疗服务。

9.1.3　大数据主动监测发现传染源

随着新冠病毒疫情的爆发，流行病学研究变得极其困难，以及如何尽可能迅速、精准地找到感染来源并有效地管理其与患者的关系[67]，变得极其紧迫。医院作为人流密集的公共场所，对疑似或确诊病例的筛查与识别成为疫情防控工作的难点和重点。部分医院利用大数据和云计算技术搭建疫情防控监测信息化平台，成为抗击疫情的"先行军"，将监测时间点前移至确诊前，完成来医院人员近期健康状况和流行病学史等信息采集，让"数据多跑路，患者少跑路"。相较于传统的网络直报监测方法，这种主动监测既能及时准确地监测预警，将突发事件控制在最小范围内[68]，又能提高数据上报的质量和效率，为疫情态势研判和决策提供依据并且可以大大改善信息的收集、分析、处理的过程，从而更好地支持政府的决策。

9.1.4　避免人员聚集造成交叉感染

作为抗击疫情的"第二战场",互联网医院不仅打破了医患的时空限制,可以避免人员聚集带来的交叉感染风险,而且优化了服务全流程,提升了医疗服务效率[69]。新冠疫情期间,国家卫健委下属医院互联网诊疗量比 2019 年同期增加 17 倍,第三方互联网服务平台的诊疗咨询量同比增加 20 多倍,处方量增加了近 10 倍。远程会诊是互联网医疗中普及率最高的服务项目,占互联网服务总量的 70%。疫情发生后,国家鼓励省级远程医疗平台积极开展远程会诊服务,借助信息技术下沉专家资源,提高基层和社区卫生服务中心应对处置疫情的能力,缓解定点医院诊疗压力,减少人员跨区域传播风险。

9.1.5　降低医院感染风险

自新冠病情疫情发生以来,医务人员感染新冠病毒的事件时有发生。医院感染同样也是公共卫生问题,必须高度重视医院感染的防控。在转变医疗服务提供方式的同时,还要充分发挥信息网络的服务延伸功能。依托医疗云平台的高扩展性,在医院发热门诊区域全方位配置自助服务机,具备自助挂号、自助缴费、自助检查预约、自助收处方、自助打印检查报告、自助打印发票等就诊流程的各个环节功能。

9.2　新冠疫情下的互联网医院规模增长

党的二十大报告提出"促进优质医疗资源扩容和区域均衡布局,提高基层防病治病和健康管理能力"。优质医疗资源总体供给不足、布局不均衡是当前制约我国基层医疗机构发展的一个突出难题。特别是在新冠疫情防控中,更是暴露出基层医疗工作应急能力不强、医疗资源不足、优质人才缺乏等短板和弱项。互联网医疗打破了时间和空间的限制,让优质医疗资源乘上数字技术的高铁,有利于解决基层优质医疗资源短缺和人民群众需求增加之间的矛盾问题。互联网医院是数字技术在医疗服务中应用比较成熟的医疗机构平台,其主要优势是能够作为一个独立的医疗机构运行,通过整合各方高质量的医疗资源,帮助医疗技术不发达地区的群众享受到高质量的医疗服务。互联网医疗和互联网医院扩大了优质医疗资源的覆盖面,推动优质医疗资源下沉,成为优质医疗资源赋能基层的重要途径。到 2022 年底,我国互联网医院已超过 1700 家,在线医疗用户已突破 3 亿[70]。

9.2.1　发展迅速,规模持续扩大

全国互联网医院的数量,从 2018 年的 100 多家增加到 2022 年底的 1700 多家,足以展示互联网医疗发展速度之快。2023 年中国互联网络信息中心发布的第 51 次《中国互联网络发展状况统计报告》显示,截至 2022 年 12 月,我国在线医疗用户规模已达 3.63 亿[18]。中国互联网协会发布的《中国互联网发展报告(2021)》显示,2020 年我国互联网医疗健康市场规模快速扩大,达到 1961 亿元,同比增长 47%,并且预测 2021 年将达到 2831 亿元,同比增长 45%。如此庞大的发展规模离不开网络信息技术的加持,"我国 5G 网络建设及应用持续有序推进,截至 2021 年 6 月,已建成全球规模最大 5G 独立组网络,覆盖全国所有地级以上城市[71]。"新兴技术在中国的发展和在人民群众中的普及有力地推动了互联网医疗的发展进程。此外,一些外界因素,例如新冠疫情的发生,使得人们对于互联网医疗的需求激增,客观上推动了互联网医疗的发展,不断催生医疗服务新形式。

9.2.2　服务模式多样化、医疗服务覆盖全流程

一方面,互联网医疗具有多种模式。从建设主体上看,有"政府主导多方参与模式、医院自建模式、公司自建模式、医院和公司联合开发模式"[72]。在互联网医疗的应用模式上,有在线医疗、远程医疗、医药电商、可穿戴设备健康监测等模式。随着科技的进步,互联网医疗的服务具有新的表现形式,例如 APP 和小程序推送化验检查和手术信息、线上家庭医生等。另一方面,互联网医疗服务的边界不断延伸,涵盖范围较广,基本覆盖诊前、诊中、诊后全流程,涉及信息咨询、挂号、诊断、住院、结算等各个环节,形成线上线下一体化医疗服务模式。例如,在新冠疫情防控期间,互联网医疗以全流程诊疗服务使患者可以足不出户进行预约挂号、问诊、复诊、购药等,减少了人员聚集,降低了交叉感染的风

险,为患者带来了诸多便利。

9.2.3　互联网医疗不断规范,逐渐回归"严肃医疗"本质

国家出台一系列文件指引互联网医疗的发展方向,逐渐从"鼓励发展"到"规范发展"。2018 年,国家卫健委出台《互联网诊疗管理办法(试行)》《互联网医院管理办法(试行)》和《远程医疗服务管理规范(试行)》三大文件,更好地对快速发展的互联网医疗行业进行规范和管理。2020 年,国家发改委等 13 部门联合印发的《关于支持新业态新模式健康发展激活消费市场带动扩大就业的意见》提出要积极发展互联网医疗,将符合条件的"互联网+"医疗服务费用纳入医保支付范围。2022 年 2 月 8 日,国家卫健委办公厅、国家中医药管理局办公室正式印发《互联网诊疗监管细则(试行)》,这一细则文件为互联网诊疗的监管提供了依据,释放了让互联网诊疗回归医疗服务根本定位的信号。可以看出,国家力促互联网医疗提供更加规范、严肃的医疗服务,更加注重互联网医疗的可持续性发展。

9.3　新冠疫情下国内互联网医院的实践经验

长期以来,我国存在医疗资源分布不均及优质卫生资源可及性不足等诸多问题,近年来,我国相继出台一系列的政策文件,重点在于解决目前医疗健康环境中的冲突与矛盾。结合"互联网+"战略,在《国务院关于积极推进"互联网+"行动的指导意见》中对于医疗健康领域提出了发展的具体要求和发展目标,互联网医院逐步成为推动医疗资源纵向流动的重要推手。2020 年,随着新型冠状病毒疫情的暴发,人民群众对于互联网医疗的需求显著提升,且卫生健康行政管理部门鼓励医疗机构通过互联网的方式为患者提供医疗相关服务,因此又极大地推进了互联网医院的快速发展。

9.3.1　银川互联网医院

自 2016 年 12 月,银川市第一人民医院与"好大夫在线"合作建设银川智慧

互联网医院至今,已有丁香园、航信景联、京东、360健康、春雨医生等诸多互联网医疗机构落地银川。在2017年3月,银川市政府逐步签约了"春雨医生""丁香园""北大医信"等15家在全国范围内知名的互联网医疗企业,并举办了集中的签约仪式,这些互联网医疗企业同时正式获得互联网医院的资质,进驻了银川智慧互联网基地。与前期入驻的"好大夫"与"微医"形成了国内唯一一个互联网医院的产业集群。数据显示,截至2021年8月4日,在银川市审批服务管理局取得《医疗机构执业许可证》的互联网医院总数达70家,备案互联网医师6.5万多名,银川正努力打造全国"互联网+医疗健康"准入准营最快、办证最便捷、服务最优和发展最好的城市。

银川以平台型为基础,积极引入国内主流的"互联网+医疗健康"的企业,逐步建立起具有银川市特色的健康医疗大数据中心与产业园,实现互联网医院产业集群化。针对互联网医院的发展模式需求,通过采用远程医疗的方式,促进各地的优质资源下沉。

银川市的互联网医院逐步实现了个人账户、普通门诊统筹以及门诊大病统筹一系列医保服务,实现了在线复诊延方、在线支付、送药到家全流程服务。①从个人账户角度,职工医保参保人员在互联网医院线上挂号、诊疗,发生的费用可用本人的医保个人账户资金支付;②从门诊统筹角度,明确采用网上门诊统筹的居民医保、职工医疗保险的参保人员最高支付限额;③从门诊大病角度,采取年度起付线与线下实体医疗机构合并计算、病种限额与线下实体医疗机构捆绑使用。

9.3.2 山东省"互联网+"儿童专科医疗联合体

济南市儿童医院作为山东省唯一的三级甲等综合性儿童专科医院,自2016年牵头成立"齐鲁儿童医疗集团"以来,在推进传统医疗联合体(以下简称医联体)模式建设的基础上,探索"互联网+"儿童专科医联体布局。按照2016年12月《国家卫生计生委关于开展医疗联合体建设试点工作的指导意见》发布,济南市儿童医院于2016年加入福棠儿童医学发展研究中心,成立"齐鲁儿童医疗集团",构建"全省儿童医疗健康"服务平台,引领并推进区域儿童医学事业健康快速发展。经过5年的发展,集团理事单位现已有67家,覆盖至全省16个地市,其中23家公立医院儿科、40家妇幼保健机构、4家社会办医疗机构,构建起省级区域性儿童医学中心网络。这一成就的取得，为传统的医联体模式带来了新的可能，也为"互联网＋"的实施带来了强大的支持[73]。

随着"互联网＋"技术的发展，济南市儿童医院正在探讨建立一种全新的儿科医联体模式，以"三步走"为基石，紧扣《深化医药卫生体制改革 2021 年重点工作任务》中"推进专科联盟和远程医疗协作网发展"的要求，在福棠儿童医学发展研究中心"患者不动，专家移动"服务模式的基础上，进行"患者不动，专家少动，信息赋能互动"新型服务模式探索，构建起远程诊疗一体化平台、耐药监测研究协作平台、质量控制平台、国际交流平台、基层培训平台等 5 个信息化平台。经过探索，"互联网＋"儿童专科医疗联合体解决医联体儿科医疗资源不足与分布不均衡问题，通过协同建设打破各医院的信息孤岛，改善基层医院信息平台建设滞后短板。

9.3.3　天津医科大学总医院互联网医院

天津医科大学总医院互联网医院以"安全、规范、便捷、普惠、高效"为建设宗旨和目标 2020 年 3 月 10 日正式上线运行。运行两年来，在信息化平台功能、医疗服务内容、管理流程、保障措施等方面进行不断优化和改进支持保障下，天津医科大学总医院互联网医院得到快速发展，2021 年累计接诊超过 60 万人次，日均接诊量达到 2000 人次，成为行业排头兵；为患者提供包括健康宣教、疾病诊疗和康复指导在内的优质便捷的医疗服务，形成诊前、诊中、诊后的线上线下一体化医疗服务模式：出院随访复诊、入户护理和专病团队服务板块占据了该院互联网医院的主页，成为天津医科大学总医院互联网服务最亮丽的名片。通过互联网医院建设，改善了医院内部管理和服务能力，优化了医院整体业务收入结构，合理分配了医疗资源，将线下门诊患者有效分流，提高了实体医院门诊效率和患者满意度：提升了医院的行业影响力，患者覆盖全国，药品快递覆盖 270 余个城市。

从 2020 年最初上线科室 16 个、200 余名医生，到 2021 年底注册诊疗科目 17 类，全院 42 个临床科室均开展线上诊疗服务，注册医生 1243 名，副高级医生职称医生比例近 50%。2020 年内逐步开发上线多项互联网诊疗服务功能，包括健康咨询、在线问诊、在线处方、药品配送、检验检查在线预约、电子住院证、接诊时段分配、电子病历、复诊预约、电子发票等。2021 年上线出院随访复诊、入户护理、专病团队服务、云影像等新功能,打造诊前、诊中、诊后的线上线下一体化医疗服务模式:并通过信息化平台实现实体医院的多院区联动、推动多学科诊疗,实现与基层医院的家医联动、助力分级诊疗。

9.3.4 重庆医科大学附属第一医院互联网医院

重庆医科大学附属第一医院互联网医院(以下简称"重医附一院互联网医院"),最早始于远程医疗协作网的建设。2018 年开始进行在线诊疗的行业调研及建设准备。2020 年获得重庆市卫健委互联网医院执业许可,在线诊疗模块正式上线。重医附一院互联网医院是基于互联网、云计算、物联网、区块链、人工智能、大数据、5G 等技术,依托重医附一院优质医疗资源打造的,以院本部为核心,联合直属分院、集团托管医院及周边社区医疗机构的重医附一院互联网医院平台。其建设目标是:打破时空地域限制,不断拓展实体医院服务能力,推动医疗健康与互联网的深度融合,加速传统医疗向个性化健康管理转变,提高医疗服务可及性和质量,创新医疗健康服务模式,为患者提供多方式、多渠道、多层面、全方位的医疗服务。建成"全流程、智能化、一体化、规范化"的区域性互联网医疗服务平台和运营体系。医疗质量安全是互联网医院开展所有业务的基础。针对互联网医疗的质量安全控制,重医附一院互联网医院自上线以来,从运营管理制度、准入培训考核、业务申报审批、风险分级控制、合理用药审方、后台监督管理等多方面进行了探索和创新,采取了一系列措施,逐步构建了互联网医院运营的质量安全体系,在规范运营、降低风险、控制医疗质量上,取得了良好的效果。

截至 2021 年底,重医附一院互联网医院完成上线科室 35 个,包括所有线下开设门诊的科室。其中,根据国家政策,有 32 个科室具备在线复诊开方功能。上线医师 305 名,上线药师 32 名。总访问量超 200 万,总注册用户数超 20 万,发展远程医疗协作网单位 146 家。2021 年全年提供各类"互联网+"医疗服务近 30 万例次。开展远程医学教育直播 12 场,覆盖基层 4 万多人次。

9.3.5 福建省妇幼保健院互联网医院

福建省妇幼保健院于 2020 年开始互联网医院布局建设,并于 2020 年 3 月取得互联网医院牌照。互联网医院采取医院主导,与第三方合作共建发展模式,技术合作供应商是智业互联(厦门)健康科技有限公司。福建省妇幼保健院互联网医院实现全流程便捷就医、全周期保健服务、全信息档案管理、全方位健康教育、新业态医疗服务。省妇幼、省儿童、省妇产三院系统共通,建立起涵盖高危建档、分类分级、专案管理、随访干预、结案转归六大功能为一体的妇幼高危管理信息系统。通过互联网＋母子健康手册建立孕产儿的全生命周期的健康档案,从备孕开始到宝宝6岁,融合孕期全流程服务、保健指导、健康宣教将医学检查结果、指导建议等信息同步至母子健康手册,为精准、连续的医疗服务提供支持。汇集儿童危重症救治和突发公共卫生事件调度平台、多学科远程会诊平台、数字医院信息管理平台,形成覆盖全省的三级危重症及突发公共卫生事件救治网络。调度平台可实现对全省儿科医疗资源进行统筹:多学科远程会诊平台一体化呈现救护车、收治医疗机构应急指挥中心的实况,有效提高危重症患儿的救治成功率。2021全年,互联网医院线上接诊7700余人次,开放线上接诊科室96个,参与线上接诊医生数248人,实现互联网与医疗的深度融合。

2020年12月和2021年10月福建省儿童医院和福建省妇产医院分别开业,正式形成三院协同、跨越发展的新格局。逐步实现上下联动、互联互通的区域医疗平台,建立医学诊断中心和会诊中心,实现远程查阅患者病历、诊断和治疗,保障医疗治疗同质化管理。

(1)建设省级妇幼医联体,做实区域分级诊疗。基于互联网医院,牵头搭建医联体双向转诊通道与平台,为患者提供顺畅转诊和连续诊疗服务。通过互联网医院远程服务,下沉优质医疗资源,提升基层医疗服务能力。

(2)建设远程医疗中心,共享联盟检验资源。对接区域远程影像、远程电生理、远程病理和远程超声诊断中心,全面实行检查检验同质化。开展远程手术指导、远程查房、远程会诊等。将移动终端与传统管理结合,为医护人员提供更加方便、快捷的信息化支撑,提升服务效率和质量。其中超声远程实时会诊系统实现集超声会诊申请、远程实时会诊、视频观摩、视音频实时双向交互、报告审核打印、视频存储共享、直播点播功能于一体。

(3)构建远程教育平台,升级知识服务场景。福建省妇幼保健院承担着全省妇幼医疗、教学、科研、预防和保健的重要任务。为促进妇幼保健机构医疗资源共享和医疗服务均等化,有效提高基层妇幼保健机构医疗服务能力,启动"远程教育培训",方便更多的基层卫生技术人员就近参加和学习相关技术知识。

9.3.6　中山大学附属第一医院互联网医院

中山大学附属第一医院互联网医院于 2019 年 10 月上线运营,为广东省首批上线的互联网医院。立足医院自身建设国家医学中心的定位,明确建立常见病、慢病管理与疑难病例引流的高质量发展目标,打造覆盖诊前、诊中、诊后的全病程互联网诊疗服务新模式,拓展传统互联网医院服务范围,已为 40 余万人次提供线上线下一体化、高质量的诊疗服务。通过"互联网＋"医疗与医院国家临床重点专科的融合,将互联网医院业务与专科特色有机结合,建立了腹膜透析专科、炎症性肠病专科、心雕预防评估等特色专科,提供疑难专病专症差异化服务:创新互联网诊疗服务流程,建立复诊预约、预问诊专病匹配机制,实现医患对接精准引流:拥抱新技术,打造患者个人健康空间,健康资讯"千人千面"推送 AI 智能导诊。结合 SERVQUAL 模型持续评价互联网医院服务质量,使运营管理科学化、精细化不断突破进步。整合疾病预防、治疗、康复、健康管理等全环节服务,满足人民群众多层次的健康需求,打造更加科学的全生命周期健康服务,实现经济效益和社会效益有机统一,被评为 2021 年中国现代医院管理"智慧医院"典型案例,广东省首批"互联网＋医疗"健康示范医院建设单位。

中山大学附属第一医院建设互联网医院可以追溯到 2019 年。当年经中山大学附属第一医院院长办公会讨论同意试点建设中山大学附属第一医院互联网医院,由主管临床医疗和信息化建设的副院长作为项目领导,医务处、信息数据中心作为牵头部门,质量评价处、护理部、药学部、财务与资产管理处作为协同部门,并依托第三方信息服务公司作为技术支持单位,借助实体医院的医疗资源优势,自主开展互联网医院建设。具体实施内容及进度如下。

(1)顶层设计,互联网医院具雏形(2019.1—2020.1)。

2019 年 1 月,通过互联网医院筹建组的多次集体讨论,确定整体系统模块及架构,试点建设互联网医院。致力于做好数字化转型,将互联网医院的服务整合到医院现有的系统及服务流程之中,联动医护药技,积极建设"无院墙"的线上线下一体化的互联网医院。互联网医院患者端整体嵌入医院患者服务 APP、微信公众号及线下自助机,医护人员端整体嵌入医院医护版 APP、企业微信及医院电子病历系统。

在医院门诊、住院智慧服务、远程医疗服务的建设基础上,规划了图文/视频咨询、药品处方、检验检查开立、检查预约及报告查询、慢病自助续方、护理上门服务等诸多常用功能。通过与临床科室沟通,选定了心内科、生殖医学中心、妇科、放射治疗科、器官移植科、中医科作为首批上线互联网医院科室,并开展了为期一个月的线上义诊活动,初步宣传了互联网医院。

(2)建章立制,助力抗疫显担当(2020.1—2020.6)。

2020 年 1 月 26 日,广东省首家开通线上发热门诊咨询业务,为发热患者免费服务至今。全院大部分科室开通线上出诊服务,副高以上专家占比 68%,提供优质的线上医疗服务。

百联网医院管理团队积极总结已有的服务流程及各管理部门相关的制度规定,编撰完成《互联网医院管理制度汇编》,共 12 项,其中包括《互联网诊疗管理制度(试行)》《互联网医院工作人员岗位职责》《互联网医院医师服务流程与基本规范》《互联网医院电子病历管理办法》等制度,确保互联网医院各项工作的开展有章可循,有据可依。

(3)多措并举,服务管理重质量(2020.7—至今)。

互联网医院不断引入关键技术,在技术层面保持高质量。同时,在管理层面精准发力,着重引导服务质量的提升,通过 PDCA、个案追踪法、甘特图、柏拉图等管理工具优化业务流程,推出自助核酸、自助入出院、线上 MDT、多学科义诊等创新业务,并通过创新 SERVOUAL 模型构建互联网医院服务质量评价体系,阶段性评价互联网医院服务质量,找出服务中存在的差距。

9.3.7　南方医科大学南方医院互联网医院

南方医科大学南方医院于 2019 年开始互联网医院布局建设,并于 2019 年4 月取得互联网医院牌照。南方医科大学南方医院互联网医院以患者为中心,以患者、医务人员使用便捷为目标,创新服务、推广模式,以线下医疗资源为基础,扎扎实实打造汇集医疗、护理、药学、健康管理等多元线上业务为一体的线上医患管理平台。

在管理方面,守正出新,成立由医务管理、质量管理和信息管理三位一体的智慧医疗项目部统筹业务流程与 IT 建设,以问题为导向,把握发展契机,重塑业务流程,共建全路径智慧服务体系。

在运营方面,以用户体验为中心探索多元推广模式,借力融媒体人文宣教矩阵,培养患者就医习惯与医生诊疗行为,立足业务增值,不断积累管理运营经验,确保新功能"上线"到"实现"的有效衔接。

在业务特色方面,做好顶层设计,以"专科专项"绩效考核为抓手充分调动科室发展内驱力,主动挖掘互联网诊疗价值,积极探索从专科层面发展慢病管理、随访、护理讲堂等特色线上业务,在确保服务好患者的同时进一步助力学科建设。

南方医科大学南方医院互联网医院于 2019 年 4 月 23 日接受广东省卫健委授牌,成为首批广东省具备互联网诊疗资质的大型三甲医院之一,并于授牌当日正式上线运营,接入广东省卫健委互联网医院监管平台,全力打造"线上＋线下"双轨并进、资源互补的诊疗新格局。

2020 年,在新冠病毒疫情期间,南方医院互联网医院迅速上线新冠肺炎免费咨询服务,组织招募 25 名专家,累计服务患者 7817 人次,其中新冠义诊 2989 人次,专科问诊 4828 人次。该院还组织参与"广东省线上专家问诊医疗团"对口支援荆州行动,累计服务荆州患者近 500 人次。疫情平稳后,南方医院互联网医院继续大力开展"轻问诊"业务模式,开展线上线下药品配送服务,通过信息化手段为疫情防控常态化工作贡献力量。

2021 年,南方医院互联网医院全面升级业务模式,丰富问诊功能。根据运营两年以来收集的医患需求,将业务类型分为健康咨询、在线复诊、医保续方、高端特需四大模块,开拓远程医学业务类型。南方医院互联网医院正式进入快速发展阶段。

南方医院互联网医院自 2019 年试运营至今,变革传统线下就医服务模式,成功构建线上线下一体化智慧就医服务体系,集咨询、续方、用药、诊疗业务于一体,构建复诊流程闭环、住院流程闭环、药学服务闭环,基本实现服务模式的转变。

(1)线上业务量。自 2019 年运营以来,共计 61 个科室的 600 多名医生在线开展服务,其中副主任级别以上医师占比 35.48%,主治医师占比 30.41%,内外专科问诊类医师 575 人,中医服务类医师 21 人,药学服务类药师 8 人。服务覆盖全国 30 个省区的患者,广东省最多,其次为江西省与湖南省。三年累计问诊量 48088 人次,处方量 36643 张,平均每月放号量 16000 多个,平均等候时长 3.1 小时,2021 年底实现月均接诊量 3000 人次。

（2）客户服务量。为解决患者就诊疑问及订单问题，秉持"以人为本"的宗旨，建立线上业务客服团队，开通微信及电话两条客服沟通渠道，上线国内首家微信智能问答助手，累计来电服务 2925 人次，智能咨询服务 9649 人次，人工服务 2653 人次。尤其在疫情暴发期间，该院客服团队针对封控及管控区域慢病患者复诊需求，提供一对一人工服务。

（3）人文宣教及社会推广。为培养用户习惯，推广智慧服务具体应用，探索并搭建了"有温度的南医人文宣教矩阵"。以医院官方微信号为主阵地，建设互联网医院视频号及公众号，以短视频、推文为载体制作智慧就医创新性内容并在全院各科室公众号及视频号进行转发，矩阵粉丝量超 200 万，视频号发布 64 个小视频，累计观看 421825 人次；利用在线直播方式拉近患者与专科的距离。累计开展线上科普直播 16 次，累计观看 9383 人次，互动量 15800 人次。

9.3.8 中山大学附属第三医院互联网医院

中山大学附属第三医院于 2019 年 7 月取得互联网医院牌照，该院以将互联网医院打造成"线上第二院区"为目标，围绕患者需求，结合医院自身学科特点，精耕互联网医院的发展和运营。医院互联网医院经历了"寻路""探路"赶路"等三个建设时期，目前已经形成了围绕医疗服务模式创新和服务内容建设为核心的发展理念。建立了院内医保结算＋配送商药品院外直发模式，同时医院互联网医院还支持处方流转模式以满足不同患者群体的需求。互联网医院建设和运营中以重点专科为抓手，带动其他科室全面推进。同时以内容建设吸引患者，通过互联网医院义诊、建设特色专病专区等方式加强医院互联网医院的竞争力和吸引力，增加患者熟悉度，提高患者使用意愿。医院以互联网医院为依托加强"线上线下一体化融合"的发展思路，不断完善检验检查项目开具、慢病管理和在线随访等功能，真正把互联网医院打造成"线上第二院区"。医疗质量与安全是互联网医院发展的根本，医院通过加强互联网医院质量管理，以 HIS 系统判别复诊患者身份，每张处方必须药师审核，所有记录回写 HIS 等方式，加强互联网医院运营的安全。经过两年多的建设和发展，医院互联网医院 2021 年在线服务患者 13 万人次。

中山大学附属第三医院互联网医院的发展历程经历了寻路、探路、赶路3个历程。

（1）寻路——互联网医院建设探索期。2018 年 4 月 25 日，国务院办公厅印发《关于促进"互联网＋医疗健康"发展的意见》。该院积极对接国家政策，开展互联网医院建设相关调研和准备工作，为该院互联网医院建设奠定基础。

（2）探路——万联网医院建设初始期。该院互联网医院于 2019 年 12 月正式上线，上线之初仅包含在线专家问诊、在线复诊续药两个模块。2020 年 1 月 24 日，新冠疫情突发，作为广东省定点救治医院该院率先通过互联网医院开通新冠疫情免费咨询，是广东省首家开通新冠疫情线上咨询的大型公立医院解答相关咨询 5000 余次，科学普及了新冠病毒相关知识，被广州日报、羊城晚报等多家媒体报道，迅速扩大了互联网医院的影响。

（3）赶路——互联网医院高质量发展期。新冠病毒疫情后，该院对互联网医院的功能定位更加清晰。互联网医院不仅是该院"平急结合"的重要手段，更是丰富医院服务方式的重要途径。该院互联网医院围绕患者需求和内容建设，开设在线专家咨询、续药便民门诊、尿失禁门诊、药师门诊、男性生殖医学门诊肝病门诊、护理门诊、试管婴儿与人工授精、综合预约、电子发票清单十大功能模块。该院互联网医院在线复诊续药可支持广州市一类门特 27 个病种的医保结算。在药品配送过程中，该院首创了院内医保结算，配送商院外直接进行药品配送，既保证了药品与院内同品规、同价格、同质量，也节省了医院仓促和人力成本，为互联网医院健康发展，提供了条件保障。同时，为了满足不同患者的需求，该院互联网医院可以实现处方流转，处方流转到社会药房发药，但是一样保证院内院外药品同价。多渠道的药品配送和结算模式，为患者开药提供了极大的便利。在复诊续方的基础上，该院实现了线上开具检验检查，患者在线缴费后可在手机端直接线上预约，减少患者来院次数，极大地节约了患者的时间成本，提高就诊效率，构建医院双向私域流量闭环。

中山大学附属第三医院互联网医院的创新点表现在四个方面：

（1）创新药品配送模式，满足不同患者需求。

复诊续方是互联网医院最主要的服务项目，在复诊过程中，药品又是重中之重。在现行广州医保政策下，互联网一类 27 个病种的结算需要在医疗机构内完成，但互联网医院的大量处方会增加医院的库存压力和人力成本。为服务医保患者，该院与医院药品配送商协商，通过信息系统对接，将需要配送的药品相关信息推送至配送商，由配送商直接快递发货。既保证了互联网药品与院内同品规、同价格、同质量,也有效降低了医院运营成本。同时对于非医保结算的情况,该院在患者充分同意的情况下,同样支持药品的处方流转,可将处方流转到社会药房。该举措充分以患者需求为出发点,利用信息技术手段,满足不同患者群体的需求。

(2)加强互联网医院专科建设,用丰富的服务和内容吸引患者。

对于患者来说,互联网诊疗属于新鲜事物,面诊才是看病就诊最能接受的常态。而互联网医院要想运营好,患者的需求是重中之重。如何有效吸引患者使用互联网医院,医生是最为重要的一个环节。首先,该院提高互联网医院医生工作绩效,有力调动医生积极性。

其次,以重点专科为抓手,带动其他科室全面推进。该院以肝病最为出名,且该科室积累了大量的复诊患者。该院从感染性疾病科入手,加强科室宣传和培训,有力推动了医院互联网医院的发展,实现了以点带面的推动作用。

最后,以内容建设吸引患者,该院不断通过互联网医院开展义诊活动,同时建设特色专病专区,专区内包含在线咨询、复诊续方、健康宣教、诊后随访等内容。用丰富的服务和功能不断吸引患者使用互联网医院平台。

(3)严格开展互联网处方审方,确保用药安全。

平台通过与医院互联网医院系统对接,实现电子处方流转,全程信息化,保障处方来源合规。平台构建前置审核机制及双重审方机制,即先通过合理用药系统进行智能审方后,再由医院认可的执业药师审方团队进行人工复审,保障审方的及时与合理。审核通过后,再通知患者确认并付费。患者接收到处方通知后,须及时确认处方,保障患者了解支付、取药等处方相关信息。

(4)丰富服务形式,探索线上线下融合发展新模式。

该院认为,互联网医院的健康可持续发展依赖线上线下一体化相融合发展。该院实现互联网诊疗记录全部回写至医院医疗信息系统,患者线上线下全过程完整记录。对于复诊患者的判断,也要求在线下同一科室就诊过,方能进入续方功能。为了减少患者奔波往返,该院互联网医院实现线上开具检验检查,患者在线缴费后可在手机端直接线上预约,降低患者来院次数,极大地节约了患者的时间成本,提高就诊效率,构建医院双向私域流量闭环。在疫情防控期间减少患者来院次数,可提升安全保障。通过不断丰富服务模式,推进线上线下融合发展的模式,推进互联网医院和实体医院同步发展。

9.3.9 广东医科大学附属医院互联网医院

广东医科大学附属医院于 2018 年开始互联网医院布局建设,并于 2019 年 11 月取得互联网医院牌照。广东医科大学附属医院互联网医院以实体医院为依托,打通线上线下、院内院外信息壁垒,构建诊前、诊中、诊后的线上线下一体化服务流程,让患者真正体验到使用一部手机即可走完医院就诊全流程的极致便利,群众看病就医更省心。线上门诊全面铺开,建成处方审核流转平台,患者可通过线上进行问诊、开药、开检查检验单、开入院通知书,药品直接送到家,逐步形成线上诊疗新生态,线上接诊 1 万人次。建成粤西首家省级远程会诊中心,远程医疗服务触角延伸远至欧洲,疫情期间为乌克兰、德国 11 家三级医院提供新冠病毒防控技术与经验支持;深达乡镇卫生院,与省内外 172 家医疗机构实现联通,开展远程联合门诊、远程会诊、远程培训、远程查房、病例讨论等项目提升医疗卫生服务均等化、普惠化、便捷化水平,引领公立三甲医院辐射带动的新路径。共开展远程会诊 169 人次,远程培训 30406 人次,远程病例讨论 450 余人。率先推出护理上门服务,服务 4057 人次,获得一致好评。构建“互联网＋”全病程管理体系新模式,收案患者 8842 人。创建“先远程会诊,后转诊”的双向转诊新模式,建成双向转诊信息化平台转诊工作渐趋规范。搭建区域心电诊断中心等四大共享平台,形成下级医院做检查、三甲医院出诊断的服务模式,实现医疗资源有效整合。

广东医科大学附属医院互联网医院在服务场景式上构建了七大服务场景:

(1)建成全流程线上就医体系,群众就医体验显著提升。

只要一部手机,就能完成门诊从挂号预约、报到、缴费、检查预约到报告查询,住院从电子入院卡、押金预缴、手术查询到费用查询的全流程,电子健康码一码可实现预约挂号、检查、检验、支付、取药等全流程就医通用,逐步替代医院的实体诊疗卡。让患者真正体验到使用一部手机即可走完医院就诊流程的极致便利,让患者看病更省心。

(2)在线复诊全面铺开,逐步形成线上诊疗新生态。

该院在粤西地区率先推出线上门诊,复诊患者足不出户可通过线上进行问诊、开药、开检查检验单、开入院通知书,药品直接送到家。提供在线复诊服务的均为该院具备 3 年以上独立临床工作经验的执业医师,医师通过 CA 认证、实名制等技术手段完成身份认证。就诊过程中所有的诊疗服务将全程留痕,并上传广东省卫健委搭建的互联网医疗服务监管平台,接受其对诊疗活动的所有质控管理。

(3)建成处方审核流转平台,提供药品配送到家服务。

建成粤西首个与医院业务系统深度联通的处方审核流转平台,与医院HIS、集成平台和合作药店对接,从HIS源头严控流转药品目录,药店与医院药品同品同厂同规同价,且实时同步更新,所有线上处方实行"智能＋人工"前置审核,处方审核引入智能审方辅助系统,审方药师均为医院符合资质的药师,有效保障了用药的合理性,患者可自主选择到医院取药、药品配送和到药店自取等三种购药方式。

(4)率先推出"互联网＋护理",获患者一致好评。

该院于2019年10月经广东省卫健委批准,成为粤西地区唯一一家"互联网＋护理服务"试点医疗机构,依托互联网平台,以上门护士的形式将护理服务触角延伸至家庭,打造护士到家的院外延续服务体系。服务对象以高龄或失能老年人、康复期患者和终末期患者等行动不便的人群为重点,服务项目原则上以需求量大、医疗风险低、易操作实施的技术为宜。

(5)打造"互联网＋"全病程管理模式,形成连续性服务示范效应。

该院在广东省率先推出"互联网＋"全病程管理体系新模式,培养全病程管理团队,形成以个案管理师为桥梁,专科医生、专科护士、心理咨询师、营养师、康复师、社工等人员组建的多学科团队,实行会员签约制,以会员为中心,开展"互联网＋"一对一精准连续性管理。

(6)远程医疗服务触角延伸远至欧洲,深达乡镇卫生院。

打破时间和距离的阻隔,在新冠疫情期间为欧洲乌克兰、德国11家三级医院提供新冠疫情防控技术与经验支持,与省内外172家医疗机构实现联通,在粤西地区率先实现与湛江市95家乡镇卫生院网络"直通",可开展远程会诊、远程培训、远程查房、远程联合门诊、病例讨论等项目。

(7)初步建成检查检验共享平台,补齐基层医院医检短板。

建立跨机构流转机制,将该院HIS通过互联网平台延伸至下级医院,对于下级医院未开展的检查检验项目,医生可"远程"开具该院检查检验单,患者直接到该院进行检查检验,促进该院优质医检服务下沉,让患者在基层看病就医更加便民惠民。

在建设互联网医院过程中,广东医科大学附属医院积累了一些经验,其具体举措包括:

(1)实行院内院外、线上线下数据强融合。

搭建了医院统一预约平台,门诊号源线上线下统一号源池,与医院集成平台、HIS以及统一支付平台互联互通,实现线上线下数据深度融合。依托该院现有光纤专网以及远程网络服务平台,构建多平面、融合的网络架构,保障医疗健康数据安全传输,实现与广东省互联网医疗服务监管平台、医联体单位联通。

(2)构建诊前、诊中、诊后的线上线下一体化医疗服务模式。

持续推进互联网医院业务门诊、住院、健康管理、延伸服务全方位覆盖,形成群众就医诊前、诊中、诊后全流程线上就医服务闭环管理。对于慢性病复诊患者,该院率先推出线上门诊,患者线上线下电子病历深度融合联通,电子病历样式和书写规范线上线下一体化管理,确保医疗安全和服务同质化,促进慢性病患者向线上新诊疗圈的转化,缓解了线下诊疗的压力。建设处方流转平台,让患者足不出户就能享受到药品直接配送到家的优质服务。

(3)构建连续性延伸服务体系。

该院在粤西地区率先推出护理上门服务,建立完善的服务流程和管理制度,实行同质化、规范化培训,创建具附院特色的、健全的互联网＋护理上门服务体系。截至2021年12月,同质化培训人数达6000余人次,共717名取得资质的护士加入"互联网＋护理"平台,共服务约4057人次。以深化"互联网＋护理"服务为契机,该院率先推出"互联网＋"全病程管理体系新模式,根据每位会员情况量身定制个性化健康促进计划,贯穿患者院前、院中、院后全流程,建立智能化监测和管理体系。截至2021年12月,已在该院神经内科中心、胃肠外科等15个病区开展全病程管理服务,收案患者8842人。

(4)深化远程医疗服务应用,促进优质医疗资源向纵深发展。

在广东省内率先与基层医院危重疑难患者床边MDT远程会诊和远程查房,打通了远程会诊到床边的最后一千米,引领公立三甲医院辐射带动的新路径,受到广东省副省长张光军视察时表扬,在粤西地区率先与基层医院开展远程联合门诊,基层患者可精准预约该院专家号,实现线上"面对面"门诊,让基层患者在家门口享受到三甲专家门诊服务,全新升级远程会诊模式,将远程会诊延伸至科室、医生个人,满足基层医院与该院专家随时、随地的医疗沟通需求,提高患者就医可及性;注重加强人才培养合作,开展全省56家远程医疗课程直播培训、区域提质远程培训班等系列培训,为基层医院培养优质医疗卫生人才。截至2021年12月,开展远程会诊169人次,远程培训30406人次,远程病例讨论450余人。

(5)创建"先远程会诊,后转诊"的双向转诊新模式。

不断完善双向转诊服务体系创建"先远程会诊,后转诊"的新模式,破解患者上转无专科接收或因无床位等原因"滞留"急诊科等问题,建成覆盖医联体成员单位的双向转诊协同服务平台,实现医疗机构间双向转诊全程信息化,促进医疗资源上下联动、信息互通共享、业务高效协同,有效引导居民基层首诊,推动上级医疗机构患者回到基层康复,形成"小病在基层、大病到医院、康复回基层"的合理就医格局,全面提升区域医疗协同能力。

(6)搭建区域共享合作平台,实现医疗资源有效整合。

加快推进远程病理诊断中心、远程心电诊断中心建设,在医联体内开展远程专科诊断服务,形成下级医院做检查、三甲医院出诊断的服务模式,进一步提高医联体单位人员业务水平和服务能力,满足群众在基层医院看病就医需求。深化区域检查检验共享中心建设,与内部各成员单位共享调配医技资源,提高医学检查检验仪器设备利用效率,推动医联体单位检验检查水平不断提升。

广东医科大学附属医院互联网医院互联网医院在建设中形成了独特的创新,包括:

(1)构建分工明确、高效整合的协同管理体系。

互联网医院建设需厘清各部门管理职责,充分发挥各部门联动性,互联网医院管理办公室负责统筹推进互联网医院平台搭建、整体管理并运营推广。将互联网医院业务与线下实行一体化管理,医务部、护理部、药学部、信息技术部等业务部门积极参与,多方共治、多方联动,不断完善互联网医院管理机制,形成一套高效实用、安全可靠、规范体系的运行监管体系,共同推进互联网医院建设。

(2)打通线上线下、院内院外信息壁垒,实现数据深度融合。

该院建设互联网医院的初衷是为了让患者看病更简单、方便,只有依托实体医院,打通线上线下,院内院外信息壁垒,患者档案和电子病历信息共享互通,互联网医疗与线下服务割裂的现状才得以缓解。互联网医疗扩大服务地域和时间范围的优势才得以发挥,促进医生诊断效率和积极性提升,推进"患者—医生—医院—区域"四个维度"四个一键",让人民群众切实享受到"互联网＋医疗健康"创新成果带来的实惠。

(3)建立"医院—医疗医生"利益共享机制。

该院线上复诊由医生利用业余时间接诊,诊疗费全部分配至医生个人,调动医生积极性,激发医生利用碎片化、业余时间促进医疗资源存量增加。同时积极争取远程医疗业务纳入医保报销范畴,建立与基层医院利益共享分配机制,制定并执行收费和收益分配标准,充分调动各方的积极性提供远程医疗服务,实现三甲医生少驻点、基层医院多留患者、居民受益广的三方共赢局面。

(4)创新型、复合型团队是推动互联网医院持续发展的内动力。

互联网医院作为新事物、新变革,势必对现有医疗流程、行为方式产生一定冲击,在推进过程中该院加强对医院现状调研,制定贴近医院、医生、患者实际需求的实施方案,互联网医院更接"地气"切实解决群众的迫切所需要求。加上试点新旧交织阶段问题较多、更新迭代速度较快,不断革新、责任感强的互联网医院开发团队有力推动了互联网系统不断优化,促进互联网新业态新模式健康发展。

(5)瞄准目标分步实施,加强宣传引导推广。

通过"三步走"的运营方式不断提升互联网医院在医院—医生—患者等层面的渗透率,增强互联网医院的辐射力和影响力。①实现互联网医院基础功能,②不断扩大互联网医院用户基数,激励更多科室、医生使用互联网提供服务,并在患者端加大推广力度,③针对患者诊后服务加强精细化运营,发挥互联网医院的价值,从提升医疗服务效率、提高患者满意度,过渡到增加患者量、提升医院收入的阶段。

9.3.10　深圳市罗湖区人民医院互联网医院

罗湖区人民医院是国内最早一批开展互联网诊疗的公立医疗机构,自2020年2月互联网医院正式上线以来,以实体三甲医院为依托,针对"互联网＋医疗"建设的社会需求通过"移动健康档案信息数据库",辐射到集团内各医疗机构,实现互联网医院、医院信息系统(hospital information system,HIS)、实验室信息管理系统（laboratory information management system，LIS）、集团双向转诊平台、社康诊疗系统、居民健康档案、远程诊断等，在集团内各医疗机构实现线上线下数据互联互通。打通核心医疗业务流程，包括预约挂号、线上问诊开药、线上医保支付、药品配送、检验检查预约、报告查询、互联网＋护理等核心医疗环节，优化就诊流程。检验检查自助下单预约，可到集团内任何一家医疗机构完成检查，线上查看结果，医生线上解读报告，药品配送到家。医生及患者使用前须进行实名认证，建立线上医生电子处方签名及视频双认证流程，保证诊疗严谨性和合法性。实现互联网医院的病历、报告、物流等信息全程可追溯。线上就诊诊查费、药费、检验检查项目、质控标准、医保支付标准等均与线下一致。

深圳市罗湖区人民医院始终践行让居民"少生病、少住院、少负担、看好病"的服务宗旨。罗湖作为全国医改的先行者，在 2019 年成为全国最早一批开展互联网诊疗的公立医疗机构，在互联网医院建设初期率先推出线上挂号、在线问诊、线上医保支付、云药房等医疗以及便民功能。在互联网医院上线运营的过程中，该院发现现有的互联网医院在为患者服务的内容、深度、与线下医疗结合的紧密度方面还有许多问题需要改善，最为突出的是服务碎片化，无法提供连续的、覆盖全生命周期的健康服务。于是该院启动了全周期健康服务新模式的探索。

罗湖区人民医院互联网医院全周期健康服务针对罗湖区健康、亚健康人群和患者的各种需求，在线上问诊、药品配送到家、互联网检查检验预约、线上报告解读、互联网＋护理上门服务、远程会诊等功能的前提下，将互联网医院的服务端连接医院的系统，线上线下服务完全融合，设计了包括诊前、诊中、诊后三大类共计 16 个服务场景，并通过面向用户的产品设计实现全周期服务无缝衔接，同时基于居民的健康档案数据标签（用户画像）实现服务的自动触发和服务路径的智能判断：

（1）诊前服务场景：更个性、更自主、更全面。

①健康预防相关服务：服务平台根据居民既往的健康档案数据，推送针对居民健康科普信息、调查问卷等，并可获得定制的个性化健康体检、针对慢患者群及高危人群开展定制化筛查服务等。②健康体检服务：服务平台根据居民健康档案和既往病历，主动提供个性化的体检方案，居民在服务平台预约体检套

餐选择集团内的任何一家医疗机构,按预约时间来医院进行体检,体检结果在服务平台进行查阅,总检医生线上解读报告,持续进行全周期健康管理。③互联网检查:患者可根据就诊及体检报告建议,在服务平台自主预约胃肠镜、放射、超声检验等检查项目,检查结果线上查看,医生可线上为患者解读报告,为患者就医提供极大的便利。④互联网检验:患者可根据就诊及体检报告建议,在服务平台自助下单预约检验,在罗湖医院集团内任何一家医疗机构进行抽血采样,检查结果线上查看,可线上找医生解读报告,药品配送到家。

(2)诊中服务场景:更方便、更高效、可追溯。

①随诊服务:服务平台提供线上分诊和预约挂号服务,面向预约用户提供就诊提醒和就诊引导功能,通过错时就诊减少排队和人员聚集。

②付费服务:服务平台实现医保付费和及时结算功能,患者可以随时完成诊间付费和床旁付费,不必排队缴费。

③线上问诊服务:互联网医院服务平台连接医院的系统,线上线下服务完全融合,患者线上问诊,医生既可以在手机端开处方也可在诊台为患者开处方,方便快捷。

④陪伴检查检验:告知检查检验意义,引导患者做好各项检查检验的准备,如空腹血糖准备、胃肠镜空腹准备等,配合线上预约和报告解读功能,实现患者就诊"只跑一次"。

⑤报告提醒服务:线下就诊患者做完检查后无须在院等结果,结果自动推送到互联网医院医生诊室,医生24小时内线上为患者解读报告,用药通过快递邮寄到家,减少患者在院等候的时间,提高患者满意度。

⑥线上审核追溯:所有开药、开检查均接受线上审方、合理用药检查系统、平安智慧医保等系统的监控,诊疗过程、病历、处方、缴费和物流过程均全程可追溯。

⑦路径管理服务:提供医生规划诊疗路径工具,方便对患者进行分组分期,形成个性化的诊疗服务计划,提醒其配合治疗、按时服药、定期随诊,提高诊疗的及时性和有效性。

⑧疫情防控服务:依托互联网技术提供统一门户为市民提供核酸检测预约、核酸检测结果查看、疫情防控知识宣教等功能,提高居民疫情防控服务获得感。横向打通医疗、检验中心、疾控、海关、教育、社区、驿站等机构,实现防疫数

据实时共享和业务协同,实现全流程、无纸化的医疗服务,保障重点人员的跟踪、复工、复学、复产,提高疫情防控的工作效率。

(3)诊后服务场景:线上线下协同、健康服务更到位。

①诊后随访服务:面向慢病用户提供周期性的自动化科普和随访服务,自动生成随访报告,提示主诊医师关注依从性不佳的用户,进一步延伸诊疗服务场景。

②伴随疾病服务:面向患有原发疾病的用户,自动生成伴随疾病风险排查计划,同时给予患者自我管理和家庭管理工具,与诊前服务场景形成闭环。

③延伸护理服务:提供老年护理、糖尿病、伤口造口、母乳喂养、助产等8个专科24小时的在线问诊服务,给予个性化的指导与帮助,对线上不能解决的问题,专科护士提供上门护理服务。

④健康干预服务:根据用户诊疗数据,动态分析健康风险,形成健康干预方案,支持体检部门形成个性化的健康管理服务产品,跟踪健康管理服务的实施效果,与诊前服务场景形成闭环。

⑤移动体检车提供上门检查服务:疫情期间针对行动不便及疫情封控区的居民,移动体检车为骨伤等患者提供上门X线检查及诊疗服务,产科及超声科团队为封控区产妇提供上门产检服务,X线及超声检查数据与互联网医院互通,检查结果自动上传互联网医院。

罗湖区人民医院互联网医院于2020年2月4日上线,目前共有1747医务人员提供线上问诊服务截至2021年12月31日,注册用户超过70万人,线上咨询人次为294855人,配送处方:61674人次,互联网检验预约359108人次,互联网医院合计总计服务653963人次,合计收入3390万元。其中,全周期健康智能服务目前已覆盖23个学科的57种疾病,包含97项服务,已覆盖医院前100种诊断的36%和门诊12%的患者。上线试运行2个月共计开展了28000余次服务。

以生殖医学科为例:从11月起为2600余位患者提供全周期服务4700余次,实现了从泌尿外科和妇科就诊患者中发现潜在的不孕不育患者;通过人工智能算法自动触发风险预警、健康干预,根据用户行为特点自动匹配线上问诊和线下就诊协同服务,根据用户诊断标签形成全病程自动复诊提醒、定期随访、心理干预计划,成功受孕后无缝对接产科的全周期智能健康服务闭环。发现疾病潜在患者的服务有效率超过 60%，是传统微信公众号、服务号、企业微信号效率的 5 倍以上。

为了减少线下就诊过程中可能存在的交叉感染风险，以在线问诊为主的远程医疗服务成为刚需，服务量激增，互联网医疗平台随之出现"流量井喷"。

阿里健康、京东、腾讯微信、微医、丁香园、新浪微博、1 药网、好大夫等均上线了在线问诊平台。除此之外，各地定点医院也主动开设了线上问诊服务。部分医院的公众号开设了线上问诊平台，还有部分医疗平台也特设了"线上问诊"分区。对比以往，2020 互联网医疗再次掀起热潮，而其中一个显著趋势就是公立医院主体开始杀入战场。

互联网医疗的优势也在疫情中逐渐凸显，打破了以往传统医疗资源分布的地域限制，切实缓解了患者的就医问题。线上问诊的方式让人们足不出户即可获得医疗问诊等服务，有效缓解了定点医院的诊疗压力，提高患者就医的效率以及便利性，其中以慢性病患者受益明显。

医疗是重要民生问题，推进卫生健康体系建设是增进民生福祉的重要内容之一。在对新型冠状病毒感染实施"乙类乙管"的新阶段，如何总结经验、查漏补缺，继续深化"互联网＋医疗健康"工作，是一道不小的难题。后疫情时代，人民群众的就医理念和就医模式发生改变，促使医院积极地采取线上线下结合的诊疗模式，更好地服务患者。医疗机构需要进一步推动"互联网医院"建设，持续壮大医疗在线服务，加快推进医疗机构数字化、智能化转型，实现易用、实用、能用，让健康咨询、在线问诊、远程会诊等互联网医疗服务惠及更多百姓。以人民群众的就医需求为根本，不断丰富完善就医途径和方式，让各类人群都能够享受到方便、高效、高质量的医疗服务。

9.4 新冠疫情下国外互联网医院的实践经验

互联网医院是国内为互联网医疗载体引入的概念，其本质是实体医院的医疗服务延伸[74]，国外对互联网医院服务多以 e-Health 为初始概念进行界定，以互联网医疗为主体。随着新技术的发展，医疗与互联网技术的融合程度也在不断加深,各国正积极探索互联网医疗发展和创新方向。国外互联网医疗起步较早,目前已形成多种类型的互联网医疗服务模式,拥有较为成熟的互联网医疗服务体系,并与国内开展模式呈现出显著区别。

9.4.1　美国 Teladoc Health

自 21 世纪以来,美国的互联网医药产业迅速崛起,并且经历 20 年的持续增长。新冠疫情暴发后,美国政府鼓励在疫情期间使用线上医疗替代线下医疗,互联网医疗医保政策随之进行积极调整,美国互联网医疗行业发展迎来了爆发期。诞生了诸多大型远程医疗企业,包括 Teladoc Health、American Well、Grand Rounds、MORE Health 等。新冠疫情期间,美国各级医院、基层诊所和私人医生诊室纷纷开设远程医疗服务和虚拟门诊等多种形式的网上和移动智能终端的医疗服务和健康管理。远程医疗服务量骤增至“爆表”。

Teladoc Health 是美国 2002 年成立的在线问诊公司(telehealth platform),于 2015 年在美股上市。与国内的“平安好医生”或“京东健康”相比,Teladoc Health 有三点最大的不同,主要面向企业或保险公司,为雇员或保户提供增值服务,这占其业务总收入的 85% 左右。国内“平安好医生”和“京东健康”都是直接面向患者;业务以在线问诊为主。收入几乎都是在线问诊服务,很纯粹,不卖保健药、不卖体检卡,即使有,也是问诊之后的延伸服务(开处方药和送药上门);增长更多靠并购。Teladoc Health 共有过 10 个收购和 1 个投资案例,而且每次收购都能让能力和收入方面,上一个台阶。

Teladoc Health 的服务形式主要是线上视频医生,主要有基础保健、心理健康、慢病管理、专家问诊等 4 类套餐,提供在线医疗咨询、心理健康咨询、二次诊断、健康管理、药物管理、急救服务等 6 种服务。其中,在线医疗咨询:用户可以通过应用程序与医生进行视频或电话咨询,获取诊断和处方。医生可以为用户提供一般医疗咨询、诊断和治疗建议;心理健康咨询:Teladoc Health 提供心理健康咨询服务,用户可以通过应用程序与心理医生进行视频或电话咨询,获取心理健康咨询和治疗建议;二次诊断:用户可以将之前的诊断结果上传到应用程序中,由医生进行二次诊断;健康管理:Teladoc Health 提供健康管理服务,用户可以通过穿戴设备及应用程序进行健康监测和管理,包括健康数据跟踪、健康计划制定和健康建议等;药物管理:用户可以通过应用程序进行药物管理，包括药物咨询、处方填写和药物配送等；急救服务：Teladoc Health 提供急救服务，用户可以通过应用程序进行包括心肺复苏、止血和骨折固定等急救咨询和指导。

9.4.2　英国巴比伦健康公司（Babylon Health）

巴比伦健康公司是一家位于英国伦敦的数字医疗创业公司，2013 年投入运营。巴比伦开发了一个人工智能平台，可以评估症状并诊断疾病，与家庭医生具有相同的能力。巴比伦的人工智能平台通过智能手机应用程序与患者互动，然后进行健康评估，并制定个性化治疗计划，通过连接巴比伦的人工智能平台的多个设备来监控进展。巴比伦健康公司已经在卢旺达和一些英国城市推出了以患者为中心的远程咨询服务，并计划在中国、美国和中东推出。这款免费智能手机应用的动态人工智能可以询问用户的投诉，然后通过视频或语音电话为他们匹配相关的医生，以获得进一步的医疗援助。通过深度学习，巴比伦的人工智能系统还可以为用户提供个性化的见解。据英国国家医疗服务体系（NHS）显示，在疫情隔离期间，英国涉及基本医疗的远程问诊已达 120 万人/天。相比疫情之前，英国远程医疗服务的人数整整翻了 7 倍。

巴比伦健康公司（Babylon Health）实行会员制，对会员的医疗保健需求进行集中管理，并与支付方根据相应的保费或者医疗损失比例（医疗损失比例＝医疗成本/当年保费收入）协商相应的服务费用，或者按照固定的会员月费，或者按照人头计算。在服务期，Babylon 将为会员医疗服务产生的费用付费。若会员实际产生的医疗费用小于协议费用，Babylon 将获得全部或部分节余；但若会员实际产生的医疗费用大于协议费用，Babylon 也将负责全部或部分超额费用。其提供的服务产品包括 AI 病症查询与轻咨询、全科医生远程诊疗、药品配送服务、临床医疗推荐、健康追踪和测试。

9.4.3　瑞典远程医疗创业公司 KRY

KRY 成立于 2015 年，是一个在线视频医疗服务提供商，专注于提供视频问诊服务，对不需要各项检查或取样的病症，如皮疹、湿疹和发烧等，KRY 的医生可以在线进行诊断并提出建议。KRY 是瑞典唯一通过欧盟认证的、基于应用程序的在线视频医疗服务提供商。KRY 从 2015 年成立至今共计完成 4 次融资,融资总额高达 2.52 亿美元。

KRY 在线问诊极尽所能为患者提供及时准确的优质医疗服务,提供一周 7 天 24 小时开放的在线视频问诊以及成人、儿童相关疾病的专家预约。目前 KRY 已经为超 100 万患者提供视频问诊服务,并且患者对医疗服务的满意度很高。除此之外,KRY 在线医疗服务非常重视安全和隐私,确保患者的医疗和支付信息安全。KRY 问诊服务实行价格透明化,使患者能够掌控自己的医疗支出。每一次在线问诊,患者需支付 200 瑞士法郎的基础费用,预约心理医生将额外付 100 瑞士法郎。和传统医疗机构相比,远程医疗不需要像实体诊所那样的设施和设备,运营成本和患者的医疗费用相对减少。KRY 在线问诊服务提供三步走的问诊服务,操作简单,服务便捷(见图 9‑3)。

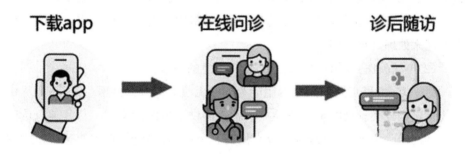

图 9‑3　KRY 问诊三部曲

9.4.4　美国布列根与妇女医院(Brigham and Women's Hospital)

多年前,美国布列根与妇女医院(Brigham and Women's Hospital)就为进入虚拟医疗时代做积极准备。医院的远程医疗总监亚当·里克斯(Adam Licurse)通过聚焦思考 5 个问题,确定医院提供互联网医疗服务的项目。这 5 个问题分别是:①哪些医疗机构应该提供虚拟服务?理由是什么?②哪些技术工具能满足虚拟服务所要求的人口、临床、盈利需求?③远程医疗项目应该直接面向患者,还是仅供医务工作者使用?④虚拟医疗服务如何为组织创造价值?⑤这部分价值如何被患者和机构共同认可?这 5 个问题的答案为医院发展互联网医疗提供了策略指引。里克斯和他的团队采取了一系列措施来解决虚拟就医、电子就医、电子咨询等三大临床性和策略型问题。

(1)虚拟就医：增加就医通道，改善慢性病管理。

里克斯团队的虚拟医疗策略始于为慢性病门诊患者开放的视频就医服务。2015年，布列根与妇女医院开设了特别临床部门，方便医生通过视频为符合条件的患者看病，这些患者包括：需要频繁的后续复诊、只需要偶尔的身体检查、居住在马萨诸塞州但不方便前往诊所的人。医院为诊疗室和医生办公室配备了摄像机，也对医生进行了远程安全操作培训。

到2016年底为止，医院已经接待了600位远程就医的患者，为医生们节省了200小时的问诊时间。调查显示，97%的远程就医患者表示满意，并愿意推荐该服务；有74%的患者认为，这种互动实际上拉近了他们与医生之间的关系；同时，87%的受访患者表示如果不是得到了远程就诊，他们原本是不得不前往医院就医的，这也正是虚拟医疗的目的所在：帮助医生从日程安排中调配出更多时间来处理疑难案例。

(2)电子就医：为简单症状提供按需、紧急的医治。

另一方面，里克斯团队也希望能为那些无法立即预约到医生、又需要尽快对伤情进行分类管理的常见急性症状患者提供虚拟医疗服务。从其他急诊医疗机构的经验中可以发现，对部分常见的刺激性病症来说，得到快速可信的解答要比前往医院看医生更重要。由此，里克斯团队联手其他合作医疗机构，创建了一套简短的系统问卷，涵盖了一些最常见的基础病症治疗问题，包括咳嗽、红眼、泌尿系统症状、背部疼痛等。患者在使用远程网站时会被引导向相应的系统问卷，填写后，这些问卷会被发送至基础治疗医生的电子邮箱中，伴随有"电子就医"的标签。医生可根据此信息预约治疗和检测，也可共享给其他部门的医疗小组寻求协同工作。不同于视频就医，电子就医系统能为患者节省更多时间（因为不会有转接或操作等待时间），因此里克斯呼吁更多的医生能重视起电子就医的高效性。根据前期实践经验可知，一个在医院环境下需要花费15分钟看诊的泌尿系统或者咳嗽症状，通过电子就医系统只要5分钟就能得到处理。相信随着市场逐渐为虚拟急诊治疗提供更多方案，电子就医项目一定会得到更广泛的运用。

(3)电子咨询：扩大特殊护理的覆盖面。

除了直接面向患者的远程保健外，里克斯团队还使用了其他虚拟工具来提高医疗工作者的服务和沟通效果。电子咨询项目试图解决日常非临床护理的问题:关于患者推荐和其他临床管理的问题,如:"这个患者是否需要转给你看一下? 或给你的同事看一下? 我能否进行管理?"医院医疗记录平台上搭建的电子咨询系统,为预约配药和检测提供了专项的、反应灵敏的和易获得的沟通平台。医护人员只要在系统中阐述自己的问题并与相关内容进行综合,信息随后就会被发送给医院组建的专项管理小组来集中处理。在过去一年中,大约300 位医护人员向电子咨询专员提交了近 2000 个问题。其中,有 80% 是来自家庭医生,20% 来自特护专家部门。电子咨询项目有 2 个策略目标:为了更好地支持基础医疗工作者,解决没有推荐的病患管理问题;也为了确保当患者被推荐给专家医师时,所有手续过程能更有效、顺畅。互联网医疗服务已初露锋芒,毫无疑问,今后医疗机构的问题不会再是要不要提供远程服务,而是要接入多少虚拟系统。

9.4.5　美国男士健康品牌 Hims

2021 年 1 月 21 日,美国 Hims 成功在纽约证券交易所上市。上市三年,Hims 的年收入分别为 2700 万美元、8300 万美元和 1.38 亿美元,年复合增长率高达 128%。Hims 熟练运用线上医疗咨询加电商零售的商业模式,完成了他独角兽的进阶之路。Hims 聚焦需求涌动的男性护理市场,立志推动美国医疗体系的改革。男性护理市场是一个巨大的蓝海市场,有数据预测,到 2022 年,全球男性个人护理市场行业市场规模将到达 1660 亿美元。从需求端来看,新世代消费者 Z 世代中有 9% 的男性称自己"非常"或"有点女性化",而前四代人,这个数值仅有 2%,男性也逐渐开始重视颜值这个曾被大众认为是由女性主导的需求。全球的男士护理市场也以 4.6% 的预计年均增长率显示出强劲的增长势头。而聚焦中国,全球最大的男性护肤品市场,中国男性护肤消费额增速在 2017 年已达 102%,超过女性护肤消费额增速。放眼全球,"男颜",即男性颜值,"他经济",即围绕男性需求催生出来的潜在经济市场,涌动着巨大的需求。同时,美国的医疗系统,这个有 4 万亿规模的市场依旧面临重重考验。33% 的美国家庭会因为看病价格太贵而选择不就医,75% 的千禧一代相比于医生面对面看病,更愿意通过网络搜寻医疗建议,并且,77% 的美国郊区被划分为初级保健专业人员短缺地区,9% 的地区根本没有医生。看病价格贵,不喜欢面对面看医生,医师资源分配不均,是当前美国医疗体系存在的痛点。在这样的大背景之下,专注男性健康护理的 Hims 诞生了。通过细分赛道男性护理市场切入,Hims 针对太贵不方便的诊疗痛点,同时抓住用户网络搜寻的消费习惯,大力推动线上医疗咨询与药品零售的商业运营模式,希望为美国的医疗系统打开新的增长点。

Hims 将直接提供健康咨询服务和解决方案作为最高优先级。Hims 的愿景就是希望能将健康咨询服务和解决方案作为品牌的最高优先级。如何达成这一目标实现快速增长,Runwise 咨询团队认为 Hims 主要是通过三大关键点来推进这一愿景的实现。通过产品和品类创新不断验证产品与市场匹配,然后通过公域数字化营销以及打造官网作为私域运营中心直接与消费者互动,最后通过技术革新不断优化医疗咨询服务的用户体验。

9.4.6 新加坡综合保健信息系统公司(Integrated Health Information Systems)

自 2017 年起,新加坡即全面推行智能医疗远程视讯咨询科技。病患若需要特定的医疗护理服务,今后可选择待在家里复诊和接受治疗,无须到医院或全国专科中心去。其卫生部控股属下的综合保健信息系统公司(Integrated Health Information Systems,简称 IHiS)已在 2017 年 2 月正式向所有公共医疗机构提供这项新科技平台。截至 2017 年底,已利用新平台推出远程视讯医疗咨询服务的有竹脚妇幼医院、心理卫生学院、新加坡中央医院和陈笃生医院,有约 190 名病患选用远程视讯服务。选用远程视讯服务的病患得先与院方确定复诊时间;复诊开始前的 15 分钟会收到短信通知,提醒准备上线。短信也会附加链接,病患在点击链接后可登入预先下载的"VidyoMobile"应用平台,即可展开复诊或咨询。IHiS 首席临床咨询总监兼卫生部首席医学咨询总监刘清伟副教授指出,新科技平台专为医疗护理而设计,利用高素质的视像和音频功能,为病患提供更准确的诊断,也能让不同领域的护理人员和看护者进行多方视讯会议。例如,出门在外或在工作场所的看护者也可登入同一个视讯平台,与在家休养的家人以及在医院的医疗人员连线。新科技在广泛采用后,病患日后到离住家不远的综合诊疗所或私人诊所时,也可与医院专科医生连线,由专科医生和家庭医生一同看诊。对行动不便或已出院的病患而言,新科技把护理带到家里,同时减少看护者须请假,陪同复诊的必要。远程视讯医疗咨询是新加坡三项推展至全国的远程医疗方案的第一项。其余两项远程医疗方案包括远程复健(telerehabilitation)、生命体征远程监测(vital signs monitoring)。这些方案有助于把医疗护理从医院带入社区。

9.4.7 基于普遍共识的欧盟远程医疗

20世纪60年代初至80年代中期的远程医疗活动被视为第一代远程医疗。基于利用通信和电子技术进行医学活动出现了远程医疗,但由于该阶段信息技术还不够发达,导致第一代远程医疗发展缓慢。从20世纪80年代末到90年代末,随着现代通信技术水平的不断提高,出现了第二代远程医疗,在该阶段的西欧及后来的欧盟发展速度最快。通过卫星和综合业务数据网(ISDN),在远程咨询、远程会诊、医学图像的远距离传输、远程会议和军事医学方面取得了较大进展。同时欧盟还组织了3个生物医学工程实验室10个大公司、20个病理学实验室和120个终端用户参加的大规模远程医疗系统推广实验,推动了远程医疗的普及。当前,以大数据、云计算、公众通信网提供服务的第三代远程医疗正蓬勃发展。新冠疫情的暴发进一步催化了市场远程医疗很快完成了有史以来最大范围的用户教育和市场普及,让人们见证并认同其在打破空间和时间限制方面的突出优势。

医疗的严肃性决定质量与安全是医疗行业永恒的主题。虽然远程医疗拥有多重优势,但相对于传统医疗,除医学影像、病理等个别领域,大部分诊疗领域均提高了诊疗风险。面对远程医疗更高的风险以及更复杂的技术手段,强化对远程医疗的安全监管是必不可少的重要环节。欧盟作为一个由国家联合起来的区域性国际组织,其成员国经济发展不平衡、法律法规存在差异是客观情况,要推动远程医疗的安全监管,离不开普遍的共识以及相应的理念及法理支撑,从而做到求同存异

欧洲医师常务委员会于1997年对合法授权、医患关系、医生责任、质量保证、医疗记录、知情同意等方面做出说明,为许多国家远程医疗监管政策的制定提供了法律和道德的框架基础。欧洲医生协会(CPME)于2002年公布《欧洲远程医疗:行为、问题和建议》对欧盟及其成员国的远程医疗立法行为进行了全方位阐释,其中谈到部分国家会制定专门的监管法律,包括应用范围、市场准入机

制、质量管理等方面;部分国家则沿用基本的卫生法律体系,但所有国家都没有对其设备安全做出要求。该报告同时指出了在远程医疗背景下,医患双方身份识别对患者安全的重要性。

2013 年 CPME 再次重申在移动医疗和远程医疗领域由医生身份识别可能导致的安全问题,形成了建立医生电子身份系统的共识,这些都为欧盟远程医疗的发展提供了引导和支持。但在具体落实安全监管及配套方面,欧盟各成员国还是存在不少差异。

另外,作为远程医疗中的一环,欧盟各成员国已放开对互联网零售药店的管控,且具有不同的管理模式和特点。互联网销售药品品种以非处方药为主,仅有少数国家允许销售处方药;各国多采取许可制度授予互联网零售药店准入资格,并由多部门进行协同管理;同时,多采取互联网零售药店认证计划提升购药安全性。

从远程医疗的具体运用层面看,在信息化的环境中,电子病历、电子签名等合法保障手段的整合,是依法执业的客观要求,对医患双方合法权益的保护具有重要作用。英国突破以往需凭处方影印版才能在线购买处方药的限制,于2012 年由英国国家医疗服务体系(NHS)主导电子处方服务,通过医务工作者、药师、患者共享病历的形式,推动健康服务流程各环节无缝对接,服务过程安全可靠且可溯源。

9.4.8　日本最大的数字医疗平台 Medical Note

老龄化问题严重的日本,在 20 世纪 90 年代就建立了慢病管理体系,实施了有效的慢病防控策略,数字医疗平台在进行慢病远程管理中发挥了巨大作用。Medical Note 是日本最大的数字医疗平台,自创立到如今已经走过了 10 年时间。作为一个数字医疗平台,Medical Note 的定位类似于中国的京东健康、阿里健康。Medical Note 如今已经与日本 1100 家以上医疗机构和 2700 位以上专家建立了直接的合作关系,从 2020 年起,依托日本丰富的医疗资源优势开展海外业务。日本医疗的优势主要体现在两点,一是医生精湛细致的技术,二是医疗的价格。擅长高难度高精细度手术的日本专家很多,日本术前术后管理流程规范,重视人性化服务。与美国相比,在同样的治疗、手术、用药的情况下,日本的医疗价格大约是美国的一半。

经过 2 年的精心筹备,于 2022 年在中国和日本分别成立公司,并推出跨境医疗服务品牌"繁康万家",正式开展跨境医疗相关业务,依托日本的医疗资源,服务以中国为主的海外市场的患者提供远程问诊、赴日治疗、慢病管理、健康咨询等一站式服务。慢病管理是繁康万家提供的一项重要服务。日本慢病管理的优势主要体现在三个方面:一是从 20 世纪 90 年代开始,日本政府主导建立了慢病管理体系;二是整体医疗水平发达;三是慢病药研发全球领先。在全球范围内,日本企业在原研药的研发上投入比例最高,日本是全球第二大创新药市场,仅次于美国,特别是二十世纪八九十年代,日本每年创新药的审批数量稳居全球首位,这也造就了全球知名的武田医药、大冢医药等医药公司,包括慢性病在内的许多疾病的药物研发都走在世界前列。

2020 年疫情伊始,Medical Note 就率先在日本推出了数字医疗保健业务,让线上医疗平台与线下诊所和药房实现联动,开展线上远程医疗,为患者送药到家。十年来,Medical Note 平台在日本深度拓展医疗资源,链接了包括核心临床研究医院、特需功能医院、大学附属医院等在内的大批日本权威医疗机构,以及相当于国内三甲医院主任级别的名医,在心脑血管、肿瘤和慢病等各个领域展开直接合作。值得一提的是,这种直接合作相当于"绿色通道",在日本医疗界也形成了强劲的优势。

9.4.9　加拿大安大略电子健康系统(eHealth Ontario)

加拿大与其他拥有全民健康保障体系的国家相比,加拿大的互联网+医疗健康服务体系建设稍显逊色。加拿大互联网医疗服务体系比较具有代表性的是安大略电子健康系统(eHealth Ontario),eHealth Ontario 的药物档案审查系统可以显示 250 万安大略省药物福利计划和 Trillium 药物计划参与者的处方药物信息。eHealth Ontario 的电子处方试点项目让医疗机构的医生通过电子方式将处方发送到相应的当地药店从而节约资源提高效率,目前仍在使用。由于加拿大的医疗信息系统是以省为单位创建,全国没有统一的运行系统和标准,加拿大民众所体验到的"互联网+"医疗服务参差不齐,尤其在线上预约、检测结果查询和线上咨询问诊等方面。出于隐私安全考虑,加拿大的医疗健康数据被分散保存在不同的地方,只对特定的医疗服务提供者开放,全国没有联通的医疗数据共享系统,患者的医疗数据常常需要重复输入。另外,加拿大也没有全国统一的官方医学信息网站，人们获取医疗知识的途径是通过互联网，而互联网缺乏监管，医学信息的科学性和准确性无法得到保障。

9.4.10　丹麦中央医疗保健数据网络系统

在欧盟国家中，丹麦的公众对医疗体系的满意度最高。在于"互联网＋"医疗服务的推进方面，丹麦也被视为一个比较成功的案例榜样。丹麦互联网＋医疗服务的成功可以归功于精湛的计算机信息技术、政府对医疗健康服务的重视和民众对政府部门的信任，从而创建了两个比较成熟和便捷的中央医疗保健数据网络系统 Sundhed.dk 和 MedCom。丹麦人可以使用数字签名登录Sundhed.dk 来预约医生、订购药物和更新处方、查看药物记录和健康数据，并与医疗卫生当局沟通，卫生人员须利用安全证书才能登录该门户网站访问医院的记录摘要和其他医疗信息，用于患者治疗目的之外的其他任何患者医疗健康数据使用均需征得患者同意。MedCom 通过开发、测试、分散风险来确保卫生部门电子通信和信息的质量安全，实现了丹麦 5000 多所医疗机构和 50 个不同的技术供应商都使用同一个电子表格系统来为患者提供初级保健服务。医疗责任方面，丹麦政府协助澄清患者积极参与的跨部门合作的互联网医疗服务的过错方，并且努力杜绝互联医疗服务的"灰色地带"。

国外"互联网＋医疗"形成了包括医疗健康数据库、智能分诊、医养融合及老人监测等服务特色，在健康数据安全和隐私保护方面也建立了保障体系。

国外"互联网＋医疗"的应用在各个国家各有特点。美国是"互联网＋医疗"应用的主要国家，其次是欧洲、非洲、拉美国家，最后是亚太地区。研究显示，64％的美国居民会与医生视频沟通，30％的居民会通过互联网在线比较医生；71％的欧洲居民及 23.8％接受调查的日本居民会通过互联网方式获取健康信息。数据显示预计全球在互联网支撑下的远程家庭和远程医院/诊所市场将从 2016 年的 238 亿美元增长到 2021 年的大约 551 亿美元。

从服务模式上看，美国采用的是凯撒永久医疗集团（Kaiser Permanente，KP），它是美国最大的私立非营利性医疗系统，由医院集团、保险公司和医生集团三部分组成，实现了患者、医生、医疗机构、保险机构的整合，具有预约安排、记录临床病历、登记和付费等功能，建立了强大的医疗健康数据库。英国采用以全科医生为基础的智能分诊的"互联网＋医疗"服务模式。全科医师掌握医保资金和专科资源,借助互联网系统,对患者的转诊行为进行强制性干预。加拿大"互联网＋医疗"服务模式中比较具有代表性的是采用安大略电子健康系统(eHealth Ontario),该系统让医院的医生通过电子方式将处方发送到相应的当地药店从而节约资源提高效率。日本的服务模式是医疗联盟模式,集基础医疗、远程医疗和住宅医疗等多种形式,覆盖养老中心、社区和医院的各个机构,从而形成医疗信息联合网络,使各个机构提供的医疗数据得以被再利用。新加坡推行健康云服务模式其全国电子健康纪录项目存储了每位患者的医疗记录,近年来一直致力于"老年人监测系统"的开发,关注老年人群的健康云构建。

患者权益保护方面,美国的健康保险流通与责任法案(Health insurance Portability and Accountability Act,HIPAA)最早明确了"互联网＋医疗"应用在管理流程、个人健康信息隐私权保护方面的规定;英国国家卫生署(National Health Service,NHS)通过推荐经审查及组织专家参与的在线医疗推荐网站来保证"互联网＋医疗"的服务水平及安全性;欧盟 2020 地平线(Horizon 2020)出资启动专门项目以识别和阻止网络黑客对"互联网＋医疗"信息的攻击。

9.5 新冠疫情常态化下的互联网医院发展方向

完善互联网医院线上诊疗是常态化疫情防控背景下深化医药卫生体制改革的重要举措。信息技术的发展,互联网医院的兴起,为居民就医提供了更加便捷的途径,但互联网医院在服务提供过程中,确实存在不少需要进一步完善的地方,需要通过体制机制改革、政策出台来推动疫情常态化下互联网医院的发展[124]。

9.5.1 加大线上诊疗对分级诊疗的推动作用

线上诊疗有力助推分级诊疗稳步进行。第一,由于各地区未对基层医疗资源配置与经济发展的适应情况足够重视,导致两者间协调水平不高。总体医疗资源不足,配置不合理。应优化地区资源配置调整,坚持东中西部卫生资源发展均衡、进一步完善基层医疗资源配置,提高基层医院影响力和认同感。以预防为主、以需求为导向,将医疗问题前移,加快区域资源均衡优化。第二,加强医院的信息化建设,广泛吸收 IT 和医学背景交叉学科人才并创造落地机会。第三,尽快从多地试点中总结经验,设计一套整合性的顶层设计,将各个医疗机构的电子处方统一管理,加大监管力度。线上诊疗助推分级诊疗确有其效。以福建省三明市为例,三明市所有医院在 2014 年 5 月,都实行了分级诊疗、双向转诊制度,联动上下级医院,打通了患者流动渠道。其主要出台三项政策措施:一是鼓励医师多点执业,引导其向基层流动;二是上级医院与下级医院组建医联体,共同享有医疗资源和服务;三是建立差异化的医疗保障报销政策。加大基层医保报销比例,下调基层卫生院的起付标准;缩小异地医保报销比例,并严格外地转院的审批制度[75]。通过分级诊疗制度的医疗体制改革,基层医疗机构人财物由总医院统一管理、医保统筹结算,其医保报销比例高于县级医院,有效解决了线上诊疗电子处方流转带来的医保贵的问题。在这种医共体模式下,线上诊疗更容易被患者接受和信任,并且保障电子处方流转过程中的安全,确保真实、合法、安全的管理要求。各地在疫情常态化后进一步发展互联网医疗,应该在总结三明经验的基础上进行。

9.5.2 扩充线上部分诊疗范围

疫情后互联网医院的发展应进一步扩展线上的部分诊疗内容,以更好地满足公众的健康需求。可以通过政府、新闻、媒体等渠道进一步普及线上诊疗的概念、内容及注意事项。减轻与消除民众对于线上诊疗的不信任,可重点对信息化程度高的青年群体加大传播力度。对于一些小病、慢病,建议患者通过手机使用互联网医院足不出户下诊断并开具处方,采用药物配送的方式将药品配送到家。另据国家卫健委规划信息司统计,疫情期间线上诊疗的需求量剧增,开放部分初诊对于医生和患者是一个共赢的结果。在对受访对象线上诊疗的使用频率和目的可以看出,初诊大于复诊;新冠疫情相关咨询大于其他咨询。开放部分初诊,不仅可以在更大程度上解决因线下接待、等候、收费等环节排长队而导致的医疗效率下降问题,还可以减少和解决医患纠纷和医疗信任等社会问题,从而提高医疗效率,节约医疗资源。可以在进一步研究放开初诊疾病范围的基础上制定初诊分步实施计划。

9.5.3　统一线上诊疗中平台审方、处方流转问题

在现实情况中互联网医院线上诊疗最大的问题是线上诊疗后,开具电子处方但处方不能进行流转。应鼓励具备开具电子处方能力的医疗机构为患者开具处方,加大对互联网医院线上诊疗的投入。将互联网信息技术应用于医联体模式,实现基层初诊、双向转诊、急慢分治、上下联动。可以进一步明确流转处方对开方医生资质的要求,消除医疗机构的顾虑。对开方医生资质做出统一要求,规定有临床经验的执业医师具有开放资质,将对线上诊疗发展利好;明确流转处方过程中审方义务的归属问题。对认可度高的审方平台、接方药店、开方医院,明确其审方义务,更好地规范审方过程;加大认可度较低的流转平台、部门监管平台的规范与监督。保障流转平台中的公平性、防范平台垄断收费,采用认同度更高的政府与部门监管、社会监督,适当利用竞争机制与行业监管、协商定价。同时确保医疗中医师与患者双方真实,加强部门协管,杜绝患者为别人开具处方拿药的行为,并对诊疗全过程留痕。由于各大线上医疗平台的运营模式不同、线上诊疗的种类有所差别,互联网医院线上诊疗广泛存在着信息无法流通的现象,患者的就诊信息很难实现互通互联,让线上诊疗始终面临壁垒。在诊疗过程中因时间和信息的不同,应加强互联网医院的医患之间信息协同。众多问题都因没有统一的管理政策,这需要国家对多地试点医院的成果总结经验,设计出一套整合性的线上诊疗的底层设计。另外,鼓励推进社区卫生服务中心与乡镇医院的电子处方流转进程,发挥线上诊疗助推分级诊疗的作用,在疫情时代为有效排查与管控提供更多可能。

9.5.4　加强患者个人信息安全和隐私保护

加强患者的个人信息安全和隐私保护需要医务人员、管理人员及平台、政府多方的共同努力。作为医务人员,进行线上诊疗时,医师无特殊理由不得拒绝诊治患者。在线下诊疗中,医师会对患者详细解释病情,但在线上诊疗方面有所欠缺。所以在线上诊疗中也应公开透明,向患者解释包括检查、诊断、治疗、处理及各个方面的病情,做好就诊病程记录。新医师法中明确支持医生提供线上医疗卫生服务,但要坚决抵制医师带货卖货。作为管理人员,应采取强硬的监管手段来保证患者的隐私只面向其就诊的医师。同时,令利用患者个人

信息与隐私进行牟利的不法分子得到严厉处罚。在管理过程中，可采用政府及部门监督、社会监管等方式保障流转平台的公平性、防范平台垄断收费。作为平台，应完善人员与组织架构，在实行线上诊疗服务时，互联网平台也要接受社会监督。平台须建立健全个人信息保护合规的制度体系、定期发布个人信息保护社会责任报告。作为政府部门，明确医疗责任，加强管理，规范医师入行门槛以及行业方式。针对某些平台端口的医护人员私自修改医疗信息等违法行为做出界定。统一各法律条例间对患者隐私的界定，将患者的个人信息安全和隐私保护落到实处。完善立法加以衡量和保障患者、医务人员、平台、政府部门之间的利益纠葛、矛盾甚至冲突。新医师法还鼓励医疗机构之间的远程医疗合作，但是与非医疗机构的远程医疗合作可能存在法律风险，其中细则还需要进一步界定。

互联网医疗是我国医疗服务体系的重要组成部分，在新冠疫情防控中发挥着重要作用。在人们就医需求日益增长、信息技术发展等多重因素推动下，我国互联网医疗发展迅速、规模持续扩大。在实践探索中，国内外探索出多种服务模式，在相关制度规制下也逐渐发展规范化。随着互联网医疗和互联网医院的发展，如何进一步调动医务人员参与互联网医院工作的积极性，如何规避互联网医院诊疗和药品使用的局限性，如何防止诊疗数据过度保留、医疗数据的安全和隐私安全，如何把互联网医院的规范管理和监管提高到法治层面，需要持续引发关注。党的二十大报告提出"促进优质医疗资源扩容和区域均衡布局，提高基层防病治病和健康管理能力"。要继续在二十大精神指引下，推动数字技术促进优质医疗资源扩容和均衡布局，不断拓展基层的医疗覆盖面，使更多的人得到更加便捷、安全、经济的健康保障。

10
互联网医院的未来发展方向

10.1　人工智能技术在互联网医院中拓展应用的前瞻

2015 年全国两会期间，时任国务院总理李克强在政府工作报告中提出"互联网＋"行动计划，通过互联网、信息技术等手段，将传统产业与互联网紧密结合，从而产生了"互联网＋"这一新的运营模式。2017 年 7 月，《新一代人工智能发展规划》发布，提出到 2030 年，我国在人工智能领域的理论、技术与应用等方面将均处于国际前沿，并在此基础上建成全球人工智能的重要创新中心。

雷·库兹韦尔相信，计算机的运算能力会以几何级数的速度提升，计算机将会在 2023 年超越人的脑力，在 2045 年达到奇点，超过所有人类大脑的总和。人工智能的奇点是指机器超过了人的智能，并由此突破了社会有机体的局限性。虽然这是一个很可怕的猜测，但毫无疑问，人工智能给现代医学带来了巨大的变化。李开复与陈秋凡共同撰写的《AI2041》一书，探讨了精准医疗、机器人手术以及其他一些由人工智能所改变的医疗领域。他们相信，在 2041 年之前，患者和使用者将会从云端获取全部的个人资料，而健康护理的资料将会在人工智能的帮助下被数字化。

在此基础上，结合大数据、临床、经济学等因素，对不同群体间的差异进行分析，并给出更为合理的应对策略。举例来说，一个"挂号"的程序可以通过一个生物感应器产生一个人的智能流，把个人数据直接传送给卫生设施，然后药品会根据患者的病情来进行相应的调整。与此同时，医疗保健的数字化也会给像放射学这样的专业带来新的变化。他们认为，通过人工智能可以实现精准医疗，这样医生就不会在使用程序时产生"橡皮图章式"的诊断。从远程医疗向

"互联网＋人工智能"的转变,使得上述预测成为可能[76]。

10.1.1　人工智能的基本概念

人工智能是研究和发展人类智能的一门新兴技术科学,它是人类智能模拟、延伸和扩展的一种新的技术,是新一轮科技革命和产业变革的重要驱动力量。它是智能学科重要的组成部分,它企图了解智能的实质,并生产出一种新的能以人类智能相似的方式做出反应的智能机器,该领域的研究包括机器人、语言识别、图像识别、自然语言处理和专家系统等。人工智能从诞生以来,理论和技术日益成熟,应用领域也不断扩大,可以设想,未来人工智能带来的科技产品,将会是人类智慧的"容器"。人工智能可以对人的意识、思维的信息过程进行模拟。人工智能不是人的智能,但能像人那样思考、也可能超过人的智能。

人工智能的发展可以追溯到古埃及,但随着 1941 年以来电子计算机的发展,技术已最终可以创造出机器智能。1956 年夏季,以麦卡赛、明斯基、罗切斯特和申农等为首的一批有远见卓识的年轻科学家在一起聚会,共同研究和探讨用机器模拟智能的一系列有关问题,并首次提出了"人工智能"这一术语,它标志着"人工智能"这门新兴学科的正式诞生。

人工智能学科从 1956 年被正式提出到现在,已经有 50 多年了,在这 50 多年的时间里得到了巨大的发展,成为具有广泛交叉性和前沿性的学科。总的说来,人工智能的目的就是让计算机这台机器能够像人一样思考。如果希望做出一台能够思考的机器,那就必须知道什么是思考,更进一步讲就是什么是智慧。什么样的机器才是智慧的呢? 科学家已经做出了汽车、火车、飞机和收音机等,它们能模仿身体器官的功能,但是能不能模仿人类大脑的功能呢? 到目前为止,也仅仅知道这个装在人们天灵盖里面的东西是由数十亿个神经细胞组成的器官,对这个东西还知之甚少,模仿它或许是天下最困难的事情了。

当计算机出现后,人类开始真正有了一个可以模拟人类思维的工具,在以后的岁月中,无数科学家为这个目标努力着。如今人工智能已经不再是几个科学家的专利了,全世界几乎所有大学的计算机系都有人在研究这门学科,学习计算机的大学生也必须学习这样一门课程,在大家的不懈努力下,如今计算机似乎已经变得十分聪明了。例如,1997 年 5 月,IBM 公司研制的深蓝(DEEP BLUE)计算机战胜了国际象棋大师卡斯帕洛夫。大家或许不会注意到,在一些地方计算机帮助人进行其他原来只属于人类的工作，计算机以它的高速和准确为人类发挥着它的作用。人工智能始终是计算机科学的前沿学科，计算机编程语言和其他计算机软件都因为有了人工智能的进展而得以存在。

2019 年 3 月 4 日，十三届全国人大二次会议举行新闻发布会，大会发言人张业遂表示，已将与人工智能密切相关的立法项目列入立法规划。《深度学习平台发展报告（2022）》认为，伴随技术、产业、政策等各方环境成熟，人工智能已经跨过技术理论积累和工具平台构建的发力储备期，进入了工业赋能的黄金十年，将会以聚焦规模化应用和价值释放为目标。2023 年 4 月，美国《科学时报》刊文介绍了目前正在深刻改变医疗保健领域的五大领先技术：可穿戴设备和应用程序、人工智能与机器学习、远程医疗、机器人技术、3D 打印。

10.1.2 美国 AI 案例

美国 AdviNow Medical 公司曾推出过一项远程医疗服务，并在加装 AI 之后，为患者提供了一个可以通过患者进行遥控操作的医疗服务平台。这一平台实质上就是一个网上的"虚拟诊所"，让患者在家里就能得到常见疾病的诊断和治疗。患者就医程序具体包括：登录 AdviNow 零售人工智能/增强现实（augmented reality，AR）网站，在线 AI 程序引导下患者利用 AR 进行精确的查体测量（温度、血压、血氧、体重、耳、鼻、喉图像和胸部、肺和腹部音频记录），并询问相关问题，直至收集到可用于临床鉴别诊断的信息。在此之后，他们将会在人工智能的辅助下，在虚拟诊所里与医生见面。人工智能计划为医生提供了一个对疾病的详尽的预测，其中包含了对患者主观和客观信息的相互关系评估。医生通过回顾以证据为基础的诊断，其中包含了每一种病症产生的原因，然后向患者证实，然后为患者提供个体化的治疗方案。医生一般 2 分钟就能做完以上程序。然后，人工智能程序生成表格，填写主观、客观、评估和计划（SOAP）表格，将处方和医嘱、个体化的诊断报告发给患者。所有的文件，数据编码，账单支付等都是人工智能来做的。AI 能够按照医师开具的处方，实现对患者的"送药上门"，如果患者需要药物以外的服务，还能按照医师的指示进行线下诊疗。

Inspira 医疗集团有 45 家医疗机构，其中包括医院和医师诊所，遍布全新泽西州。该集团以互联网医疗为基础，针对常见病及慢性病进行长期的健康管理,是美国全科医学中,互联网医疗及精准医疗的代表,引领全球发展。该公司通过手机、平板电脑和计算机等多种方式,实现了对患者的在线监测。大部分的门诊安排都是以声音或影像的方式。这样,医生与患者就可以进行一对一的影像检查。其就医流程是:患者登录 APP 进行在线预约,预约后接收一个链接进行挂号,获得相应的就医指示,然后与预约医生在线会见,完成就医。该集团重点集中在互联网人工智能影像医学,尤其是在线的全科诊断与行为健康管理。这个组织可以提供一种叫作 Inspira 的全天候互联网医疗,它的互联网医疗在很大程度上是以人工智能机器人为基础的。同时,它也为患者提供在线遗传医学医疗服务,通过对患者 DNA 的跟踪分析,找到与肿瘤等疾病有关的基因变异,并对其进行针对性的治疗[130]。

10.1.3　国内案例

(1)青岛大学附属医院。

青岛大学附属医院互联网医院,在进行了更新和升级之后,全院共有 63 个科室、1080 名临床骨干医生在线坐诊,这对患者的线上问诊有很大的帮助,同时还将线下的人群分散开来,形成了"线上问诊,送药上门"的新模式,大大地避免了交叉感染。同时,患者还可以进行在线的体检和其他诊断与治疗。针对患者的反馈,对相应的模块进行了功能的改进,主要针对关键字进行了 AI 智能回复,上线以来,访问次数达到了 27898 次,帮助了 12797 人次,得到了广大用户的一致认可。

自从新冠病毒感染疫情暴发之后,各大医院都开始使用信息技术,建立起了远程会诊的视频系统,青岛大学附属医院所有的远程会诊平台都已经建立完毕。在这个过程中,医生可以轻松地拿到患者的资料,甚至可以用高清的摄像机,清晰地看到患者的舌苔。该系统的终端能够直接移至患者的床边,从而达到"面对面"的医生咨询,利用电子听诊器进行远距离的胸肺音测诊,利用配备的高清晰度仪器进行远距离的舌苔检查,同时还能将 CT 等多种图像信息进行分享和浏览,从而达到了专家会诊的专业需求。这个系统可以让任何一家医院发起和组织会诊,根据患者的情况,需要帮助的医院可以及时地向其他医院请求会诊,从而可以进行点对点或者多点的远程诊断,这样就可以改变原来需要通过会诊中心进行申报、低时效性的问题。利用这种远程会诊系统,可以对需要的患者进行及时、有效的会诊,既可以提高诊断和治疗的效率,又可以降低医源性感染的发生率。

(2)广东省第二人民医院。

广东省第二人民医院正在建设的 5G 智慧医院,是将人工智能技术运用到医疗服务领域、医院管理领域的一种创新。目前,医院拥有 1500 张床位,在政府扶持下,已与华为建立了 5G＋云计算平台,并已将医院互联网医疗、医院信息、影像检查及行政管理等系统集成在一起,形成了一个一体化的医疗服务平台。它是中国第一家互联网医院,致力于提供一种院墙内外一致的互联网＋AI 医疗服务。基本框架见图 10－1。在此基础上,引入人工智能、数字孪生等技术,对上述问题进行了有效的解决。医院利用人工智能技术与机器人,可为患者提供如下的应用情景。

①病区管理:在病区设置触控式屏幕,增加了患者与医务人员之间的交流,使患者得到更好的照料。一个可佩戴的跟踪装置可以连续监测患者的身体状况,一个虚拟跟踪装置可以监测患者是否有跌倒的危险。机器人的应用也提高了供给和链式分配的管理,可以把所需要的东西送到患者身边,并且可以动态维持物品的存货量。②感染控制和手术室的管理:为了提高手的卫生,使用机器人对潜在的传染部位进行检查,同时也使用机器人来为患者区消毒,并使用他们来运输药物。应用机器人能够提高医疗质量,减少医务工作者的工作负担。在操作过程中,可以将有关的检查结果及图像资料显示,以便于医生及时做出正确的判断。③安全管理与培训:当前,为了应对安全问题,采用了一种新型的安全监测方法,对进入医院的各个科室的人进行监测。在一个公开的地方,会使用一个对话机器人来和患者交流,并引导患者如何进入。利用人工智能技术对口罩的佩戴、工作人员的人数等进行监测。运用虚拟及增强现实设备训练与教学,可提升医疗机构之专业技能与服务水准,提升营运效能。④5G 急救车:医疗急救车装备有 5G 的技术。一台微型车载设备,能与各大医院的专业人员进行实时通信,并能得到 CT、超声、心电等数据,从而为急诊患者的救治争取到宝贵的时间。⑤智慧医疗社区和智慧家庭病房:这是目前正在进行的一种新的尝试,医院为患者提供可佩戴的和床旁的医疗装置,使患者可以在社区或家中得到连续的健康护理。由于中国的人口正在逐渐老化,因此,将医学监测快速扩展至家庭,是处理老人健康问题的最好方法。由于大众对虚拟医学的认可与信

赖,他们所担心的资料安全性与个人隐私权问题,也将逐步得以解决[76]。

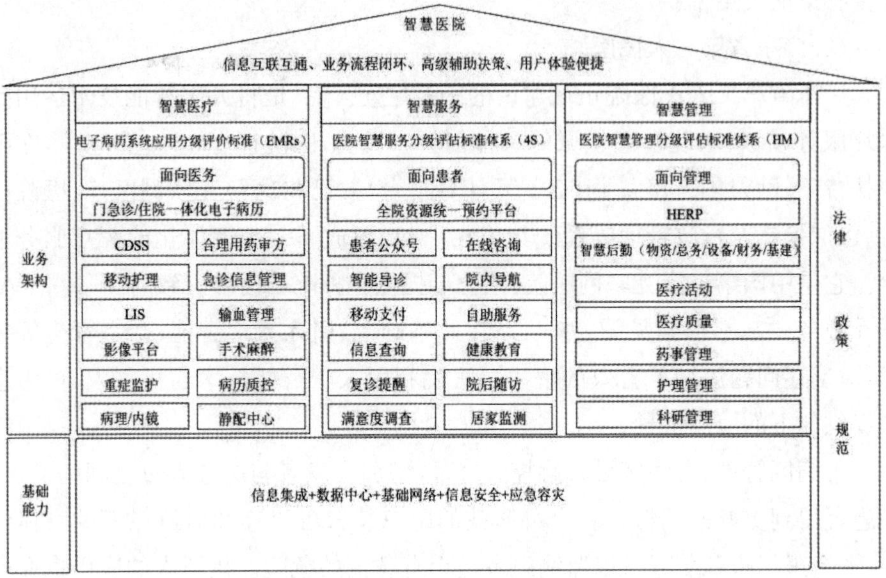

图 10-1　广东省第二人民医院 5G 驱动的智能医院的基本框架[76]

（3）AI 在中医中的应用。

精确的临床资料收集是人工智能系统进行推理和判断的基础。大家都知道,中医的诊断是以望、闻、问、切四诊为基础的,患者的临床资料主要包括了患者的临床症状、体征、舌诊和脉诊等。正确、完整的信息收集方式,对于医生做出更多的诊断和治疗方案是非常重要的。当前,人工智能的数据采集以人—机对话问答为主,舌诊、脉诊可以依赖舌诊仪、脉诊仪等。症状信息的收集属于对人体的主观感受和外在体征进行的信息收集,这种收集方式主要依赖于医生的主观感觉和经验,因此会造成收集的客观性较差,而且不同医生收集到的信息也不一致。由于科学方法的发展和计算机技术的发展,使得临床资料的收集方法越来越具有客观性、规范性和精确性。比如,将复合症状分解为基础症状,制定中医症状的量化分级表,制定与中医四诊理论相一致的信息采集表等。至于人工智能技术,则是在图像识别、语音、自然语言理解等领域取得了长足的进步。语音技术扩大了适用对象,影像识别技术丰富了数据收集方式,而自然语言理解技术则更加精确地总结了临床症状。

另外,舌诊和脉诊引进和融合了人工智能技术和互联网技术,使得远程诊断成为可能。随着舌诊仪的发展,其功能得到了极大的提升,不仅可以克服光线、环境等因素对舌象的影响,还可以从二维图像升级到三维图像,从而可以准确地评价舌面的形状、舌缘边缘、舌体颜色,甚至舌苔的厚度、颜色。在舌诊分析系统中,还形成了与之对应的诊断流程,从舌诊环境、吐舌姿势、舌象采集到数据储存及最后成像,让舌诊更标准化(见图 10-2)。

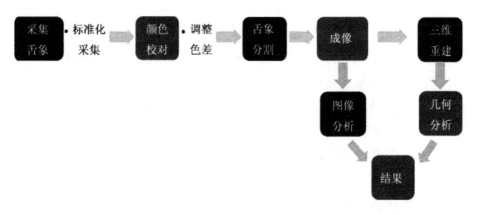

图 10-2　舌诊分析系统[77]

而脉诊仪的实践和应用就比较难了。脉搏波形的采集、预处理,特征的提取和识别是脉搏波形的重要组成部分。脉搏波形的获取,主要是由脉搏接收器和腕部的按压和脉诊仪的分辨率完成的。中山大学罗锦兴团队率先研制的双感测脉诊仪,既可根据解剖位置制定脉搏的程序及标准,又可对"寸、关、尺""浮、中、沉"的脉冲进行定量测量,并根据桡动脉的宽度、深度,量化脉搏的压强值,从而确定脉搏的深度及压强值,并将其转换为四维脉波的格式,提高脉搏的可重现性及可重复性。"四诊合参"在国内已有较多的应用,如天津中医药大学刘强团队研制的基于神经网络的常见性肝脏疾病、舌、脉象的互动诊断与治疗系统。它将基础的辨证、脉象、舌象纳入一个数据库中,利用舌诊仪、脉诊仪输入舌脉状况,并可以让使用者对特定的舌脉状况进行调节,然后按照其所设计的诊断和治疗模块,进行下一步的推理[132]。

10.2　互联网医院"医联体"的设计与应用

"医联体"是指将本地区的三级、二级和社区医院等医疗资源集中起来，形成一个整体，实现资源均衡配置和患者转诊的一体化。紧密型医联体对推动分级诊疗、促进医疗资源均衡、优化就医模式具有重要意义。传统的医院在各自孤立的经营模式下，导致了各级医院医疗水平的差异，医疗资源、医师资源分配不合理，使得基层医疗机构越来越难以生存，而大型医院却是人满为患。正是在这种情况下，国家开始了医疗改革，而医联体建设就是其中的一项。在我国，医联体系统的逐步实施，已在不同程度上取得了一定的效果。

《"健康中国 2030"规划纲要》出台以来，"互联网＋医疗"服务的新模式、新业态不断涌现，对便利群众就医、提高医疗卫生服务质量和效率，增强经济发展新动力等方面起到了积极的推动作用。2017 年，国务院办公厅印发《关于推进医疗联合体建设和发展的指导意见》，明确要求所有三级以上的公立医院都要积极参加"医联体"的试点工作，并在其中起到示范带动的作用。到 2020 年年底，全国所有二级医院和政府办基层医疗卫生机构全部参与医联体。

2018 年，国家先后出台《关于促进"互联网＋医疗健康"发展的意见》《关于深入开展"互联网＋医疗健康"便民惠民活动的通知》《关于印发互联网诊疗管理办法(试行)等 3 个文件的通知》，以加速推动各级医院的互联网诊疗和互联网医院的建设。为了继续提高患者的就医质量，推动"线上与线下"相结合，提高患者的就诊体验，在此基础上，制定了《关于进一步完善预约诊疗制度加强智慧医院建设的通知》，并对其进行了详细的说明。随着"云大物移"和人工智能技术的飞速发展，"互联网＋"技术在社会生活中的各个领域得到了广泛的应用。在新医改之后，国家也在积极地探讨"互联网＋"和医学的结合，使得普通民众可以在家里获得更多的医疗信息，而互联网已经成为推动医学产业发展的最大力量。与此同时，将互联网医院与分级诊疗相结合成为一个新的研究方向。在互联网医院模式下，不仅可以实现国家分级诊疗的有关规定，还可以扩展到线下的分级诊疗，这也是当前地区医疗中心、医联体建设的发展趋势。因此，将医联体与互联网医院相结合,是我国医疗服务体系的一个重大变革和创新[9]。

10.2.1 互联网医院"医联体"的优势

用信息化的方法来支持医联体的业务合作,这就是说,各个医联体成员机构的信息系统之间构的信息系统与医保、公卫、计生等部门的信息系统之间,都要进行互联,从而达到信息的交换与共享。以往,因各个医院独立建设信息系统,医院信息标准与服务标准不一致,医联体内的患者信息不能进行有效的交流与共享,形成了信息隔离与信息孤岛。所以,在构建互联网医院的过程中,必须要重点解决医联体各成员机构之间存在的信息孤岛,对分布在各级医疗机构和公共卫生机构中的患者健康信息进行整合,从而达到系统互联互通和信息共享的目的。

在此基础上,通过构建互联网医院,能够将不同医疗单位间的患者健康数据进行有效整合,并形成患者生命周期内的健康记录,实现患者健康记录的动态更新。当互联网医院进行医疗服务的时候,它能够快速、便捷地查阅和共享患者的医疗记录,并能得到完整的患者信息,从而提升区域医疗水平,提升医疗服务的品质。同时,医院在医疗活动中所生成的病历,还可以将病历与健康档案相结合,实现病历的"活档",从而提高病历的使用价值。

以往,区域医疗协作应用的构建,多是"点对点"的,也就是各个医疗单位单独进行协作,比如一所医院要与十所医院进行协作,就必须将其信息系统与十所医院进行有效的对接。"点对点"的连接方式存在以下缺陷:缺乏统一的规划,缺乏统一的互动标准,难以进行信息交流,缺乏可扩展性,不能进行统一的管理,存在较大的信息安全漏洞;维护困难,使用费用高;造成了重复建设,浪费了大量的资源。相对于"点对点"的施工方式,"平台"施工方式具有以下优势:计划统一,标准统一,规范统一;以地区平台为纽带,将不同层次的卫生组织联系起来,便于扩展;降低建设的投入,降低日常的运营与管理成本。

10.2.2 上海浦东新区人民医院医联体

与大医院比较,基层社区医疗卫生机构的卫生保健资源相对匮乏,患者为了得到更好的卫生保健,不管是大病还是小病,他们都会去二级或者三级医院就诊,这就造成了那些医院里有很多常见病、慢性病,或者是需要复诊、开药的患者。从某种意义上来说,医联体内线下分级诊疗的构建可以解决医疗服务资源的问题，并且已经取得了一些成果。但是，仍存在着转诊标准不一致、空间不连续和时间滞后等问题，因此，医联体模式的推广还面临着一些困难。上海市浦东人民医院是一所有着 80 多年建校经验的大型综合医疗机构，是上海市第一个区域医疗中心的重点建设单位，肩负着分级诊疗的重要使命。依托互联网医院，上海市浦东医院和社区医院的医生可以通过互联网对患者的情况进行实时沟通，构建基于循证的分级诊疗体系，实现医院与医院、医生与医生、医生与患者的互联网交互，缓解地区之间的不均衡状况。

互联网医院的建设为广大市民提供优质的医疗服务等方面起到了很大的推动作用，早在 2020 年年初，上海市浦东人民医院就开始着手互联网医院的建设，经过整合资源，加快审批速度，梳理线上服务流程，在最短的时间里，上海市浦东新区第一个互联网医院运营许可批复，上海市浦东新区人民医院互联网医院于 4 月 3 日正式上线。在建设的过程中，医院将实际业务需求和最新技术手段相结合，实现了图文（视频）咨询、复诊配药、药品配送、检验检查预约、核酸检测预约、电子票据、医保脱卡支付、在线多学科会诊等互联网业务功能。

以上海市浦东新区人民医院为依托，以互联网医疗为核心，构建了上海市浦东新区人民医院与社区卫生服务中心的互联网分级诊疗服务体系，突破时间和空间的局限，实现"上海市浦东人民医院医生—全科医生—患者"三方联动的"互联网＋"分级诊疗模式。实现了网上咨询、复查、开药、分级诊疗等业务的流程变革；实现专家和普通医师的联合诊断和治疗。此外，在上海市浦东新区人民医院的互联网诊疗系统中，还可以通过多学科的协作，对疑难杂症进行多位医师的协同诊疗，使得区域医疗中心的优质资源能够下沉，提高整体的医疗质量，提高患者的满意度。

在开展互联网诊疗门诊的时候，医联体内的社区卫生服务中心在对患者的情况进行了分析之后，发现有必要将患者转诊到更高一级的医疗机构去做更多的治疗，就可以利用互联网医院的平台，向患者提出拟转诊的申请，其中包含了但不限于患者的电子病历、检验检查报告、电子处方、转诊时间、转诊科室等内容。在接受者推荐的过程中，医联体内二级、三级网络医院对患者推荐的患者进行评估，并根据患者的知识信息，做出是否接受患者推荐的决定（见图 10 - 3）。

医联体内二三级医院可通过互联网医院平台提供患者的转诊信息，如电子病历、检查报告、电子处方、转诊时间，在收到患者的转荐申请后，医联体内的基

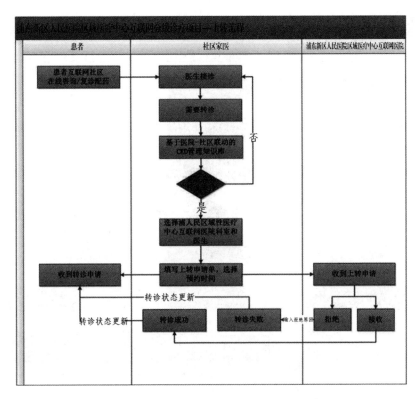

图 10‑3 互联网医院医联体内"上转"流程[9]

层互联网医院医生会对患者进行评估,并结合知识库的提示,接受或拒绝患者的下转。在接收了患者之后,患者可以前往接收单位的基层互联网医院,进行慢病管理、门诊复诊,或者是在实体医院中进行住院康复等[9](见图 10‑4)。

10.2.3　深圳罗湖医院（集团）紧密型医联体

深圳罗湖医院（集团）是由一家三甲公立医院,一家二甲公立医院,以及 27 家基层医疗机构组成,已经获得深圳市卫健委批复,允许其开展互联网诊疗,并以第三方的名义正式挂牌。在 2020 年的 2 月份,正式开始了互联网的诊疗服务的运营,自它运营以来,无论是在业务量还是在产品技术创新上,都已经获得了非常明显的成果。

该互联网医院系统面向医生、就诊患者、操作人员。在 PC 端,包含了医生、

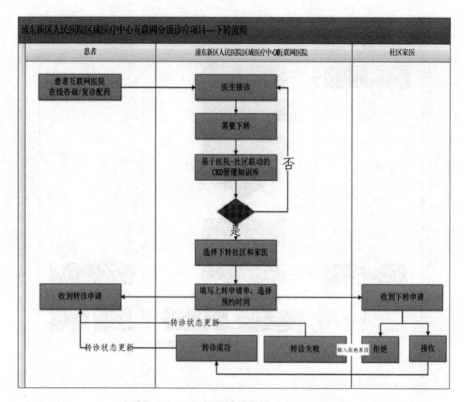

图 10 - 4　互联网医院医联体内"下转"流程[9]

药师、运营管理者的 WEB 端,在移动端,包含了医生端微信小程序、就诊人端微信小程序。实现了医联体的线上、线下信息体系的数据互联、资源共享。同时,该系统的数据还可以通过广东省互联网医疗服务监管平台、深圳市医疗保障局信息平台和深圳市全民健康信息平台进行整合,以便于相关部门进行监管。该互联网医院的运作模式是由医院主导建设并进行自主运营,以紧密型医联体为基础,形成了线上线下一体化的医疗服务模式。

　　其中,图文咨询和视频咨询是最为基础的业务模式。其中,视频问诊是一个完全的线上诊疗流程,它可以完成在线预约、问诊、病历、诊断、医嘱、审方、支付和药物分发。该系统可实现电子处方流转,中药代煎,线上护理门诊,用户满意度测评,线上客服服务,健康科普等功能。提供的主要服务包括:①在线"中医调理"功能。就诊人可以在线完成一份中医体质识别的问卷,然后,医生可以跟就诊人进行连线的视频询问,对就诊人的身体状态进行判断,并提出调理或养生的意见,同时还可以将养生汤剂或膏剂送到家中。②提供"一步到位"的健康检查。为您提供体检前的咨询和预约、体检报告的查询和解读、体检后的在线就诊等。③"互联网+护理",采取线上与线下相结合的方式,即线上预约、线上评估、线上支付、线上登记、线下进行上门诊疗。

该互联网医院以医联体内部的医务人员为主,但也允许医联体之外的医疗机构的医生在办理多点执业的手续之后进行在线诊疗。截至 2021 年 7 月,共有 925 名在线登记的医务人员,包括 173 名在社区卫生服务中心工作的医务人员,2 名在医联体外的医务人员。就诊人可以在互联网医院上与社区卫生服务站的家庭医生或全科医生预约就诊,需要的话可以将其转介到医联体内的专科医生进行线上或线下的门诊/住院做进一步的治疗。在医联体内部,利用线上和线下的数据互联互通,医联内外的医生都可以在相同的互联网医院平台上为患者提供医疗服务,逐渐构建出"线上线下一体化,院内院外一体化,上下级一体化"的医疗卫生服务体系。

西藏察隅县人民医院作为该医联体的对口支援单位,通过互联网医院开展线上远程诊疗,通过 B2C(互联网医院坐诊医生-患者)、B2B2C(互联网医院坐诊医生-当地医生-患者)、线上 MDT(多个互联网医院坐诊医生-当地医生-患者)等方式,为当地居民提供线上诊疗,满足当地居民的医疗需求。统计结果表明,从 2020 年 7 月 1 日到 2021 年 7 月 1 日,深圳市宝安区人民医院的互联网医院,为西藏察隅县提供互联网诊疗 263 人次[78]。

10.2.4 中医"互联网+医联体"实践

中医医联体一般是指以中医医院为核心的医联体形式,即在一定区域内明确各层级中医医院功能定位的前提下,以中医药为特色建立的具有集预防、治疗、康复于一体,能够使得居民就近享受优质医疗资源的医疗服务模式。

2018 年初,全国中医系统首家互联网医院江苏省中医院互联网医院正式启用,"互联网+中医"的进程实现新的跨越,患者足不出户即可体验"云预约-云候诊-云就诊-云购药-云支付-云档案"的诊前-诊中-诊后一体化就医服务。医联体内的医疗机构通常情况下都是以依托的形式相互存在,通过云平台可以实现医疗信息资源的有效整合和共享,能够有效提高医疗资源的整体利用率。2019 年 11 月,湖南中医药大学第一附属医院以"湘中医"医疗联盟为依托,整合省市县三级医疗资源,创建湖南省"一体化大中医公共服务平台",贯通省、市、县、乡、村医疗资源,实现"五级一体化",通过医院、医生、社会三方互动互联互享,让传统中医能更好、更便捷地为基层群众服务。浙江海盐将智能云系统运用于医联体建设,改变了传统中医诊疗模式。智能云系统的运用使得传统中医望闻问切的诊疗方式得以改变,通过智能辅助诊疗系统,可以对患者的病情进行辨证诊断,为老百姓就医提供了方便,推进中医药基层化。

部分中医医院还开设了中医互联网信息平台,提供远程会诊等服务。2016 年 5 月贵阳中医学院第一、第二附属医院以其医联体机构为依托,建立面向全省公立中医机构的医学影像远程诊断平台,已覆盖贵阳、遵义、安顺、黔南、黔东南、铜仁等 6 个市州,进一步解决了基层医疗机构诊断资源匮乏、诊断能力不足的问题。2018 年 10 月,京衡中医医联体开通远程会诊,推进京衡中医治未病服务一体化,推动中医药协同发展。在中医医联体内,借助信息化平台实现远程会诊,为医联体内针灸、推拿等技术的下沉提供便利,尤其在疫情期间,已经逐渐成为复诊、康复治疗的诊疗常态。医院以医联体为依托,建立中医医联体信息服务平台、"互联网+护理服务"信息平台等,老百姓可以通过这些平台获得远程诊疗、中医护理等服务,在家门口的社区医院即可享受到三甲医院知名专家的服务,有效降低了患者的就医成本,也提高了三甲医院的医疗资源利用率。嘉兴市中医院建设"医院+互联网"区域智慧中医平台,整合线上线下医疗服务,覆盖 24 家医联体基层单位,打通了区域内中医诊疗服务体系,切实提高基层中医药服务能力。

10.2.5　互联网医院"医联体"建设成效

(1)互联网医院建设促进医联体远程医疗发展。互联网医院是一个集咨询、诊疗、随访、慢病管理等功能的信息集成平台,实现了优质医疗资源下沉,以达到资源在城乡之间流动、共享和辐射作用。由于我国医疗资源分布不均,优质资源相对集中在沿海及大中城市,偏远及经济欠发达地区医疗资源匮乏,患者获取优质医疗资源可及性低。互联网医院的远程医疗服务功能使得医联体朝着更加灵活的方向发展。在互联网医院平台上,从系统结构上,它将医院各专科信息系统集成为一体;从系统功能实现上,医护人员可以不受时空限制,进行多学科会诊、远程影像诊断、远程病理诊断、远程慢病管理、远程培训、远程监护等。患者可以足不出户地进行慢病随访、咨询问诊。医院健康中心也可以进行远程健康宣教管理。从数据管理方面看,互联网医院集成了医院服务全过程的诊疗数据,形成了大规模的数据集合。2017年10月,福建医科大学附属协和医院与全省40家县市级医疗机构组成远程医联体,通过多学科会诊、慢病管理、远程监护、远程医学教育、远程影像诊断等远程医疗手段提高基层医院的医疗水平,提升医护人员的个人业务能力,缓解患者就诊负担、增加患者信任度。

(2)互联网医院扩大了医联体的辐射范围。"互联网+"技术的出现和互联网医院的实施,打破了地理区域的限制,不仅能让核心医院的医疗资源下沉至二级医院、社区卫生服务中心、卫生院等基层医疗机构,也加速了向国内偏远地区输送医疗人才资源和医疗资源共享。"十三五"期间,我国开展了医疗人才"组团式"支援工作和三级医院对口帮扶西藏、新疆贫困县医院工作,国家卫健委每年派出全国三级医院900余名专家支援西藏、新疆和新疆生产建设兵团的16所医疗对口受援医院和106个贫困县的县级医疗机构,旨在加强当地医疗服务能力建设,助力健康扶贫和改善民生,为受援地区培养当地人才,缓解当地百姓"看病难、看病贵"的状况。通过医联体建设扩大医疗援助的覆盖范围,建设包括县级医院、社区卫生服务中心和乡镇卫生院在内的分级诊疗体系。2019年北京市对口支援的玉树州人民医院,引入中关村华医移动医疗技术创新研究院的医联体经验,在玉树州建立的"玉树州健康扶贫智慧分级诊疗平台",可以向上连接清华大学第一附属医院、青海省人民医院,实现线上远程会诊;向下辐射全州各市县及部分乡镇医疗机构,实现"远程医疗协同+远程教学+双向转诊"服务,有效缓解了当地农牧民就医难问题。

(3)"互联网+"技术建立医疗大数据管理新模式。医院信息系统数据库是以患者医疗数据为主,还包括相关的各种经济数据以及各类行政管理、物资管理等数据的完整集合。在医院内部,医疗数据24小时不间断生成累积形成以文本、图像、视频格式的异构大规模数据集合。医疗大数据经过采集、存储、整理、分析到查询、应用一系列处理,所有工作都在数据库中完成,除了临床诊疗需求之外,还有科研分析、医院管理决策之用途。通过大数据治理、分析技术建立医院临床数据中心,应用人工智能自然语言处理技术,将病历中非结构化的医学文本信息进行分词、识别、关系提取处理后从而输出结构化的实体变量,进一步做标准化和实体关系分析处理。"互联网＋"技术在互联网医院建设中发挥着重要作用,在遵循国家行业标准基础上,互联网医院信息集成平台实现院内统一数据标准、协议、交互框架进行管理,制定数据安全标准与安全防范策略,各部门系统数据集成。同时,也将医联体内部各医疗单位数据信息进行了统一集成,建立以电子病历为基础的统一数据平台,通过院外通信专线,实现医联体内部医疗大数据共享,患者在任何一所医院的诊疗数据,不同级医院内医生都能快速、精准调取实时数据和历史数据并查阅使用。此外,大数据处理人员在后台对医疗数据进行智能化分析处理和挖掘,为临床应用提供有效决策支持。

10.3　互联网医院高质量发展的资源保障

10.3.1　利用"时间"和"空间"以及"市场定价机制"来优化医生资源的配置

由于互联网具有"时间"的特性,使得互联网医疗能够在技术层面上对医生的碎片时间进行重新使用,从而使得"中心医院"的医生资源能够更方便地流向"地方医院"。以往,医生要在不同区域进行多个地点的诊疗,一般都是在周末,而由于医院诊疗的特殊性,夜间和白天的碎片时间往往是不能进行诊疗的。而在互联网医疗的模式下,一场互联网会诊往往 20～30 分钟就能结束。这种跨越时间的特性将会彻底改变作为最主要的卫生保健资源"医生资源"的分配效率与模式。

互联网具有跨越"空间"的特性,这就意味着,互联网医疗将会大大推动医生的自由行医。由于互联网空间的特殊性,使得在互联网医疗中,医生的执业不会受到地域的限制,这就使得"自由执业"在技术上变成了现实。"自由执业"的出现,是实现医生资源有效分配的重要前提。

互联网医疗对患者的治疗起着市场导向的作用。在互联网医疗技术服务中,医师能够获得合理的价值激励,从而推动医师的市场与社会价值的回归。在互联网平台在指导医生进行自主定价的时候,需要倡导医生将互联网诊疗平台的综合得分与自身的诊疗质量结合起来，在适当的时候，提高医生的信息透明度，并对医生展开全面的考核，以促进价格的合理化。将医疗服务质量作为医师互联网诊疗价格的重要指标，对医师互联网诊疗价格具有较大的激励作用。

通过构建"医生—患者—互联网服务平台"的委托代理模型，可以得出互联网服务价格对医生的激励和提高患者的福利具有积极的影响。互联网医疗服务是以市场为导向的，它不仅为患者提供了远程诊疗，也为医生提供了一个实现其价值的渠道。在互联网环境下，医师利用互联网医院为当地医师、患者提供技术咨询、诊断、治疗等，并以市场价格对其进行补偿。

在对互联网医疗模式进行优化的时候，需要从医疗的本质出发，对医疗资源进行优化，具体内容有：对优质医疗资源的发扬与拓展，对闲置医疗资源的开发与利用，对弱势医疗资源进行发展与升级。加强基层县级以上医院的诊断和治疗，预防虹吸现象。通过共享优质的医疗经验，加快了基层诊疗水平的提高，从而缩短了强弱之间的差距，从而可以有效地提高三医联动的质量和效率，从而最大限度地加快分级诊疗的实施。

10.3.2　信息资源共享

信息资源的共享实现了供需双方的双赢。互联网医疗最大的优点就是信息化，而由于信息交流不畅和不及时，往往会造成医疗状况下的诊断和治疗效率低下。

为提高诊断和治疗效果，构建系统的医疗信息平台。充分利用互联网数据的大储存空间、信息的快传输速度、工具的高处理能力等优势，在对医疗现状市场医、药、保等政策细节进行完善的同时，应该鼓励各地构建信息化平台。我国各地区应当借鉴贵州模式，率先构建区域性的卫生健康信息平台，健全地区间的卫生健康资源分配和共享机制，并在此基础上，以国家为主导，将不同的卫生健康信息平台进行连接，实现不同地区卫生健康信息的统一，从而实现全国性卫生健康信息的共享和分配。贵州省创建了全国第一个在全省范围内实现电子病历、心电图等医学数据的共享数据平台。贵州是第一个进行此项试验的地区，其地理位置分散，交通相对闭塞，导致城乡患者"看病难、看病贵"的问题十分突出。因此，2016年，贵州省卫生部门为缓解因地域原因造成的就医困难，与杭州联众医疗公司签署协议,在贵州基于医疗影像云大数据分析平台上进行了合作,到 2019 年,该业务已经覆盖了贵州省一半的人口。贵州的医疗影像云为患者提供了方便,将影像存储在云端,方便患者查阅,医生可以进行远程会诊,为患者节省了就医的时间,降低了就医的费用。

在医疗卫生服务体系中,对居民健康信息进行信息化建设和数据管理。各地政府可对当地居民进行健康状况的调查,并对其进行实时监控。可以建立一个地方的互联网医疗平台,或者是与第三方的互联网医疗研发机构进行合作,来强化对当地居民的健康状况的监控,从而指导地方的药物调配和医疗资源的分配,从而充分发挥地区的优势。在进行信息化管理的时候,还可以为医生进行诊断和治疗提供便利。通过对过去的医疗档案进行及时的调取,可以有效地降低在进行疾病治疗的时候出现的误诊率,从而为患者节约了宝贵的治疗时间。另外,互联网平台还能为用户提供相应的医疗服务,从而提升用户的医疗服务品质。首先,要对用户的隐私保护进行优化,保证用户的安全性,然后,可以和第三方的医疗监测设备公司合作,让用户使用监测设备,对用户的身体状况进行定期的检查,对用户的心跳等健康信息进行监测,最后,医生可以对用户的健康信息进行更多的分析,从而制定出最适合用户的治疗方案。

提高了消费者的地位,使信息更加透明和开放,从而增强他们的选择性。与目前的医疗状况相比,互联网医疗平台在医疗信息的披露方面具有更高的透明度和更广泛的受众。医疗状况模式信息的公布,主要是通过公告板等方式进行,但是,在一个互联网医疗平台中,人们可以在一个平台中,随意地访问一家或者多家医院,各个医生的基本数据,还可以通过查询文章,来了解这些医生的专业知识。在互联网医疗选择医生的时候,并不像目前的医疗现状那样,在大多数情况下,在挂号窗口或机器上,只按普通号、专家号选择医生的类型。相反,在互联网医疗中,人们可以根据精确的数据,直接选择医生。因此,人们可以对医生有更多的选择权,从而提高了消费者的地位。这种可以自由选择的模式与准确的数据,提高了患者的信任度,从而促进了诊疗流程的顺利开展。此外,在互联网医疗市场中,有很多的互联网医疗平台都参与了竞争。因此,消费者可以有更多的选择,他们可以根据信息公开情况和自己的喜好,来选择更适合的平台,也就是更适合的医生,并在医生的建议下,去最适合的医院进行治疗。

10.3.3 "5G"技术资源保障

随着信息时代的来临,互联网技术的大力发展,尤其是 5G 通信技术的应用,移动远程医疗逐渐步入了人们的日常生活,其打破了传统的地域、时空的限制,让人们随时随地可以享受移动医疗带来的便捷。除了最基础的通过智能通信设备可以完成以前必须在医院完成的挂号、与医生交流、获取检查报告等基本功能外,一些大型三级甲等医院也利用远程实时通信技术与各级基层医院开始建设了医疗互助平台。医联体全称是地区医疗联合体,它将一个区域内的医疗资料,无论是区域中心顶层医疗机构还是社区乡村卫生诊所,通过信息技术实现有机整合,形成医学联盟,目前医联体主要是在同一省份或临近地级市之间建设。医联体的建设形成联动效应,让优质的医疗资源能更好地下沉至基层,让人民群众能更加便利地享受高质量的医疗服务,不再为了就诊而疲于奔波。信息技术的提升,尤其是 5G 通信技术的完善可以有效地助力医联体的建设,扩展医联体建设的范围,充分利用优势医院的龙头作用,为下级基层医院提供强大的技术支撑。

医联体的建设虽有多种模式,但是无论是县域共同体、城市医疗集团还是跨区域的专科联盟都是以人力资源下沉以换取基层服务能力的提升,在有限时间内能提升医疗服务能力,但是下派专家对大型医院所造成的人力、物力、财力的消耗都是巨大的。专科学者或者专家下驻到基层医院后,会反向造成大型三级医院的优质医疗资源紧缺,因此派遣专家的人员数量和时间都不会太长。借助 5G 网络建设以远程医疗为核心的远程协作医联体,可以打破时间、地域以及科室性对医联体建设的限制。网络信息平台搭建后,三级医院的专家可以通过网络实时技术同步将先进的医疗技术或者技能传播到基层医院,让基层医院的医疗工作者能足不出户地学习到更为先进的医疗诊治技术,同时让专家学者亦能在不耽误自身工作的情况下对基层的部分疑难杂症进行诊治指导,让分级诊疗制度充分发挥其作用。

除了可以帮助健全分级诊疗制度外,远程协作医联体的建设还可以帮助医疗机构在面临公共卫生安全事件时,快速建立防控保障机制。疫情防控期间,借助互联网建立的医联体体现上下联动抗疫的协同作用。通过互联网远程协作一方面减少了医务人员与患者的交叉感染风险,部分慢性病患者可借助网络对医生进行咨询、问诊,既实现了对病情的监控,也给防疫工作带来了巨大的便利。同时网络平台能快速将患者的信息及时地汇总统计,各级卫生管理部门能在第一时间精确掌握所辖区域的患者数量以及病患情况,在最短的时间内,能充分调动所有的医疗资源,增强感染患者的救治效率,让轻症患者能在专家学者的指导下,就近接受优质的医疗救助,而重症患者能及时上转至大型医院,实现医疗资源利用的最大化。此外,远程协作平台还可以在此类安全事件中,为医联体内部的所有医疗机构及时快速地提供相应的诊治培训,包括疾病的症状、诊断、治疗、预后等,通过多家医院的专家学者的共同协作来攻克所遇到的突发事件。

利用通信技术搭建互联网信息平台,可以实现医联体医疗机构内部资源共享,实现病患的医疗卫生记录整合,从而构建医疗数据仓储,实现为群众提供完善的健康服务。信息整合后,各级医院可以通过统一平台接入信息端口,从平台中获取患者的电子病历信息、患者的各种实验室检查结果以及影像学检查结果,从而快速准确地了解患者的情况,减少重复性的检查。其次可以通过信息平台为居民建立健康档案,针对慢性疾病患者可实现与医生实时沟通交流,医生可借助平台及时了解患者近况,患者可以实时咨询就诊医生相关问题,减少患者去医院的次数,也可以极大程度地减少重复性医疗资源的浪费,最终实现为人民提供预防、诊断、治疗、营养、康复、护理、健康管理等一体化、连续化的健康服务。

在实时通信技术的加持下,信息平台可以将优势的医疗资源实现共享。专科学者专家可以通过平台实时远程帮助基层医院实现疑难杂症的诊治、实验室诊断的判定、影像学诊断的辨读以及帮助提升基层医生的工作能力。例如,目前同济医学院开展的医联体实现了科室之间的精准帮扶,尤其是发挥了胸痛、病理、影像、心电、检验等专科联盟的作用,亦通过远程协作网络实现了技术指导、学员培训,专家授课、远程教学等工作。以医疗服务能力较强的医院为核心,重点开展以疑难病例远程会诊、高新技术专项培训开展的"技术协作",将技术下沉至基层,形成"下查上诊"的一体化服务网络。在此基础上通过远程会议多媒体设备,在医联体内设的医疗机构之间进行文本、图像、视频等内容的远程传输,最终实现各会诊专家与患者之间的"现场会诊",进而实现"现场治疗"。

10.4 互联网医院可持续发展的法制保障

10.4.1 提高立法位阶

互联网诊疗是一种新兴事物,在世界上,对互联网诊疗进行的立法还处于初步探索阶段,还没有形成完备的法律规则,更没有形成互联网诊疗的法律体系。造成这种情况的主要原因有两个:一是由于网络诊疗具有很大的可替换性,大部分人更倾向于选择传统的、实体的治疗方式。此外,互联网诊疗在医学诊断和治疗中的精确性和可操作性仍受到怀疑,这就造成了互联网诊疗没有引起足够的关注,特别是没有受到法律上的关注。

因此,我国应当尽快出台专门的网络医疗诊疗法规,并将其提升到更高的层次,以保证网络医疗的良性运作与健康发展。2018年,国家卫健委颁布了三部关于互联网医疗健康的规章,将互联网诊疗纳入了法律和监管体系中,但目前《互联网诊疗管理办法(试行)》只是一部规章,级别不高,缺乏相应的行政惩罚措施,很难对违法者形成有效的威慑力,这也导致了互联网诊疗中出现了很多违规的现象。互联网诊疗与人民群众的生命权、健康权等公民的基本人权密切相连,《中华人民共和国立法法》明确了民事基本制度只能制定法律,没有立法的可以通过全国人民代表大会常务委员会或常务委员会授权国务院制定行政法规来实现。互联网诊疗关系到公民的基本权益,所以,最起码也要通过国家层面的行政法规加以规范。从提高互联网诊疗的立法地位的必要性来看,当前《互联网诊疗管理办法(试行)》并未赋予相应的行政处罚权力,导致了许多违规行为的出现,而随着互联网诊疗应用的日益普及,迫切需要针对互联网诊疗的相关行政法规,或者将现有的相关管理办法提高到更高的法律位阶,从而更好地适应互联网诊疗的需求。

提高法律的位阶,能够增强法律的刚性约束,在行政处罚的手段上提高执法的权威性,让执法部门执法有据,这将是打击互联网诊疗违法行为的一种保障。当前,在我国的互联网诊疗领域中,存在着很多的违规行为。比如,不在管理办法规定的范围内进行诊疗,不在管理办法的要求下构建出了患者的电子病历信息等。这其中，不能完全排除是因为行政部门缺乏对其进行监督，更重要的是，它的立法位阶比较低，没有对行政处罚制度进行规定，违法成本很低。因此，提高网络医疗的法律地位正当时。《互联网诊疗管理办法(试行)》的施行，已经在实践中得到了验证，虽然大多数条款都很有效，但也有少部分条款不够完善。与此同时，互联网诊疗持续发展，暴露出的问题也越来越多，在实际工作中积累了一定经验，可以将一些有用的做法归纳整理成法律。因此，《互联网诊疗管理办法(试行)》是一个试点，它的功能已经起到了一定的效果，接下来，就是将有关的立法和实际情况整理出来，形成一部比较完整的行政法规。

10.4.2 完善诊疗主体准入制度

当前，我国对于互联网诊疗主体实行了较为严格的限制制度，除了具备相应的资质之外，还对执业年限进行了要求。针对互联网诊疗中主体准入制度限制过严格的问题，要积极探讨怎样才能在保证最大限度地发挥医疗资源的效用的前提下，坚持医疗基本法律的资格，让更多有意愿从事互联网诊疗的有资质的医疗机构和医师可以进入互联网诊疗行业，最大限度地满足患者的需要。就互联网诊疗主体规则而言，与传统医疗相比，现行法规对互联网诊疗主体的限制更加严格，这对互联网诊疗的发展造成了一定的影响，可以通过调整执业医师进入互联网诊疗的准入标准、探索执业医师在一家互联网诊疗机构多点执业和互联网诊疗机构分级管理等方式，制定更符合现实的法律规定。

(1)对互联网诊疗中的行医资格条件进行立法上的规定。当前，我国法律对执业医生进行互联网诊疗时，需要其所在的执业机构拥有互联网诊疗资质，这一点是为便利互联网诊疗管理而做出的，但从本质上来说，不管执业医生是不是属于拥有互联网诊疗资质的医疗机构，都可以认定，只有经过了执业医生的考核，并且经过了规范化培训，就能进行疾病的诊治，而在实际在非互联网诊疗机构中，存在着很多的执业医生，他们都想要进行互联网诊疗，因此，要想拓展互联网诊疗的范围，并对其进行有效的调整，建议取消对其在互联网诊疗中的执业资质的限制。

(2)从法律上建立医生在互联网医疗机构多点执业的有关规定。通过上述相对宽松的执业医师准入，一定会有很多医生主动加入互联网诊疗行业中，互联网诊疗的接诊能力将大幅提升，可以有效地促进医疗资源向需求方倾斜，但也带来了管理不便、医疗损害责任难分的问题,换句话说,没有在已经取得互联网诊疗主体资质的医疗机构中执业的医生,该怎么对其负责和管理? 为了达到这一目的,可以参考执业医师多点执业的经验,对执业医师所注册的医疗机构不是互联网诊疗医疗机构的情况下,可以向互联网诊疗执业机构提交申请,在该机构中展开互联网诊疗活动,经过双方协商达成协议,并在相关部门进行登记后,医生可以在原医疗机构和互联网医疗机构两个方面同时进行执业。因此,互联网医疗机构可以对医生进行统一的管理,而互联网医疗机构也可以对医生进行的诊断和治疗承担所需的责任。

(3)将互联网医疗服务的分类监管写入法律中:防止在互联网诊疗中,第三方机构(通常是指作为平台提供者的互联网公司)与资质等级较低的医疗机构展开大规模和超出医疗机构技术水平的业务合作,从而造成医疗机构承担超出其能力范围以外的责任,进而对患方利益造成损害。同时,还应该对互联网医疗机构进行分级,不同等级的医疗机构可在互联网上进行的服务项目应该具有差异性,并以其能够实际承担的诊疗业务范围为主要内容,在此基础上,与第三方机构进行的合作不应该超过相应的等级。之所以设定协作级别,而不是完全排除与第三方进行协作,是由于不管什么级别的医疗机构都可以参加互联网诊疗活动。在这种分级合作模式下,低级互联网医疗机构将禁止诸如互联网药物交易等高风险业务活动。而且,这条规则还能防止第三方机构因为贪图利润而与较差的医疗机构进行合作,从而导致法律风险。

10.4.3 完善互联网诊疗监管制度

新的行政规章应当构建一个包括狭义互联网诊疗与互联网医院远程医疗两类的广义互联网诊疗获取的"准入—监管"框架。目前,《国家卫生计生委互联网诊疗活动管理三号文》中,对"互联网+"医疗业务的三种形态(即狭义互联网诊疗、互联网医院、远程医疗)进行了单独的管理。除了远程医疗之外,狭义的互联网诊疗活动和由互联网医院所提供的互联网诊疗服务都可以被归入广义的互联网诊疗活动中,如果单独对这两种互联网诊疗服务进行规范,将会对互联网诊疗活动的发展造成不利影响。由于远程医疗行业不依赖互联网,因此,在构建新的管理制度的时候,必须确保新的管理制度符合《远程医疗服务规范》的理念(厘清互联网医院与远程医疗的联系,并将两者统一为互联网医疗的管理制度），可以借鉴新加坡的"全国一体化医疗系统"的做法，在此基础上，构建一个全国性的管理制度，管理互联网医疗、互联网医院、远程医疗等相关活动，并存储和利用互联网医疗系统中的信息。

要完善多主体，应该构建多种行政部门的协同机制，由于互联网诊疗活动的特殊性，卫生行政部门在对传统诊疗活动进行监督时所形成的监管模式会受到很大的挑战。卫生行政部门对诊疗活动的监管，存在着"卫生行政部门—医院—医生"的路径依赖现象，在面对不满足互联网诊疗活动主体准入条件的互联网医疗机构时，几乎没有什么有效的监管手段和方法。利用国务院下属多部委之间的协调合作，实现了中央—地方的市场监管部门、网监部门、人社部门等多个部门在监管活动的各个阶段和各个领域之间的协同配合，从而打破卫生行政部门监管的路径依赖，推动互联网诊疗服务产业的发展。从具体的分工来看，卫生部门可以对互联网医疗和医疗服务中的违法行为进行监督；或者更接近于医学实践。市场监管能够监督参与合作的第三方企业是否有违法行为，人社部门负责将合规性的互联网诊疗活动纳入医保相关事项的审核和评估，网监部门则负责监督互联网诊疗活动的线上违法行为。

10.4.4　医务人员严格遵守法律法规

公立医院互联网医院相较于企业互联网医院，在人员配备、基础设施、医疗经验等方面均具有优势，应充分发挥特长，强化内部监管，严禁因诊疗行为发生在线上而发生的降低医疗质量现象。在人力资源方面，在平台上坐诊的医生均为医院职工，医院可以对医生的排班情况进行统一安排，对提供互联网医疗服务的医生进行专项培训和定期考核，规范电子处方书写，建立奖惩制度，通过多种灵活多样的方式提升工作人员的服务积极性。配备职能部门人员专项负责，加强互联网医院在制度建设、平台运营、用药监管、医疗安全、数字签名认证等方面的管理。在调查中发现，已有部分大型的公立医院设立专门的部门进行规范化管理，如互联网医院管理办公室、互联网医学中心等。

在最新的互联网医疗监管政策中，要求医院做到电子处方、处方审核记录、处方点评记录应当可追溯，诊疗全流程监管，做到事前检查、事中跟踪、事后可追溯。建议医院设立本院医务人员准入制度，主动对接省级监管平台，尝试利用人工智能、大数据等新技术对诊疗信息进行检索；对线上诊疗过程中产生的医患纠纷,参考实体医院的规章制度对违规行为进行处罚,最大限度避免不规范诊疗行为的发生。实现线上线下一体化监管、线上线下一体化质控,加强公立医院互联网医院服务质量管理[23]。

风险防范首先要从自己开始,特别是互联网医疗是一个新的发展事物,它在许多时候是处于发展中的摸索阶段,但因为医疗服务的特殊性,它与其他行业存在着本质上的区别,所以在进行互联网医疗服务的过程中,必须严格遵循现行的法律法规、规章制度、政策文件。因为互联网医疗关系到人民的生命与健康,所以不能像其他行业那样,步子迈得过大,每一个行为都要仔细思考,反复斟酌,必须严格按照现有的法律法规来进行诊疗。具体有以下几点:①医生只对一些常见病和慢性病复诊和确诊的患者进行治疗,如果患者的情况发生了改变,需要医生亲自检查,医生应建议患者去实体医院,不对患者进行首诊。②在互联网医疗服务中,不提供麻醉、精神类药物和其他特殊药物。在给6岁以下的孩子开药时,要让孩子在家长的陪同下进行。③通过互联网进行诊疗的,必须按照《医疗机构病历管理规定》《电子病历基本规范(试行)》等有关规定,为患者办理电子病案。④互联网医院应该对医护人员实行电子身份认证,如果条件允许,还可以采用面部识别等生物身份认证技术,对医护人员进行身份认证,避免因为身份认证而引起的争议。

互联网诊疗的基础条件是法律法规,以上所述仅为部分,互联网医院应该加强对医疗工作者的法律法规的培训,经培训合格后才能上岗。

10.5 互联网医院繁荣发展的政策保障

10.5.1 互联网医疗指导政策建议

互联网医疗作为一种新兴的医学技术,目前正在快速发展,但也存在着许多的问题,因此,应该坚持问题导向,以重点为目标。例如,将基层医疗机构的综合服务能力薄弱、群众看病难、看病贵、医疗健康大数据的保护和利用难、行业标准的不健全和缺乏等问题,都列为重要的项目,并对相关的政策安排进行进一步的细化。在"互联网＋"的医疗服务、药品供应和医疗保障方面,要坚持衔接有序,协调统一,系统完整,科学,全面的原则。

互联网医疗的发展,不仅仅是一个技术上的问题,更不是一个政府就能解决的问题。当前,医疗卫生职能部门多达 16 个,多个职能部门之间极易产生职能冲突,甚至出现缺位或矛盾。目前,我国互联网医疗已进入医疗、医药、医保"三医联动"和"互联网＋医疗健康"的 3.0 时代,迫切需要对互联网医疗的发展提出更高的要求,并在多部门参与下,构建高层次的多层次协商与决策机制。

将医疗、医药、医保各领域联动、线上线下一体化作为工作的主要内容,充分发挥先进典型的示范和引导作用,对在线诊疗、远程医疗的服务规范、电子病历书写规范、处方规范以及健康管理规范等有关的标准和规范进行完善和推广。

10.5.2　互联网医院监管政策建议

建议有关部门在"放管服"的基础上深化改革,在依法、合规、方便、高效的基础上,对所有的审批项目进行全面的梳理和细化,并在此基础上,精简一些无用的材料,降低了对企业的要求,从而有效地缓解一些企业在互联网医院中的"身份焦虑",促进企业的发展。同时,简化在线医疗机构多地执业注册程序,为"上线问诊"提供方便,从而激发医师参与互联网医疗服务的热情。

因此,应该尽早确定"保护＋利用"的原则,将患者的个人隐私保护与数据控制者的权利、义务与责任进行区分,对个人医疗健康数据的保管权、收集权、交易权及使用权进行明确,对患者的知情同意权进行保障,从而促进地区间的医疗健康数据的共享。

10.5.3　互联网医疗支付政策建议

2019 年 8 月,国家医保局印发《关于完善"互联网＋"医疗服务价格和医保支付政策的指导意见》,明确了"互联网＋"医疗服务收费标准,规定非营利性医疗机构统一执行省级医疗保障部门公布的医疗服务项目,而盈利的医院则可以自己设定项目的价格。这无疑会极大地影响到医院、医师的工作热情,也会阻碍新技术、新方法在互联网医疗中的运用。

建议对于非营利医疗机构申请新增符合医疗卫生相关法律法规政策,但还没有被纳入当地统一的互联网医疗服务价格项目中。如果通过临床验证或科学论证,可以显著优化医疗资源配置、提高医疗服务质量、改善群众就医体验、降低患者总成本的创新医疗服务项目,可以展开自主定价。这样,可以将公立医疗机构的优势资源作用发挥出来,调动公立医疗机构的积极性,扩大医疗服务项目,提高医疗服务能力,来满足多层次的需求。

目前,提供互联网诊疗的公立医院,已经参考线下诊疗的定价标准,并未对诊疗水平、医师水平进行区分。这使得医疗技术服务的价值没有得到充分发挥,从而降低了医疗机构开展在线医疗服务的热情。因此,迫切需要构建并健全互联网环境下的医疗服务定价动态调节机制。

长期以来,无法实现脱卡的医保结算,成为限制我国"无卡"医疗服务发展的瓶颈。参保人在完成了线上就医之后,仍然无法得到现场、线下刷医保卡,或是扫码支付,从而实现医保结算。因此,仍然会出现缴费排队等候、垫付资金、异地奔波等诸多不便。目前,无论是技术上还是管理上,都已经能够支撑起医疗保险的脱卡线上支付,例如,在2016年,浙江大学邵逸夫医院就已经在以严格的生物身份认证技术为核心,构建了医疗保险的脱卡线上支付安全保护机制,并在试点中得到了验证。在此背景下,建议加强对医保脱卡在线支付的推广,推广运用指纹、人脸识别等多模态生物识别技术,并以不同的应用需求和场景为依据,对其进行灵活的组合,提高在各场景下参保人身份认证和识别的安全性、准确性、认证效率及体验感,再与以交易位置和交易频度为基础的风控手段相结合,可以有效地减少医保盗用和骗保的现象。与此同时,将人工智能技术运用到了医保实时智能审核中,从而可以对医保基金使用的整个过程展开实时、智能的提醒和监控,并对各种医保费用单据展开全面的审核和监控,从而进一步提高医保审核的效率。

建立"互联网＋"医保目录和医保报销目录。国家相关政策文件中明确提出,建立"互联网＋"医保目录必须满足5个基本要求:①在"互联网＋"模式下,经卫生行业主管部门批准,具有明确的临床路径和明确的技术标准;②以患者为中心,直接为患者服务;③通过互联网等媒体实现服务流程的远程化;④能够完成离线工程所需的各项职能;⑤诊疗服务应对疾病具有实质效应。根据各省、市、自治区的相关文件,可以将"互联网＋"的卫生服务分为四种:一是远程会诊,包括远程单个学科会诊,远程多学科会诊,同步远程病理会诊,非同步远程病理会诊。二是互联网门诊,主要有普通门诊、副主任医师门诊、主任医师门诊等；三是远程诊断，主要有远程成像、远程超声诊断、远程心电诊断、远程病理诊断等；四是远程监测，主要有远程心电监测、远程血压监测、远程血糖监测、远程胎心监测等。北京、上海等大城市只准许互联网医院对部分常见病、慢性病进行复诊，因此，在此背景下，结合国家相关政策，结合其他省市的实际情况，尽早建立基于互联网复诊的地方性"互联网＋"医保目录，并对医保报销内容进行界定，形成医保报销目录，进而对互联网医院的诊疗工作起到引导作用。

大病医保、儿童医保的线上支付难的问题，可以根据政策指引，先制定落地标准，然后针对具体问题，逐步突破，在小范围内进行试点。通过"亲属码"的应用，缓解老年人、儿童等不能单独访问互联网医院的困难。研究构建以居家身份验证为主的医疗保险电子凭证，弥补目前互联网医院存在的技术缺陷。

参考文献

[1] 冯贺霞,李韬,王佳.我国数字健康发展历程、特征及展望[J].医学信息学杂志,2021,42(5):9-13.

[2] 动脉网.2022中国互联网医院发展调研报告[EB/OL].[2022-09-03].https://www.vbdata.cn/1518870219.

[3] 张鸿文.北京市市属医院互联网诊疗现状分析及发展对策研究[D].北京:北京协和医学院,2022.

[4] 刘华.互联网医疗发展现状及前景调查分析——以北京市为例[J].调研世界,2019(3):21-25.

[5] 郝军,戚森杰,韩优莉.在线医疗社区的发展现状及启示——以北京市为例[J].卫生经济研究,2020,37(11):18-22.

[6] 魏东海,曹晓雯,冯欣贤,等.建立实体医院与互联网医疗相结合的整合型分级诊疗模式[J].中国医院,2021,25(12):24-26.

[7] 向美焕,冯晓玲,陈珺仪,等.广东省"互联网＋护理服务"试点医疗机构护理服务调查[J].护理学杂志,2023,38(3):54-58.

[8] 何萍,鞠睿,徐博,等.上海市级医院互联网医院在新冠肺炎疫情防控中的创新实践[J].中国数字医学,2022,17(9):11-16.

[9] 朱海燕,张琳熠,杨骁俊,等.互联网医院模式下的医联体分级诊疗服务探索及初步实践[J].中国卫生标准管理,2021,12(5):9-13.

[10] 王晓坤,徐爱军."互联网＋"背景下分级诊疗研究热点分析[J].中国农村卫生事业管理,2022,42(2):100-105.

[11] 袁敏,张彤彤,何金芯,等.对互联网医疗发展现状的研究——以南京市为例[J].中国集体经济,2020(28):160-162.

[12] Kane C K, Gillis K. The Use Of Telemedicine By Physicians: Still The Exception Rather Than The Rule[J]. Health Aff (Millwood), 2018,37

(12):1923 - 1930.

[13] Hyder M A, Razzak J. Telemedicine in the United States: An Introduction for Students and Residents[J]. J Med Internet Res, 2020, 22(11):e20839.

[14] Furlepa K, Tenderenda A, Kozlowski R, et al. Recommendations for the Development of Telemedicine in Poland Based on the Analysis of Barriers and Selected Telemedicine Solutions[J]. Int J Environ Res Public Health, 2022,19(3):1221 - 1239.

[15] Gomez R J, Rodriguez-Serrano A, Loeb S, et al. Telemedicine and smart working: Spanish adaptation of the European Association of Urology recommendations[J]. Actas Urol Esp (Engl Ed), 2020,44 (10):644 - 652.

[16] Jha A K, Sawka E, Tiwari B, et al. Telemedicine and Community Health Projects in Asia[J]. Dermatol Clin, 2021,39(1):23 - 32.

[17] Shimizu H, Tanikawa T, Mizuguchi H, et al. Analysis of Factors Inhibiting the Dissemination of Telemedicine in Japan: Using the Interpretive Structural Modeling[J]. Telemed J E Health, 2021,27(5): 575 - 582.

[18] 中国互联网络信息中心. CNNIC 发布第 51 次《中国互联网络发展状况统计报告》[EB/OL]. (2023 - 03 - 02)[2023 - 07 - 27]. https://cnnic.cn/ n4/2023/0302/c199 - 10755.html.

[19] 底涛, 杨靖祎, 刘梦迪, 等. 我国互联网医院发展模式探究[J]. 中国医院, 2023, 27(6): 81 - 83.

[20] 姜骁桐, 刘阳, 管晓东, 等. 互联网医院药事服务现状与策略[J]. 医学信息学杂志, 2023, 44(4): 68 - 72.

[21] 潘毅, 杨郁青, 夏云. 上海市三级综合医院试点"互联网＋"医疗服务纳入医保支付的效果分析[J]. 现代医院, 2023, 23(1): 18 - 20.

[22] 何鞠师, 游静. "互联网＋"医疗损害责任分担规则研究[J]. 医学与法学, 2023, 15(3): 42 - 47.

[23] 陈怡洋. 基于 KANO 模型的公立医院互联网医院服务质量优化研究[D].

杭州：浙江工商大学，2023.

[24] 侯梦池，李臻林，郭蕊.基于标准化病人法的公立医院互联网诊疗服务质量主客观评价研究[J].中国医院，2022,26(7):29-31.

[25] 上海市质协用户评价中心.上海市互联网医院应用现状调查:服务质量指数88.9[J].上海质量，2023,1:29-30.

[26] 王欣国，张世翔.不同互联网医院运营模式下的医学伦理挑战与对策[J].中国医学伦理学，2022,35(10):1094-1098.

[27] 吴国松，毛静馥，杨凤娟，等.医疗质量模型及其评价指标体系[J].解放军医院管理杂志，2018,25(2):137-140.

[28] 朱红灿，胡新，李顺利.基于Kano模型的政府数据开放平台用户体验要素分类研究[J].现代情报，2018,38(12):13-21.

[29] 覃雪莲，刘志学.供应链物流服务质量研究述评与展望[J].管理学报，2018,15(11):1731-1738.

[30] 葛梅.移动互联网环境下医疗服务质量评价方法的创新应用[J].中国医院管理，2018,38(3):37-39.

[31] 李子硕，杨璐，龙艳丽，等.基于IOM模型的互联网医院管理质量评价体系研究[J].卫生软科学，2023,37(7):9-13.

[32] 侯智，陈世平.基于Kano模型的用户需求重要度调整方法研究[J].计算机集成制造系统，2005,12:1785-1789.

[33] 刘振华.互联网医院服务质量评价指标体系构建及提升策略研究[D].新乡：新乡医学院，2022.

[34] 陈俊虎，王燕燕，苏汝好，等.基于Kano模型的医院门诊服务需求调查分析[J].重庆医学，2012,41(31):3305-3307.

[35] 付非，韩艺，冯波.基于SERVQUAL模型的零售药店药学服务质量评价体系构建[J].中国药房，2016,27(28):4030-4032.

[36] 姚辰欢，周典，王怡凡，等.基于SERVQUAL-ROST模型的后疫情时代互联网医院发展问题及对策研究[J].中国医院管理，2022,42(2):31-34.

[37] Christian G. A Service Quality Model and its Marketing Implications [J]. European Journal of Marketing，1984,18(4):36-44.

[38] 葛雅婷, 蒋琳, 是丽娜. 基于 SERVQUAL 模型的在线旅游服务质量提升研究[J]. 电子商务, 2020, 2: 4-6.

[39] Parasuraman A, Zeithaml A. Model of Service Quality: Its Implication for future research[J]. Journal of Marketing, 1985, 4(49): 41-50.

[40] Carroll J G P. Crossing the Quality ChasmA New Health System for the 21st Century[J]. Quality Management in Healthcare, 2002, 10 (4): 1192.

[41] 陈红, 曹艳, 张颖冬. SMART 原则在医院质量与目标实施中的应用[J]. 江苏卫生事业管理, 2017, 28(2): 45-47.

[42] 李晗歌, 王铭铭, 杨萍, 等. 高等医学院校面向社会招募标准化病人的探索实践与思考[J]. 高校医学教学研究(电子版), 2020, 10(1): 56-60.

[43] 吴烨, 周典, 田帝, 等. 互联网医院评价体系与政策建议[J]. 中国医院, 2022, 26(1): 13-16.

[44] 吴浩. 互联网医院医疗服务质量评价研究[D]. 武汉: 武汉科技大学, 2022.

[45] 孟玉颜, 袁得嵛, 杨明, 等. 新业态下互联网医疗安全风险分析与防控建议研究[J]. 中国人民公安大学学报(自然科学版), 2022, 28(1): 66-70.

[46] 何飚绯. 基于大数据技术的"互联网+"医院系统构建分析[J]. 办公自动化, 2021, 26(24): 14-17.

[47] 许杰, 林特, 王德健. 医院互联网共享交互服务管控平台建设与实践[J]. 中国卫生信息管理杂志, 2022, 19(1): 85-89.

[48] 王杰. 互联网时代医院计算机网络安全管理探究[J]. 江苏通信, 2021, 37 (3): 115-116.

[49] 许惠翔, 房华, 薛莹, 等. 基于 5G 互联网医院的远程探视系统构建与应用[J]. 中国数字医学, 2022, 17(11): 103-106.

[50] 赵志伟. "互联网+"背景下二级公立医院信息化建设与管理研究[D]. 北京: 北京化工大学, 2022.

[51] 柳昭羽, 王雪, 刘海民, 等. 北京协和医院互联网诊疗服务实践探索[J]. 中国卫生质量管理, 2023, 30(5): 76-80.

[52] 钮骏, 魏明月, 王淑, 等. 基于价值链协同创新的上海市儿童医院互联网

医院服务体系建设[J].中国医院，2023，27(1)：79-81.

[53] 余婷婷.可持续视角下阿里健康盈利模式研究[D].长沙：长沙理工大学，2020.

[54] 俞曹平.以宁波云医院为平台 打造"互联网＋医疗健康"城市样板[J].健康中国观察，2022，4：58-60.

[55] 吴佳男.徐汇云医院：线下实体入云端[J].中国医院院长，2018，11：41-43.

[56] 颜喆，黄莺.新时代围绕医院发展目标开展党建工作的探索与实践——以上海市徐汇区中心医院为例[J].中国农村卫生，2020，12(23)：17-19.

[57] 何萍，姚华彦，徐博，等.上海市级医院互联网总平台的建设与应用[J].中国数字医学，2021，16(4)：26-29.

[58] 于广军，顾松涛，崔文彬，等.上海首家儿童互联网医院的实践探索[J].中国卫生资源，2020，23(2)：106-109.

[59] 曹思甜."互联网＋医疗"企业盈利模式比较分析[D].乌鲁木齐：新疆财经大学，2022.

[60] 陈根.互联网＋医疗融合[M].北京：机械工业出版社，2015.

[61] Ganapathy K，Nukala L，Premanand S，et al. Telemedicine in Camp Mode While Screening for Noncommunicable Diseases：A Preliminary Report from India[J]. Telemed J E Health，2020，26(1)：42-50.

[62] Dinakaran D，Manjunatha N，Kumar C N，et al. Telemedicine practice guidelines of India，2020：Implications and challenges[J]. Indian J Psychiatry，2021，63(1)：97-101.

[63] Ganapathy K，Chawdhry V，Premanand S，et al. Telemedicine in the Himalayas：Operational Challenges-A Preliminary Report[J]. Telemed J E Health，2016，22(10)：821-835.

[64] 马凯.国外糖尿病视网膜病变远程诊疗现状及在我国的尝试[J].武警医学，2018，29(8)：741-746.

[65] 张倩倩，朱振国，沈宁乔，等."互联网＋医疗"在新冠肺炎疫情防控中的实践与思考[J].江苏卫生事业管理，2020，31(12)：1570-1573.

[66] 冯文，张靓囡，李璟媛，等.基于互联网的新型冠状病毒肺炎健康咨询服

务分析[J].北京大学学报(医学版),2020,52(2):302-307.

[67] 石晶金,胥婷,于广军.互联网医疗在我国新型冠状病毒肺炎疫情防控中的探索与实践[J].中国卫生资源,2021,24(2):208-212.

[68] 杜文新,李东成.症状监测对突发公共卫生事件预警意义[J].社区医学杂志,2019,17(7):425-427.

[69] 文进,曾锐,徐才刚,等.华西医院抗击新型冠状病毒肺炎疫情的十大管理举措[J].中国循证医学杂志,2020,20(3):365-368.

[70] 本刊编辑部.用数字技术促进优质医疗资源扩容和均衡布局[J].中国农村卫生事业管理,2023,43(2):77.

[71] 郭方园.我国互联网医疗发展的现状、困境与对策[J].新经济,2022,6:16-19.

[72] 谢文照,龚雪琴,罗爱静.我国互联网医疗的发展现状及面临的挑战[J].中华医学图书情报杂志,2016,25(9):6-9.

[73] 徐雷,巩克波,陈芸,等.山东省"互联网+"儿童专科医疗联合体实践探索[J].中国医院管理,2022,42(8):88-90.

[74] 汪晨.公立医院互联网医院建设模式及其驱动因素研究[D].北京:北京中医药大学,2022.

[75] 陈志杰.三明市"三医联动"改革的路径、效果和评析[D].厦门:厦门大学,2017.

[76] 魏东海,Steven Stumpf,Louis Rubino,等.从远程医疗到互联网+人工智能(AI)医疗看医疗数字化的演进[J].中国研究型医院,2022,9(5):64-76.

[77] 高荣荣,石玥."互联网+医疗"背景下中医专病人工智能诊疗系统的现状及探讨[J].基层中医药,2022,1(2):82-88.

[78] 邱建忠,陈旭,李宏涛,等.依托紧密型医联体的互联网医院的实践探索[J].现代医院,2021,21(11):1767-1769.

附录 1

国家卫生健康委、国家中医药管理局关于印发《互联网诊疗管理办法（试行）》等3个文件的通知

国卫医发〔2018〕25 号

各省、自治区、直辖市及新疆生产建设兵团卫生计生委、中医药管理局：

为贯彻落实《国务院办公厅关于促进"互联网＋医疗健康"发展的意见》有关要求，进一步规范互联网诊疗行为，发挥远程医疗服务积极作用，提高医疗服务效率，保证医疗质量和医疗安全，国家卫生健康委员会和国家中医药管理局组织制定了《互联网诊疗管理办法（试行）》《互联网医院管理办法（试行）》《远程医疗服务管理规范（试行）》，现印发给你们，请遵照执行。

国家卫生健康委

国家中医药管理局

2018 年 7 月 17 日

互联网诊疗管理办法（试行）

第一章 总 则

第一条 为落实《国务院办公厅关于促进"互联网＋医疗健康"发展的意见》，规范互联网诊疗活动，推动互联网医疗服务健康快速发展，保障医疗质量和医疗安全，根据《执业医师法》《医疗机构管理条例》等法律法规，制定本办法。

第二条 本办法所称互联网诊疗是指医疗机构利用在本机构注册的医师，通过互联网等信息技术开展部分常见病、慢性病复诊和"互联网＋"家庭医生签约服务。

第三条 国家对互联网诊疗活动实行准入管理。

第四条 国务院卫生健康行政部门和中医药主管部门负责全国互联网诊疗活动的监督管理。地方各级卫生健康行政部门（含中医药主管部门，下同）负责辖区内互联网诊疗活动的监督管理。

第二章 互联网诊疗活动准入

第五条 互联网诊疗活动应当由取得《医疗机构执业许可证》的医疗机构提供。

第六条 新申请设置的医疗机构拟开展互联网诊疗活动，应当在设置申请书注明，并在设置可行性研究报告中写明开展互联网诊疗活动的有关情况。如果与第三方机构合作建立互联网诊疗服务信息系统，应当提交合作协议。

第七条 卫生健康行政部门受理申请后，依据《医疗机构管理条例》《医疗机构管理条例实施细则》的有关规定进行审核，在规定时间内作出同意或者不同意的书面答复。批准设置并同意其开展互联网诊疗的，在《设置医疗机构批准书》中注明同意其开展互联网诊疗活动。医疗机构按照有关法律法规和规章申请执业登记。

第八条 已经取得《医疗机构执业许可证》的医疗机构拟开展互联网诊疗活动，应当向其《医疗机构执业许可证》发证机关提出开展互联网诊疗活动的执业登记申请，并提交下列材料：

（一）医疗机构法定代表人或主要负责人签署同意的申请书，提出申请开展互联网诊疗活动的原因和理由。

(二)如果与第三方机构合作建立互联网诊疗服务信息系统,应当提交合作协议;

(三)登记机关规定提交的其他材料。

第九条 执业登记机关按照有关法律法规和规章对医疗机构登记申请材料进行审核。审核合格的,予以登记,在《医疗机构执业许可证》副本服务方式中增加"互联网诊疗"。审核不合格的,将审核结果以书面形式通知申请人。

第十条 医疗机构与第三方机构的合作协议应当明确各方在医疗服务、信息安全、隐私保护等方面的责权利。

第十一条 医疗机构开展互联网诊疗活动应当与其诊疗科目相一致。未经卫生健康行政部门核准的诊疗科目,医疗机构不得开展相应的互联网诊疗活动。

第三章 执业规则

第十二条 医疗机构开展互联网诊疗活动应当符合医疗管理要求,建立医疗质量和医疗安全规章制度。

第十三条 医疗机构开展互联网诊疗活动,应当具备满足互联网技术要求的设备设施、信息系统、技术人员以及信息安全系统,并实施第三级信息安全等级保护。

第十四条 开展互联网诊疗活动的医师、护士应当能够在国家医师、护士电子注册系统中查询。医疗机构应当对开展互联网诊疗活动的医务人员进行电子实名认证,鼓励有条件的医疗机构通过人脸识别等人体特征识别技术加强医务人员管理。

第十五条 基层医疗卫生机构实施"互联网＋"家庭医生签约服务,在协议中告知患者服务内容、流程、双方责任和权利以及可能出现的风险等,签订知情同意书。

第十六条 医疗机构在线开展部分常见病、慢性病复诊时,医师应当掌握患者病历资料,确定患者在实体医疗机构明确诊断为某种或某几种常见病、慢性病后,可以针对相同诊断进行复诊。当患者出现病情变化需要医务人员亲自诊查时,医疗机构及其医务人员应当立即终止互联网诊疗活动,引导患者到实体医疗机构就诊。

不得对首诊患者开展互联网诊疗活动。

第十七条　医疗机构开展互联网诊疗活动应当按照《医疗机构病历管理规定》和《电子病历基本规范（试行）》等相关文件要求，为患者建立电子病历，并按照规定进行管理。

第十八条　医疗机构开展互联网诊疗活动应当严格遵守《处方管理办法》等处方管理规定。医师掌握患者病历资料后，可以为部分常见病、慢性病患者在线开具处方。在线开具的处方必须有医师电子签名，经药师审核后，医疗机构、药品经营企业可委托符合条件的第三方机构配送。

第十九条　医疗机构开展互联网诊疗活动时，不得开具麻醉药品、精神药品等特殊管理药品的处方。为低龄儿童（6岁以下）开具互联网儿童用药处方时，应当确认患儿有监护人和相关专业医师陪伴。

第二十条　医疗机构应当严格执行信息安全和医疗数据保密的有关法律法规，妥善保管患者信息，不得非法买卖、泄露患者信息。发生患者信息和医疗数据泄露后，医疗机构应当及时向主管的卫生健康行政部门报告，并立即采取有效应对措施。

第二十一条　医疗机构开展互联网诊疗活动应当符合分级诊疗相关规定，与其功能定位相适应。

第二十二条　鼓励医联体内利用互联网技术，加快实现医疗资源上下贯通，提高基层医疗服务能力和效率，推动构建有序的分级诊疗格局。鼓励三级医院在医联体内通过互联网诊疗信息系统向下转诊患者。

第二十三条　三级医院应当优先发展与二级医院、基层医疗卫生机构之间的互联网医疗服务，为基层医疗卫生机构开展的互联网诊疗活动提供技术支持。

第四章　监督管理

第二十四条　医疗机构应当加强互联网诊疗活动管理，建立完善相关管理制度、服务流程，保证互联网诊疗活动全程留痕、可追溯，并向监管部门开放数据接口。

第二十五条　医师开展互联网诊疗活动应当依法取得相应执业资质，具有

3年以上独立临床工作经验,并经其执业注册的医疗机构同意。

第二十六条　医疗机构开展互联网诊疗活动按照属地化管理的原则,由县级及以上地方卫生健康行政部门进行监督管理。

第二十七条　县级及以上地方卫生健康行政部门应当向社会公布允许开展互联网诊疗活动的医疗机构名单,公布监督电话或者其他监督方式,及时受理和处置违法违规互联网诊疗服务举报。发现不符合本办法规定的,应当及时告知有关主管部门。

第二十八条　下级卫生健康行政部门未按照《医疗机构管理条例》和本办法规定管理互联网诊疗活动的,上级卫生健康行政部门应当及时予以纠正。

第二十九条　县级及以上地方卫生健康行政部门应当充分发挥社会组织作用,加强互联网诊疗活动的行业监督和自律。

第五章　附　则

第三十条　本办法施行前已经开展互联网诊疗活动的医疗机构,自本办法施行之日起30日内,按照本办法要求重新提出执业登记申请。

第三十一条　远程医疗服务按照《远程医疗服务管理规范(试行)》等相关文件管理。

互联网医院按照《互联网医院管理办法(试行)》管理。

第三十二条　本办法自发布之日起施行。

互联网医院管理办法（试行）

第一章　总　　则

第一条　为落实《国务院办公厅关于促进"互联网＋医疗健康"发展的意见》，推动互联网医院持续健康发展，规范互联网医院管理，提高医疗服务效率，保证医疗质量和医疗安全，根据《执业医师法》《医疗机构管理条例》等法律法规，制定本办法。

第二条　本办法所称互联网医院包括作为实体医疗机构第二名称的互联网医院，以及依托实体医疗机构独立设置的互联网医院（互联网医院基本标准见附录）。

第三条　国家按照《医疗机构管理条例》《医疗机构管理条例实施细则》对互联网医院实行准入管理。

第四条　国务院卫生健康行政部门和中医药主管部门负责全国互联网医院的监督管理。地方各级卫生健康行政部门（含中医药主管部门，下同）负责辖区内互联网医院的监督管理。

第二章　互联网医院准入

第五条　实体医疗机构自行或者与第三方机构合作搭建信息平台，使用在本机构和其他医疗机构注册的医师开展互联网诊疗活动的，应当申请将互联网医院作为第二名称。

实体医疗机构仅使用在本机构注册的医师开展互联网诊疗活动的，可以申请将互联网医院作为第二名称。

第六条　实施互联网医院准入前，省级卫生健康行政部门应当建立省级互联网医疗服务监管平台，与互联网医院信息平台对接，实现实时监管。

第七条　申请设置互联网医院，应当向其依托的实体医疗机构执业登记机关提出设置申请，并提交以下材料：

（一）设置申请书。

（二）设置可行性研究报告，可根据情况适当简化报告内容。

（三）所依托实体医疗机构的地址。

（四）申请设置方与实体医疗机构共同签署的合作建立互联网医院的协议书。

第八条　新申请设置的实体医疗机构拟将互联网医院作为第二名称的，应当在设置申请书中注明，并在设置可行性研究报告中写明建立互联网医院的有关情况。如果与第三方机构合作建立互联网医院信息平台，应当提交合作协议。

第九条　卫生健康行政部门受理设置申请后，依据《医疗机构管理条例》《医疗机构管理条例实施细则》的有关规定进行审核，在规定时间内作出同意或者不同意的书面答复。批准设置并同意其将互联网医院作为第二名称的，在《设置医疗机构批准书》中注明；批准第三方机构申请设置互联网医院的，发给《设置医疗机构批准书》。医疗机构按照有关法律法规和规章申请执业登记。

第十条　已经取得《医疗机构执业许可证》的实体医疗机构拟建立互联网医院，将互联网医院作为第二名称的，应当向其《医疗机构执业许可证》发证机关提出增加互联网医院作为第二名称的申请，并提交下列材料：

（一）医疗机构法定代表人或主要负责人签署同意的申请书，提出申请增加互联网医院作为第二名称的原因和理由。

（二）与省级互联网医疗服务监管平台对接情况。

（三）如果与第三方机构合作建立互联网医院，应当提交合作协议。

（四）登记机关规定提交的其他材料。

第十一条　执业登记机关按照有关法律法规和规章对互联网医院登记申请材料进行审核。审核合格的，予以登记。审核不合格的，将审核结果以书面形式通知申请人。

第十二条　互联网医院的命名应当符合有关规定，并满足以下要求：

（一）实体医疗机构独立申请互联网医院作为第二名称，应当包括“本机构名称＋互联网医院”。

（二）实体医疗机构与第三方机构合作申请互联网医院作为第二名称，应当包括“本机构名称＋合作方识别名称＋互联网医院”。

（三）独立设置的互联网医院，名称应当包括“申请设置方识别名称＋互联网医院”。

第十三条　合作建立的互联网医院，合作方发生变更或出现其他合作协议失效的情况时,需要重新申请设置互联网医院。

第三章 执业规则

第十四条 互联网医院执行由国家或行业学协会制定的诊疗技术规范和操作规程。

第十五条 互联网医院信息系统按照国家有关法律法规和规定,实施第三级信息安全等级保护。

第十六条 在互联网医院提供医疗服务的医师、护士应当能够在国家医师、护士电子注册系统中进行查询。互联网医院应当对医务人员进行电子实名认证。鼓励有条件的互联网医院通过人脸识别等人体特征识别技术加强医务人员管理。

第十七条 第三方机构依托实体医疗机构共同建立互联网医院的,应当为实体医疗机构提供医师、药师等专业人员服务和信息技术支持服务,通过协议、合同等方式明确各方在医疗服务、信息安全、隐私保护等方面的责权利。

第十八条 互联网医院必须对患者进行风险提示,获得患者的知情同意。

第十九条 患者在实体医疗机构就诊,由接诊的医师通过互联网医院邀请其他医师进行会诊时,会诊医师可以出具诊断意见并开具处方;患者未在实体医疗机构就诊,医师只能通过互联网医院为部分常见病、慢性病患者提供复诊服务。互联网医院可以提供家庭医生签约服务。

当患者病情出现变化或存在其他不适宜在线诊疗服务的,医师应当引导患者到实体医疗机构就诊。

第二十条 互联网医院应当严格遵守《处方管理办法》等处方管理规定。在线开具处方前,医师应当掌握患者病历资料,确定患者在实体医疗机构明确诊断为某种或某几种常见病、慢性病后,可以针对相同诊断的疾病在线开具处方。

所有在线诊断、处方必须有医师电子签名。处方经药师审核合格后方可生效,医疗机构、药品经营企业可委托符合条件的第三方机构配送。不得在互联网上开具麻醉药品、精神类药品处方以及其他用药风险较高、有其他特殊管理规定的药品处方。为低龄儿童(6岁以下)开具互联网儿童用药处方时,应当确定患儿有监护人和相关专业医师陪伴。

第二十一条 互联网医院开展互联网诊疗活动应当按照《医疗机构病历管理规定》和《电子病历基本规范（试行）》等相关文件要求，为患者建立电子病历，并按照规定进行管理。患者可以在线查询检查检验结果和资料、诊断治疗方案、处方和医嘱等病历资料。

第二十二条 互联网医院发生的医疗服务不良事件和药品不良事件按照国家有关规定上报。

第二十三条 互联网医院应当严格执行信息安全和医疗数据保密的有关法律法规，妥善保管患者信息，不得非法买卖、泄露患者信息。发生患者信息和医疗数据泄露时，医疗机构应当及时向主管的卫生健康行政部门报告，并立即采取有效应对措施。

第二十四条 实体医疗机构或者与实体医疗机构共同申请互联网医院的第三方，应当为医师购买医疗责任保险。

第二十五条 互联网医院提供医疗服务应当符合分级诊疗相关规定，与依托的实体医疗机构功能定位相适应。

第二十六条 鼓励城市三级医院通过互联网医院与偏远地区医疗机构、基层医疗卫生机构、全科医生与专科医生的数据资源共享和业务协同，促进优质医疗资源下沉。

第四章 监督管理

第二十七条 互联网医院应当严格按照国家法律法规加强内部各项管理。

第二十八条 互联网医院应当建立互联网医疗服务不良事件防范和处置流程，落实个人隐私信息保护措施，加强互联网医院信息平台内容审核管理，保证互联网医疗服务安全、有效、有序开展。

第二十九条 互联网医院提供诊疗服务的医师，应当依法取得相应执业资质，在依托的实体医疗机构或其他医疗机构注册，具有 3 年以上独立临床工作经验。互联网医院提供服务的医师，应当确保完成主要执业机构规定的诊疗工作。

第三十条 省级卫生健康行政部门与互联网医院登记机关，通过省级互联网医疗服务监管平台，对互联网医院共同实施监管，重点监管互联网医院的人员、处方、诊疗行为、患者隐私保护和信息安全等内容。将互联网医院纳入当地医疗质量控制体系,相关服务纳入行政部门对实体医疗机构的绩效考核和医疗机构评审,开展线上线下一体化监管,确保医疗质量和医疗安全。

第三十一条　县级及以上地方卫生健康行政部门应当向社会公布互联网医院名单及监督电话或者其他监督方式,及时受理和处置违法违规互联网医疗服务的举报。发现不符合本办法规定的,应当及时告知相关主管部门。

第三十二条　取得《医疗机构执业许可证》的互联网医院,独立作为法律责任主体;实体医疗机构以互联网医院作为第二名称时,实体医疗机构为法律责任主体。互联网医院合作各方按照合作协议书承担相应法律责任。

患者与互联网医院发生医疗纠纷时,应当向互联网医院登记机关提出处理申请,按照有关法律、法规和规定追偿法律责任。

第三十三条　医疗机构和医务人员在开展互联网医疗服务过程中,有违反《执业医师法》《医疗机构管理条例》《医疗事故处理条例》和《护士条例》等法律、法规行为的,按照有关法律、法规规定处理。

第三十四条　下级卫生健康行政部门未按照《医疗机构管理条例》和本办法规定管理互联网医院的,上级卫生健康行政部门应当及时予以纠正。

第五章　附　则

第三十五条　本办法施行前已经批准设置或备案的互联网医院,自本办法施行之日起 30 日内,按照本办法要求重新提出设置和执业登记申请。

第三十六条　本办法自发布之日起施行。

附录　互联网医院基本标准(试行)

申请设置互联网医院或者以互联网医院作为第二名称的,应当符合本标准。

一、诊疗科目

互联网医院根据开展业务内容确定诊疗科目,不得超出所依托的实体医疗机构诊疗科目范围。

二、科室设置

互联网医院根据开展业务内容设置相应临床科室,并与所依托的实体医疗机构临床科室保持一致。必须设置医疗质量管理部门、信息技术服务与管理部门、药学服务部门。

三、人员

（一）互联网医院开设的临床科室，其对应的实体医疗机构临床科室至少有1名正高级、1名副高级职称的执业医师注册在本机构（可多点执业）。

（二）互联网医院有专人负责互联网医院的医疗质量、医疗安全、电子病历的管理，提供互联网医院信息系统维护等技术服务，确保互联网医院系统稳定运行。

（三）有专职药师负责在线处方审核工作，确保业务时间至少有1名药师在岗审核处方。药师人力资源不足时，可通过合作方式，由具备资格的第三方机构药师进行处方审核。

（四）相关人员必须经过医疗卫生法律法规、医疗服务相关政策、各项规章制度、岗位职责、流程规范和应急预案的培训，确保其掌握服务流程，明确可能存在的风险。

四、房屋和设备设施

（一）用于互联网医院运行的服务器不少于2套，数据库服务器与应用系统服务器需划分。存放服务器的机房应当具备双路供电或紧急发电设施。存储医疗数据的服务器不得存放在境外。

（二）拥有至少2套开展互联网医院业务的音视频通信系统（含必要的软件系统和硬件设备）。

（三）具备高速率高可靠的网络接入，业务使用的网络带宽不低于10Mbps，且至少由两家宽带网络供应商提供服务。鼓励有条件的互联网医院接入互联网专线、虚拟专用网（VPN），保障医疗相关数据传输服务质量。

（四）建立数据访问控制信息系统，确保系统稳定和服务全程留痕，并与实体医疗机构的 HIS、PACS/RIS、LIS 系统实现数据交换与共享。

（五）具备远程会诊、远程门诊、远程病理诊断、远程医学影像诊断和远程心电诊断等功能。

（六）信息系统实施第三级信息安全等级保护。

五、规章制度

建立互联网医疗服务管理体系和相关管理制度、人员岗位职责、服务流程。规章制度应当包括互联网医疗服务管理制度、互联网医院信息系统使用管理制度、互联网医疗质量控制和评价制度、在线处方管理制度、患者知情同意与登记制度、在线医疗文书管理制度、在线复诊患者风险评估与突发状况预防处置制度、人员培训考核制度,停电、断网、设备故障、网络信息安全等突发事件的应急预案。

远程医疗服务管理规范(试行)

为贯彻落实《国务院办公厅关于促进"互联网＋医疗健康"发展的意见》(国办发〔2018〕26号),进一步推动远程医疗服务持续健康发展,优化医疗资源配置,促进优质医疗资源下沉,推进区域医疗资源整合共享,提高医疗服务能力和水平,制定本规范。

一、管理范围

本规范所称远程医疗服务包括以下情形:

(一)某医疗机构(以下简称邀请方)直接向其他医疗机构(以下简称受邀方)发出邀请,受邀方运用通讯、计算机及网络技术等信息化技术,为邀请方患者诊疗提供技术支持的医疗活动,双方通过协议明确责权利。

(二)邀请方或第三方机构搭建远程医疗服务平台,受邀方以机构身份在该平台注册,邀请方通过该平台发布需求,由平台匹配受邀方或其他医疗机构主动对需求做出应答,运用通讯、计算机及网络技术等信息化技术,为邀请方患者诊疗提供技术支持的医疗活动。邀请方、平台建设运营方、受邀方通过协议明确责权利。

邀请方通过信息平台直接邀请医务人员提供在线医疗服务的,必须申请设置互联网医院,按照《互联网医院管理办法(试行)》管理。

二、开展远程医疗服务的基本条件

(一)医疗机构基本条件。

1.有卫生健康行政部门(含中医药主管部门,下同)批准、与所开展远程医疗服务相应的诊疗科目。

2.有在本机构注册、符合远程医疗服务要求的专业技术人员。

3.有完善的远程医疗服务管理制度、医疗质量与医疗安全、信息化技术保障措施。

(二)人员基本条件。

邀请方与受邀方应当根据患者病情安排相应医务人员参与远程医疗服务。邀请方至少有1名执业医师(可多点执业)陪同,若邀请方为基层医疗卫生机构,可以由执业助理医师或乡村医生陪同;受邀方至少有1名具有相应诊疗服务能力、独立开展临床工作 3 年以上的执业医师（可多点执业）为患者提供远程医疗服务。根据患者病情，可提供远程多学科联合诊疗服务。

有专职人员负责仪器、设备、设施、信息系统的定期检测、登记、维护、改造、升级，符合远程医疗相关卫生信息标准和信息安全的规定，保障远程医疗服务信息系统（硬件和软件）处于正常运行状态，满足医疗机构开展远程医疗服务的需要。

（三）设备设施基本条件。

1. 远程医疗信息系统应当满足图像、声音、文字以及诊疗所需其他医疗信息的安全、实时传输，图像清晰，数据准确，符合《远程医疗信息系统建设技术指南》，满足临床诊疗要求。

2. 重要设备和网络应当有不间断电源。

3. 远程医疗服务网络应当至少有 2 家网络供应商提供的网络，保障远程医疗服务信息传输通畅。有条件的可以建设远程医疗专网。

三、远程医疗服务流程及有关要求

（一）签订合作协议。医疗机构间直接或通过第三方平台开展远程医疗服务的，要签订远程医疗合作协议，约定合作目的、合作条件、合作内容、远程医疗流程、各方责任权利义务、医疗损害风险和责任分担等事项。合作协议可以以电子文件形式签订。

（二）知情同意。邀请方应当根据患者的病情和意愿组织远程医疗服务，并向患者说明远程医疗服务内容、费用等情况，征得患者书面同意，签署远程医疗服务知情同意书。不宜向患者说明病情的，应当征得其监护人或者近亲属书面同意。

（三）远程会诊。医疗机构之间通过远程进行会诊，受邀方提供诊断治疗意见，邀请方明确诊断治疗方案。

1. 发出邀请。邀请方需要与受邀方通过远程医疗服务开展个案病例讨论的，需向受邀方直接或通过第三方平台提出邀请，邀请至少应当包括邀请事由、目的、时间安排、患者相关病历摘要及拟邀请医师的专业和技术职务任职资格等。医疗联合体内可以协商建立稳定的远程心电诊断、远程影像诊断、远程病理诊断等机制，加强上级医院对基层医疗机构的技术支持。

2. 接受邀请。受邀方接到邀请方或第三方平台发出的远程医疗服务邀请后,要及时作出是否接受邀请的决定。接受邀请的,须告知邀请方,并做好相关准备工作;不接受邀请的,及时告知邀请方并说明理由。第三方平台参与匹配的,还要同时将是否接受邀请告知第三方平台运营方。

3. 实施服务。受邀方应当认真负责地安排具备相应资质和技术能力的医务人员,按照相关法律、法规和诊疗规范的要求,提供远程医疗服务,及时将诊疗意见告知邀请方,并出具由相关医师签名的诊疗意见报告。邀请方根据患者临床资料,参考受邀方的诊疗意见,决定诊断与治疗方案。

(四)远程诊断。邀请方和受邀方建立对口支援或者形成医疗联合体等合作关系,由邀请方实施医学影像、病理、心电、超声等辅助检查,由受邀的上级医疗机构进行诊断,具体流程由邀请方和受邀方通过协议明确。

(五)妥善保存资料。邀请方和受邀方要按照病历书写及保管有关规定共同完成病历资料,原件由邀请方和受邀方分别归档保存。远程医疗服务相关文书可通过传真、扫描文件及电子签名的电子文件等方式发送。医务人员为患者提供咨询服务后,应当记录咨询信息。

四、管理要求

(一)机构管理。开展远程医疗服务的医疗机构应当按照以下要求开展工作:

1. 制定并落实管理规章制度,执行国家发布或者认可的技术规范和操作规程,建立应急预案,保障医疗质量与安全。

2. 设置专门的医疗质量安全管理部门或配备专职人员,负责远程医疗服务质量管理与控制工作,履行以下职责:

①对规章制度、技术规范、操作规程的落实情况进行检查。

②对医疗质量、器械和设备管理等方面进行检查。

③对重点环节和影响医疗质量与安全的高危因素进行监测、分析和反馈,提出预防与控制措施。

④对病历书写、资料保存进行指导和检查等。

3. 医疗质量安全管理人员应当具备相关专业知识和工作经验。

4. 参与远程医疗运行各方应当加强信息安全和患者隐私保护,防止违法传输、修改,防止数据丢失,建立数据安全管理规程,确保网络安全、操作安全、数据安全、隐私安全。

5.与第三方机构合作发展远程医疗服务的,要通过协议明确各方权利、义务和法律责任,落实财务管理各项制度。

(二)人员管理。

1.医疗机构应当制定并落实远程医疗服务相关医务人员的培训计划,使其具备与本职工作相关的专业知识。建立对技术人员的专业知识更新、专业技能维持与培养等管理的相关制度和记录。落实相关管理制度和工作规范。

2.医务人员对患者进行远程医疗服务时应当遵守医疗护理常规和诊疗规范。

(三)质量管理。开展远程医疗服务的医疗机构应当按照以下要求开展医疗质量管理工作:

1.按照国家发布或认可的诊疗技术规范和操作规程有关要求,建立并实施医疗质量管理体系,遵守相关技术规范和标准,实行患者实名制管理,持续改进医疗质量。

2.积极参与省级以上远程医疗服务质控中心组织的医疗质量管理与控制相关工作,接受卫生健康行政部门和质控中心的业务指导与监管。

3.医疗质量安全管理人员督促落实各项规章制度和日常管理工作,并对本机构远程医疗服务行为进行定期巡视。

4.信息技术专业人员做好远程医疗设备的日常维护,保证其正常运转。

5.受邀方参与远程医疗服务的医务人员应当具有应急处理能力。

6.提供医学检查检验等服务的远程医疗服务中心,应当配备具有相应资质的卫生专业技术人员,按照相应的规范开展工作。

7.建立良好的医患沟通机制,保障患者知情同意权,维护患者合法权益。

8.严格按照有关规定与要求,规范使用和管理医疗设备、医疗耗材、消毒药械和医疗用品等。

五、加强监管

(一)地方各级卫生健康行政部门应当加强对辖区内医疗机构提供远程医疗服务的监督管理,将远程医疗服务纳入当地医疗质量控制体系,确保远程医疗服务质量和安全。

(二)在远程医疗服务过程中发生医疗争议时,患者向邀请方所在地卫生健康行政部门提出处理申请。远程会诊由邀请方承担相应法律责任,远程诊断由邀请方和受邀方共同承担相应法律责任。

（三）医疗机构与第三方机构合作开展远程医疗服务发生争议时，由邀请方、受邀方、第三方机构按照相关法律、法规和各方达成的协议进行处理，并承担相应的责任。

（四）医疗机构和医务人员在开展远程医疗服务过程中，凡有违反《执业医师法》《医疗机构管理条例》《医疗事故处理条例》和《护士条例》等法律、法规行为的，由卫生健康行政部门按照有关法律、法规规定处理。

附录 2

互联网诊疗监管细则（试行）
国家卫生健康委、国家中医药管理局
2022 年 2 月 8 日

第一章　总则

第一条　为进一步规范互联网诊疗活动，加强互联网诊疗监管，根据《基本医疗卫生与健康促进法》《医师法》《中医药法》《医疗机构管理条例》《互联网诊疗管理办法（试行）》《互联网医院管理办法（试行）》等法律法规和规定，制定本细则。

第二条　本细则适用于对医疗机构根据《互联网诊疗管理办法（试行）》《互联网医院管理办法（试行）》开展互联网诊疗活动的监管。

第三条　国务院卫生健康主管部门和中医药主管部门负责指导全国互联网诊疗监管工作。地方各级卫生健康主管部门（含中医药主管部门，下同）落实属地化监管责任。

第二章　医疗机构监管

第四条　省级卫生健康主管部门应当建立省级互联网医疗服务监管平台（以下简称"省级监管平台"），对开展互联网诊疗活动的医疗机构（以下简称"医疗机构"）进行监管。

第五条　医疗机构应当主动与所在地省级监管平台对接，及时上传、更新《医疗机构执业许可证》等相关执业信息，主动接受监督。

第六条　医疗机构应当有专门部门管理互联网诊疗的医疗质量、医疗安全、药学服务、信息技术等，建立相应的管理制度，包括但不限于医疗机构依法执业自查制度、互联网诊疗相关的医疗质量和安全管理制度、医疗质量（安全）不良事件报告制度、医务人员培训考核制度、患者知情同意制度、处方管理制度、电子病历管理制度、信息系统使用管理制度等。

第七条　作为实体医疗机构第二名称的互联网医院,与该实体医疗机构同时校验;依托实体医疗机构单独获得《医疗机构执业许可证》的互联网医院,每年校验1次。

第八条　医疗机构应当在互联网诊疗平台显著位置公布本机构提供互联网诊疗服务医务人员的电子证照等信息,方便患者查询。

第九条　医疗机构应当充分告知患者互联网诊疗相关的规则、要求、风险,取得患者知情同意后方可开展互联网诊疗活动。

第十条　地方各级卫生健康主管部门应当向社会公布辖区内批准开展互联网诊疗的医疗机构名单、监督电话及其他监督方式,设置投诉受理渠道,及时处置违法违规行为。

第十一条　地方各级卫生健康主管部门应当按照《医疗机构管理条例》及其实施细则,对互联网诊疗活动建立评价和退出机制。

第三章　人员监管

第十二条　医疗机构应当对开展互联网诊疗活动的医务人员进行实名认证,确保医务人员具备合法资质。

第十三条　医师接诊前需进行实名认证,确保由本人提供诊疗服务。其他人员、人工智能软件等不得冒用、替代医师本人提供诊疗服务。各级卫生健康主管部门应当负责对在该医疗机构开展互联网诊疗的人员进行监管。

第十四条　医疗机构应当将开展互联网诊疗活动的医务人员信息上传至省级监管平台,包括身份证号码、照片、相关资质、执业地点、执业机构、执业范围、临床工作年限等必要信息。省级监管平台应当与医师、护士电子化注册系统对接,药师信息应当上传监管平台且可查询,有条件的同时与卫生健康监督信息系统对接。

医疗机构应当对开展互联网诊疗活动的医务人员建立考核机制,根据依法执业、医疗质量、医疗安全、医德医风、满意度等内容进行考核并建立准入、退出机制。

第十五条　医疗机构应当对开展互联网诊疗活动以及从事相关管理服务的人员开展定期培训,内容包括卫生健康相关的法律法规、医疗管理相关政策、岗位职责、互联网诊疗流程、平台使用与应急处置等。

第十六条　医务人员如在主执业机构以外的其他互联网医院开展互联网诊疗活动,应当根据该互联网医院所在地多机构执业相关要求进行执业注册或备案。

第四章　业务监管

第十七条　互联网诊疗实行实名制,患者有义务向医疗机构提供真实的身份证明及基本信息,不得假冒他人就诊。

第十八条　患者就诊时应当提供具有明确诊断的病历资料,如门诊病历、住院病历、出院小结、诊断证明等,由接诊医师留存相关资料,并判断是否符合复诊条件。

医疗机构应当明确互联网诊疗的终止条件。当患者病情出现变化、本次就诊经医师判断为首诊或存在其他不适宜互联网诊疗的情况时,接诊医师应当立即终止互联网诊疗活动,并引导患者到实体医疗机构就诊。

第十九条　医疗机构开展互联网诊疗过程中所产生的电子病历信息,应当与依托的实体医疗机构电子病历格式一致、系统共享,由依托的实体医疗机构开展线上线下一体化质控。

互联网诊疗病历记录按照门诊电子病历的有关规定进行管理,保存时间不得少于 15 年。诊疗中的图文对话、音视频资料等过程记录保存时间不得少于 3 年。

第二十条　互联网医院变更名称时,所保管的病历等数据信息应当由变更后的互联网医院继续保管。

互联网医院注销后,所保管的病历等数据信息由依托的实体医疗机构继续保管。所依托的实体医疗机构注销后,可以由省级卫生健康主管部门或者省级卫生健康主管部门指定的机构按照规定妥善保管。

第二十一条　医疗机构开展互联网诊疗活动应当严格遵守《处方管理办法》等规定,加强药品管理。处方应由接诊医师本人开具,严禁使用人工智能等自动生成处方。处方药应当凭医师处方销售、调剂和使用。严禁在处方开具前,向患者提供药品。严禁以商业目的进行统方。

第二十二条　医疗机构自行或委托第三方开展药品配送的,相关协议、处方流转信息应当可追溯,并向省级监管平台开放数据接口。

第二十三条 互联网诊疗的医疗服务收费项目和收费标准应当在互联网诊疗平台进行公示,方便患者查询。

第二十四条 医疗机构要自觉加强行风建设,严格执行《医疗机构工作人员廉洁从业九项准则》等有关规定,医务人员的个人收入不得与药品收入相挂钩,严禁以谋取个人利益为目的转介患者、指定地点购买药品、耗材等。

第二十五条 医疗机构应当保证互联网诊疗活动全程留痕、可追溯,并向省级监管平台开放数据接口。省级卫生健康主管部门应当按照"最少可用原则"采集医疗机构的相关数据,重点包括医疗机构资质、医务人员资质、诊疗科目、诊疗病种、电子病历、电子处方、用药情况、满意度评价、患者投诉、医疗质量(安全)不良事件等信息,对互联网诊疗整体情况进行分析,定期向各医疗机构及其登记机关反馈问题,并明确整改期限,医疗机构在收到省级卫生健康主管部门问题反馈后应当及时整改,并将整改情况上传至省级监管平台,同时报其登记机关。

鼓励有条件的省份在省级监管平台中设定互联网诊疗合理性判定规则,运用人工智能、大数据等新兴技术实施分析和监管。

第五章 质量安全监管

第二十六条 医疗机构开展互联网诊疗活动应当遵守医疗质量、医疗安全、网络安全等有关法律法规和规定。

第二十七条 医疗机构应建立网络安全、数据安全、个人信息保护、隐私保护等制度,并与相关合作方签订协议,明确各方权责关系。

第二十八条 医疗机构发生患者个人信息、医疗数据泄露等网络安全事件时,应当及时向相关主管部门报告,并及时采取有效应对措施。

第二十九条 医疗机构应当对互联网诊疗活动的质量安全进行控制,并设置患者投诉处理的信息反馈渠道。

第三十条 医疗机构应当建立医疗质量(安全)不良事件报告制度,指定专门部门负责医疗质量(安全)不良事件报告的收集、分析和总结工作,鼓励医务人员积极报告不良事件。

第三十一条 医疗机构应当加强互联网诊疗信息发布的内容管理,确保信息合法合规、真实有效。

第三十二条 地方各级卫生健康主管部门应当指导医疗机构加强医疗质量安全管理工作,实现持续改进。

第三十三条 省级监管平台和医疗机构用于互联网诊疗平台应当实施第三级及以上信息安全等级保护,并将等保测评结果上传至省级监管平台。

第六章 监管责任

第三十四条 取得《医疗机构执业许可证》并独立设置的互联网医院,依法承担法律责任;实体医疗机构以互联网医院作为第二名称时,实体医疗机构依法承担法律责任。互联网医院合作各方按照合作协议书依法依规承担相应法律责任。

第三十五条 医疗机构和医务人员在互联网诊疗过程中,有违反《医师法》《传染病防治法》《中医药法》《医疗机构管理条例》《医疗事故处理条例》《护士条例》等法律法规行为的,按照有关法律法规和规定处理。

第三十六条 医疗机构在开展互联网诊疗活动过程中发生医疗事故或者引发医疗纠纷的,应当按照《医疗事故处理条例》《医疗纠纷预防和处理条例》等有关法律法规和规定处理。医疗机构所在地县级以上卫生健康主管部门应当按照相关法律法规履行相应处理责任。

第三十七条 省级卫生健康主管部门应当将互联网诊疗纳入当地医疗质量控制体系,开展线上线下一体化监管,确保医疗质量和医疗安全。

第七章 附则

第三十八条 国家通过信息系统对全国互联网诊疗相关数据进行监测分析。

第三十九条 省级卫生健康主管部门应当根据本细则并结合当地实际情况,制定实施办法。

第四十条 本细则由国家卫生健康委负责解释。

第四十一条 本细则自印发之日起施行。

附录 3

药品网络销售监督管理办法

（2022 年 8 月 3 日国家市场监督管理总局令第 58 号公布，
自 2022 年 12 月 1 日起施行）

第一章 总则

第一条 为了规范药品网络销售和药品网络交易平台服务活动，保障公众用药安全，根据《中华人民共和国药品管理法》（以下简称药品管理法）等法律、行政法规，制定本办法。

第二条 在中华人民共和国境内从事药品网络销售、提供药品网络交易平台服务及其监督管理，应当遵守本办法。

第三条 国家药品监督管理局主管全国药品网络销售的监督管理工作。

省级药品监督管理部门负责本行政区域内药品网络销售的监督管理工作，负责监督管理药品网络交易第三方平台以及药品上市许可持有人、药品批发企业通过网络销售药品的活动。

设区的市级、县级承担药品监督管理职责的部门（以下称药品监督管理部门）负责本行政区域内药品网络销售的监督管理工作，负责监督管理药品零售企业通过网络销售药品的活动。

第四条 从事药品网络销售、提供药品网络交易平台服务，应当遵守药品法律、法规、规章、标准和规范，依法诚信经营，保障药品质量安全。

第五条 从事药品网络销售、提供药品网络交易平台服务，应当采取有效措施保证交易全过程信息真实、准确、完整和可追溯，并遵守国家个人信息保护的有关规定。

第六条 药品监督管理部门应当与相关部门加强协作，充分发挥行业组织等机构的作用，推进信用体系建设，促进社会共治。

第二章　药品网络销售管理

第七条　从事药品网络销售的,应当是具备保证网络销售药品安全能力的药品上市许可持有人或者药品经营企业。

中药饮片生产企业销售其生产的中药饮片,应当履行药品上市许可持有人相关义务。

第八条　药品网络销售企业应当按照经过批准的经营方式和经营范围经营。药品网络销售企业为药品上市许可持有人的,仅能销售其取得药品注册证书的药品。未取得药品零售资质的,不得向个人销售药品。

疫苗、血液制品、麻醉药品、精神药品、医疗用毒性药品、放射性药品、药品类易制毒化学品等国家实行特殊管理的药品不得在网络上销售,具体目录由国家药品监督管理局组织制定。

药品网络零售企业不得违反规定以买药品赠药品、买商品赠药品等方式向个人赠送处方药、甲类非处方药。

第九条　通过网络向个人销售处方药的,应当确保处方来源真实、可靠,并实行实名制。

药品网络零售企业应当与电子处方提供单位签订协议,并严格按照有关规定进行处方审核调配,对已经使用的电子处方进行标记,避免处方重复使用。

第三方平台承接电子处方的,应当对电子处方提供单位的情况进行核实,并签订协议。

药品网络零售企业接收的处方为纸质处方影印版本的,应当采取有效措施避免处方重复使用。

第十条　药品网络销售企业应当建立并实施药品质量安全管理、风险控制、药品追溯、储存配送管理、不良反应报告、投诉举报处理等制度。

药品网络零售企业还应当建立在线药学服务制度,由依法经过资格认定的药师或者其他药学技术人员开展处方审核调配、指导合理用药等工作。依法经过资格认定的药师或者其他药学技术人员数量应当与经营规模相适应。

第十一条　药品网络销售企业应当向药品监督管理部门报告企业名称、网站名称、应用程序名称、IP地址、域名、药品生产许可证或者药品经营许可证等信息。信息发生变化的,应当在10个工作日内报告。

药品网络销售企业为药品上市许可持有人或者药品批发企业的,应当向所在地省级药品监督管理部门报告。药品网络销售企业为药品零售企业的,应当向所在地市县级药品监督管理部门报告。

第十二条 药品网络销售企业应当在网站首页或者经营活动的主页面显著位置,持续公示其药品生产或者经营许可证信息。药品网络零售企业还应当展示依法配备的药师或者其他药学技术人员的资格认定等信息。上述信息发生变化的,应当在 10 个工作日内予以更新。

第十三条 药品网络销售企业展示的药品相关信息应当真实、准确、合法。

从事处方药销售的药品网络零售企业,应当在每个药品展示页面下突出显示"处方药须凭处方在药师指导下购买和使用"等风险警示信息。处方药销售前,应当向消费者充分告知相关风险警示信息,并经消费者确认知情。

药品网络零售企业应当将处方药与非处方药区分展示,并在相关网页上显著标示处方药、非处方药。

药品网络零售企业在处方药销售主页面、首页面不得直接公开展示处方药包装、标签等信息。通过处方审核前,不得展示说明书等信息,不得提供处方药购买的相关服务。

第十四条 药品网络零售企业应当对药品配送的质量与安全负责。配送药品,应当根据药品数量、运输距离、运输时间、温湿度要求等情况,选择适宜的运输工具和设施设备,配送的药品应当放置在独立空间并明显标识,确保符合要求、全程可追溯。

药品网络零售企业委托配送的,应当对受托企业的质量管理体系进行审核,与受托企业签订质量协议,约定药品质量责任、操作规程等内容,并对受托方进行监督。

药品网络零售的具体配送要求由国家药品监督管理局另行制定。

第十五条 向个人销售药品的,应当按照规定出具销售凭证。销售凭证可以电子形式出具,药品最小销售单元的销售记录应当清晰留存,确保可追溯。

药品网络销售企业应当完整保存供货企业资质文件、电子交易等记录。销售处方药的药品网络零售企业还应当保存处方、在线药学服务等记录。相关记录保存期限不少于 5 年,且不少于药品有效期满后 1 年。

第十六条 药品网络销售企业对存在质量问题或者安全隐患的药品,应当依法采取相应的风险控制措施,并及时在网站首页或者经营活动主页面公开相应信息。

第三章 平台管理

第十七条 第三方平台应当建立药品质量安全管理机构,配备药学技术人员承担药品质量安全管理工作,建立并实施药品质量安全、药品信息展示、处方审核、处方药实名购买、药品配送、交易记录保存、不良反应报告、投诉举报处理等管理制度。

第三方平台应当加强检查,对入驻平台的药品网络销售企业的药品信息展示、处方审核、药品销售和配送等行为进行管理,督促其严格履行法定义务。

第十八条 第三方平台应当将企业名称、法定代表人、统一社会信用代码、网站名称以及域名等信息向平台所在地省级药品监督管理部门备案。省级药品监督管理部门应当将平台备案信息公示。

第十九条 第三方平台应当在其网站首页或者从事药品经营活动的主页面显著位置,持续公示营业执照、相关行政许可和备案、联系方式、投诉举报方式等信息或者上述信息的链接标识。

第三方平台展示药品信息应当遵守本办法第十三条的规定。

第二十条 第三方平台应当对申请入驻的药品网络销售企业资质、质量安全保证能力等进行审核,对药品网络销售企业建立登记档案,至少每六个月核验更新一次,确保入驻的药品网络销售企业符合法定要求。

第三方平台应当与药品网络销售企业签订协议,明确双方药品质量安全责任。

第二十一条 第三方平台应当保存药品展示、交易记录与投诉举报等信息。保存期限不少于5年,且不少于药品有效期满后1年。第三方平台应当确保有关资料、信息和数据的真实、完整,并为入驻的药品网络销售企业自行保存数据提供便利。

第二十二条 第三方平台应当对药品网络销售活动建立检查监控制度。发现入驻的药品网络销售企业有违法行为的,应当及时制止,并立即向所在地县级药品监督管理部门报告。

第二十三条 第三方平台发现下列严重违法行为的,应当立即停止提供网络交易平台服务,停止展示药品相关信息:

（一）不具备资质销售药品的。

（二）违反本办法第八条规定销售国家实行特殊管理的药品的。

（三）超过药品经营许可范围销售药品的。

（四）因违法行为被药品监督管理部门责令停止销售、吊销药品批准证明文件或者吊销药品经营许可证的。

（五）其他严重违法行为的。

药品注册证书被依法撤销、注销的，不得展示相关药品的信息。

第二十四条　出现突发公共卫生事件或者其他严重威胁公众健康的紧急事件时，第三方平台、药品网络销售企业应当遵守国家有关应急处置规定，依法采取相应的控制和处置措施。

药品上市许可持有人依法召回药品的，第三方平台、药品网络销售企业应当积极予以配合。

第二十五条　药品监督管理部门开展监督检查、案件查办、事件处置等工作时，第三方平台应当予以配合。药品监督管理部门发现药品网络销售企业存在违法行为，依法要求第三方平台采取措施制止的，第三方平台应当及时履行相关义务。

药品监督管理部门依照法律、行政法规要求提供有关平台内销售者、销售记录、药学服务以及追溯等信息的，第三方平台应当及时予以提供。

鼓励第三方平台与药品监督管理部门建立开放数据接口等形式的自动化信息报送机制。

第四章　监督检查

第二十六条　药品监督管理部门应当依照法律、法规、规章等规定，按照职责分工对第三方平台和药品网络销售企业实施监督检查。

第二十七条　药品监督管理部门对第三方平台和药品网络销售企业进行检查时，可以依法采取下列措施：

（一）进入药品网络销售和网络平台服务有关场所实施现场检查。

（二）对网络销售的药品进行抽样检验。

（三）询问有关人员，了解药品网络销售活动相关情况。

（四）依法查阅、复制交易数据、合同、票据、账簿以及其他相关资料。

（五）对有证据证明可能危害人体健康的药品及其有关材料，依法采取查封、扣押措施。

（六）法律、法规规定可以采取的其他措施。

必要时，药品监督管理部门可以对为药品研制、生产、经营、使用提供产品或者服务的单位和个人进行延伸检查。

第二十八条　对第三方平台、药品上市许可持有人、药品批发企业通过网络销售药品违法行为的查处，由省级药品监督管理部门负责。对药品网络零售企业违法行为的查处，由市县级药品监督管理部门负责。

药品网络销售违法行为由违法行为发生地的药品监督管理部门负责查处。因药品网络销售活动引发药品安全事件或者有证据证明可能危害人体健康的，也可以由违法行为结果地的药品监督管理部门负责。

第二十九条　药品监督管理部门应当加强药品网络销售监测工作。省级药品监督管理部门建立的药品网络销售监测平台，应当与国家药品网络销售监测平台实现数据对接。

药品监督管理部门对监测发现的违法行为，应当依法按照职责进行调查处置。

药品监督管理部门对网络销售违法行为的技术监测记录资料，可以依法作为实施行政处罚或者采取行政措施的电子数据证据。

第三十条　对有证据证明可能存在安全隐患的，药品监督管理部门应当根据监督检查情况，对药品网络销售企业或者第三方平台等采取告诫、约谈、限期整改以及暂停生产、销售、使用、进口等措施，并及时公布检查处理结果。

第三十一条　药品监督管理部门应当对药品网络销售企业或者第三方平台提供的个人信息和商业秘密严格保密，不得泄露、出售或者非法向他人提供。

第五章　法律责任

第三十二条　法律、行政法规对药品网络销售违法行为的处罚有规定的，依照其规定。药品监督管理部门发现药品网络销售违法行为涉嫌犯罪的，应当及时将案件移送公安机关。

第三十三条　违反本办法第八条第二款规定，通过网络销售国家实行特殊管理的药品，法律、行政法规已有规定的，依照法律、行政法规的规定处罚。法律、行政法规未作规定的,责令限期改正,处 5 万元以上 10 万元以下罚款;造成危害后果的,处 10 万元以上 20 万元以下罚款。

第三十四条 违反本办法第九条第一款、第二款的规定,责令限期改正,处 3 万元以上 5 万元以下罚款;情节严重的,处 5 万元以上 10 万元以下罚款。

违反本办法第九条第三款的规定,责令限期改正,处 5 万元以上 10 万元以下罚款;造成危害后果的,处 10 万元以上 20 万元以下罚款。

违反本办法第九条第四款的规定,责令限期改正,处 1 万元以上 3 万元以下罚款;情节严重的,处 3 万元以上 5 万元以下罚款。

第三十五条 违反本办法第十一条的规定,责令限期改正;逾期不改正的,处 1 万元以上 3 万元以下罚款;情节严重的,处 3 万元以上 5 万元以下罚款。

第三十六条 违反本办法第十三条、第十九条第二款的规定,责令限期改正;逾期不改正的,处 5 万元以上 10 万元以下罚款。

第三十七条 违反本办法第十四条、第十五条规定,药品网络销售企业未遵守药品经营质量管理规范的,依照药品管理法第一百二十六条的规定进行处罚。

第三十八条 违反本办法第十七条第一款的规定,责令限期改正,处 3 万元以上 10 万元以下罚款;造成危害后果的,处 10 万元以上 20 万元以下罚款。

第三十九条 违反本办法第十八条的规定,责令限期改正;逾期不改正的,处 5 万元以上 10 万元以下罚款;造成危害后果的,处 10 万元以上 20 万元以下罚款。

第四十条 违反本办法第二十条、第二十二条、第二十三条规定,第三方平台未履行资质审核、报告、停止提供网络交易平台服务等义务的,依照药品管理法第一百三十一条的规定处罚。

第四十一条 药品监督管理部门及其工作人员不履行职责或者滥用职权、玩忽职守、徇私舞弊,依法追究法律责任;构成犯罪的,依法追究刑事责任。

第六章 附则

第四十二条 本办法自 2022 年 12 月 1 日起施行。